高等医学院校教材

供高等医学院校本科、专科及高等职业院校使用

医 德 修 养

主　编　王香平　刘　芳

副主编　沈　颖　宋茂民　陈　誩　韩小茜

编　者（姓氏笔画排序）

王　伟	王克霞	王明滨	王建敏	王香平
朱秀英	任　一	任　静	刘　扬	刘　芳
刘新红	江　欢	许　蓉	孙　旭	花　蕾
李　芳	李　娜	李　梅	李　爽	李作兵
吴缦丽	汪　岩	沈　颖	宋茂民	宋林子
张乐辉	张帝楠	张越巍	张智武	陈　誩
金玲玲	周　健	赵丽莉	郭学谦	龚慕辛
韩小茜	焦光源	谢苗荣	解凤仙	谭菲菲
薛连壁	魏京云			

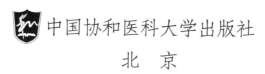

中国协和医科大学出版社

北　京

图书在版编目（CIP）数据

医德修养／王香平，刘芳主编. —北京：中国协和医科大学出版社，2013.8
ISBN 978-7-81136-898-7

Ⅰ. ①医… Ⅱ. ①王… ②刘… Ⅲ. ①医务道德 ②医药卫生人员-修养 Ⅳ. ①R192

中国版本图书馆 CIP 数据核字（2013）第 146917 号

医德修养

主　　编：王香平　刘　芳
责任编辑：刘　婷

出版发行：**中国协和医科大学出版社**
（北京市东城区东单三条 9 号　邮编 100730　电话 010-65260431）
网　　址：www.pumcp.com
经　　销：新华书店总店北京发行所
印　　刷：北京联兴盛业印刷股份有限公司

开　　本：787×1092　　1/16
印　　张：16
字　　数：370 千字
版　　次：2013 年 8 月第 1 版
印　　次：2022 年 1 月第 4 次印刷
定　　价：35.00 元

ISBN 978-7-81136-898-7

序　言

　　道德是做人、做事和成就事业的基础，思想道德素质是人才素质的核心和灵魂。浸润着人道主义精神，闪烁着人性光芒的医学，以"健康所系，性命相托"的誓言，表达着庄严而神圣的职业特性。医学涉及人最珍视的健康与生命，履行救死扶伤的天职不仅要具备精湛的医术，更要潜心修炼医德。医学生的道德素质和医德修养牵涉未来医学执业环境和为人民生命健康服务的水平质量，具有特殊重要的意义。

　　随着现代医学模式向"生物-心理-社会"医学模式的转变，医学已发展成囊括了防治疾病、增进健康、缓解病痛、探索生命奥秘的庞大体系，社会心理因素在疾病的发生、发展过程中起着重要作用。然而，随着我国改革开放的不断深入以及社会主义市场经济的飞速发展，医疗卫生事业面临严峻考验。医学人文精神的弘扬、医患关系的改善、医改面临的问题已经成为社会和民众关注的焦点。医德水平的进一步提高，医学人文精神的弘扬成为全社会对医疗卫生行业的必然要求。

　　2010年5月29日胡锦涛总书记在中共中央政治局第二十次集体学习时强调"医药卫生事业关系亿万人民健康，关系千家万户幸福，关系经济发展和社会和谐，关系国家前途和民族未来，是一个十分重大的民生问题"。医德医风建设不仅仅是每位医务工作人员自己的责任与义务，也是医疗卫生行业社会主义精神文明建设的重要内容，是社会主义精神文明建设的组成部分，是建设有中国特色社会主义必不可少的精神支柱。一切为了人民健康，提高人民群众的健康水平是医务人员义不容辞的社会责任。

　　优良的医德品质是一个养成的过程，包含着极为深广的思想文化、道德观念、宗法观念、哲学基础以及与此相关的社会形态和经济形态，从这个意义上讲，医德已经远远超过了它的行业范围，受社会政治、经济、文化条件所制约，受社会整体道德水平所制约。因此，医学生的医德修养必须通过实践、思考、知识三者的结合来实现，贯穿于医学教育和医疗实践的全过程之中。

　　本书从道德教育规律和医学生成长规律出发，基于现代医德的特殊性，结合伦理学、哲学及其他有关知识，从医德的本质和作用入手，全面回顾了中西方医德思想的形成和发展过程，充分阐述了医德和医学人文之间的关系，并就医德修养的途径与方法、医疗实践中的道德、医德评价以及相关卫生法律法规等作了介绍；适用于医学院校学生、医务人员的医德教育。本书寄希望于努力推动医德教育的发展，使医务工作者和医学生通过本书的学习加深对医德的认识，自觉提高自身的医德修养。

　　片面管见，不当之处在所难免，敬请见谅。

中国工程院资深院士

第七、第八届全国政协委员

中华医学会小儿外科学分会名誉主任委员

中国健康促进会名誉会长

英国皇家外科学院荣誉院士

首都医科大学附属北京儿童医院主任医师　教授　博士生导师

张金哲

2013.1.26

前　言

　　医德在医学发展史上始终起着核心动力作用，医德修养和医德教育是医学院校育人的永恒主题。首都医科大学德育学系整合临床资源，成立了临床德育学科组，下辖18所附属医院（临床医学院）和10所教学医院的专兼职德育教师，面对医学生，开展形式多样、内容丰富的医德教育。多年实践中深刻体会到，科学把握医德教育规律，对医德教育进行理论研究和实践探索，使医德教育更加系统规范，形成教材是非常必要的。

　　首都医科大学有着丰富的临床德育教育资源，王忠诚、吴英恺、翁心植、张金哲、胡亚美、汪忠镐等院士都曾为学生讲授医德课程。在多年理论研究和实践基础上，基础和临床专家学者认真研究、共同探讨，广泛听取了来自临床一线的教师、医护人员和学生的意见及建议，终成此书。

　　本教材从医德的本质和作用入手，回顾了中外医德的产生、发展与相互碰撞、相互渗透，提出了医德修养的途径与方法，并结合临床不同学科的实际进行了阐述，同时还提出了医德评价的标准与方法。法律是道德的最低要求，教材注重把道德与法律紧密结合，在不触犯法律的基础上鼓励到达更高的道德标准。

　　本教材具有四个特点，一是贴近临床实际，因为参加编写的作者多为临床一线的专家、教师，经验丰富。二是案例多，便于读者学习与思考。三是针对临床的不同学科提出了具体的医德要求，使医学生和医务人员更容易从所在岗位把握医德内容。四是信息量大，实用性强，本教材附有与医德相关的大量誓言、宣言以及法律法规，便于查询。

　　本教材既适用于长学制、本科及专科（高职）医学生的医德教育，也适用于医务人员的职业道德教育。为更贴近读者，随后还将出版多媒体辅助教材，更多展现医学大家的风采及职业操守，以及他们对高尚医德和精湛医术的理解和阐述。

　　张金哲院士欣然为本书作序，中国协和医科大学出版社对本书的出版给予了大力支持，编辑同志们为此付出了辛勤的劳动。同时，本书在编撰过程中，参考了大量相关书籍、论文及研究文献，在此一并谨表深深的谢意。

王香平　刘　芳

于 2013 年初夏

目　录

第一章 医德的本质及作用

> **本章要点**
>
> 1. 道德的本质及功能；
> 2. 医德的涵义及特点；
> 3. 新时期医德建设面临的问题；
> 4. 医德的作用。

医学作为一种爱人之学，人道之学，它与道德相互影响，相得益彰，在中华五千年的文明史上形成了光辉璀璨的医学道德。医学道德问题是医学伦理学研究的核心，对道德、医德等相关概念和内容的把握直接关系到对本书的理解和领悟。

第一节 道 德 概 述

道德，作为人类的生活方式之一，自古有之。两千多年前，人们便已经开始对道德问题进行思考，在伦理思想史上，许多思想家都曾对道德的起源、本质等问题进行过研究和探讨，并取得了一定的成果，但从总体上看，都未能正确揭示道德的本质。马克思、恩格斯在科学唯物史观的基础上，把道德作为社会的、历史的现象进行研究，系统地阐释了这一问题。

一、道德的概念及起源

（一）道德的概念

"道德"二字由来已久，但最初却是分开使用的，并不是一个固定的词汇。

《说文解字》中对"道"的解释是这样的，"所行道也"，可见"道"的本义为大路，后逐渐引申为"道理"，即探究事理的原则、标准。最初明确地在这个意义上使用"道"字的是老子，老子最先把"道"看作是宇宙的本原和普遍规律，在《道德经》开篇中就指出"道可道，非常道；名可名，非常名"，他认为，"道"是无法说清楚的，万物的存在有一定法则，他说："有物混成，先天地生，寂兮寥兮，独立而不改，周行而不殆，可以为天地母，吾不知其名，强字之曰道，强为之名曰大，大曰逝，逝曰远，远曰反……人法地，地法天，天法道，道法自然"（《道德经》），大意是说，有一个混然而成的东西，生成于天地形成以前。听不到它的声音也看不见它的形体，寂静而空虚，它无时无刻不在运动而且永不停止，可以作为万物的根本。我不知道它的名字，所以勉强把它叫做"道"，再勉强给它起个名字叫做"大"。它广大无边而运行不息，运行不息而伸展遥远，伸展遥远而又返回本原……道是万物存在的依据，是天地间最根本的法则。

在甲骨文中，"德"一字左边的符号表示道路，右边则表示用眼睛直视前望。两形会意，为目不斜视，双脚不偏离道路，直达目标之意。从字形上看，"德"由"彳"、"心"、"直"三部分组成，"彳"表示与行走有关，"心"意味着用心去想，"直，正见也。"（《说文解字》），即正视，面对而不回避，三者相加表达了不仅要目光直视，走通行大路，而且必须按照这样的标准去思考，因此含有正直、公开、去行、去想四层涵义。汉代《说文解字》中这样解释"德，升也"，也就是攀登上升的意思，也说明了人应当不断努力来提升自己。

可见，如果说"道"是指事物的根本原理和规律，而"德"则是原则规范下的行为和品质。"道"是视之不见、听之不闻的，而"德"则是道的体现和载体，两者是紧密相连的。《道德经》第五十一章中说"道生之，德畜之……以万物莫不尊道而贵德"，意思是说道缔造万物，而德养育万物，因此，万物无不遵循大道、推崇德性。

历史上，"道德"二字连用始于荀子《劝学》篇，"故学至乎礼而止矣，夫是之谓道德之极"。通过以上分析不难看出，把两者统一起来，人们按"道"的规律去做事、处事，就是有"道德"。

在西方古代文化中，原本无道德特指的词语，罗马哲学家马库斯·图留斯·西塞罗（Marcus Tullius Cicero，公元前106～前43年）和吕齐乌斯·安涅·塞涅卡（Licius Annaeus Seneca，公元2～65年），作为伦理学的译语使用了"morals"，由此产生"道德"这一概念，该词的复数"mores"意为风俗习惯，单数"mos"指个人性格、品性。引申其义，也有规则，规范，行为品质和善恶评价等含义。

由此可见，人类文明史上，认识道德、发展道德、研究道德的活动一直颇为积极，从未停止。尽管不同时代、不同国度的人们对道德含义的理解不同，但真善美的客观标准基本是相似的。

道德是一种社会意识，是依靠社会舆论、传统习俗和内心信念等手段，调节人与人之间以及个人与社会之间关系的行为规范的总和，包括伦理思想及在伦理思想指导下的人的行为所体现的情感、风格、情操等。

（二）道德的起源

道德的起源和根据是道德哲学的根本问题。对这一问题的不同理解，直接决定着对道德的本质、道德的功能、道德评价等一系列问题的不同回答，也关系着其伦理学体系的基本内容和基本倾向。概括起来，马克思主义产生前，主要有三种典型的道德起源论。

1. 客观唯心主义道德起源说

客观唯心主义道德起源说从道德主体之外寻找道德的起源，主要以"神启论"、"天命论"为代表。持这种观点的人认为，道德起源于神、上帝或天的意旨，上帝或天指示圣人、帝王或教主制订行为规范，人们遵行神的意旨就能得福，否则就会受到上帝或天的惩罚。古希腊哲学家柏拉图就宣扬，人的道德品质是神把"善"的理念放到人的灵魂中的结果。我国著名思想家孔子也有"天生德于予"（《论语·述而》）的感叹，孔子认为自己具备了天所赋予的德性，《论语·宪问》中也曾谈到"道之将行也与？命也。道之将废也与？命也。"不难看出，在他看来道德源自天命。汉代思想家董仲舒也认为"王道之三纲可求于天"（《春秋繁露·基义》），"道之大源出于天，天不变，道亦不变"（《春秋繁露·竹林》），具有维护君主集权制度和宗法家庭伦理的"三纲"道德观均是天命所赋予，天命不改，治国的根本之道也不会改变。

西方伦理史上，比较著名的是"摩西十诫"，神圣的上帝之约，也被称为"黄金定律"。宗教经典《圣经》记载，摩西是犹太人的领袖和民族英雄，他曾率领60万犹太人为摆脱埃及法老的残酷统治，寻求自由，从埃及出走，建立自己的国家，在前往迦南的途中，摩西在西奈山上得到了上帝授予的十条戒律，如，第一条："我是耶和华——你的上帝，曾将你从埃及地为奴之家领出来，除了我之外，你不可有别的神。"第二条："不可为自己雕刻偶像，也不可做什么形象仿佛上天、下地，地底下、水中的百物。不可跪拜那些像，也不可侍奉它，因为我耶和华——你的上帝是忌邪的上帝。恨我的，我必追讨他的罪，自父及子，直到三四代；爱我、守我戒命的，我必向他们发慈爱，直到千代"等等，"摩西十诫"作为最早的宗教律法之一，体现的是上帝与人类的"约法"，反映出他们认为上帝创造世界，道德是由上帝启示，由圣徒传达的"诫律"，因而道德诫律的本质，也就是"神"的立法或意旨。

由此可见，客观唯心主义把道德的起源归于上帝或天，即神的意旨，看到了道德的客观性和外在性，无疑会使人们对道德现象和道德规范产生敬畏，易于树立起道德的权威性，但其将道德的起源完全归结为外在的必然，脱离了具体的社会历史条件，必然会导致道德宿命论，无法真正揭示道德的起源和本质。

2. 主观唯心主义道德起源说

主观唯心主义道德起源说从超历史的"良心"或"善良意志"出发，认为道德源于人的天性或自然本性。中国先秦儒家的主要代表孟子主张道德源于性善，他提出了著名的"四端说"，孟子曰："恻隐之心，仁之端也；羞恶之心，义之端也；辞让之心，礼之端也；是非之心，智之端也。"（《孟子·公孙丑上》）"仁义礼智，非由外铄我也，我固有之也"（《孟子·告子上》），意思是说恻隐、羞恶、辞让、是非四种情感是仁义礼智的萌芽，仁义礼智不是后来形成的，它根源于人心，是先天固有的良知。与孟子的"性善论"相反，荀子却认为：“人之性恶，其善者伪也。”（《荀子·性恶篇》）即人的本性原本是恶的。

18世纪，德国古典哲学家康德认为人生来就有一种“纯粹理性”，具有普遍道德价值的东西来源于人的理性本身的善良意志，善良意志是人与生俱来、不以环境为转移的内在机能，道德就是这种善良意志所发出的绝对命令。纵观康德的道德哲学，都表现出了一种理性主义倾向和对道德理性王国的向往。英国思想家休谟也认为，道德起源于人所固有的推己及人的同情心。

由此可见，主观唯心主义道德起源论者，看到了道德起源的主观因素，意识到道德主体对道德意识形成的重要作用，但是它离开了人的社会实践、人类历史来思考道德起源，把道德看作是超越具体社会、历史条件的绝对永恒，忽视了道德来源的客观因素；同时它将道德看成一成不变的心理要素和情感体验，并没有从根本上回答“良心”或者“善良意志”来自哪里，从而不能真正揭示道德的起源和本质。

3. 机械唯物主义的道德起源说

“情感欲望说”是机械唯物主义道德起源论的主要代表，这种观点把道德的起源归结为人的生理和心理需要，认为道德是从人的情感欲望中引申出来的。

春秋时期，我国著名思想家管仲提出了“仓廪实则知礼节，衣食足则知荣辱”，说明了人们的伦理道德观念直接取决于经济的发展和自身利益的实现程度。商鞅、韩非子也认为，法律和礼仪的产生就是为了规范和制约人趋乐避苦的本性。与此相似，法国思想家卢梭则认为，道德源于人心中的社会情感和利他之心，源于对公共利益的追求。法国哲学家爱尔维修认为，人是有感觉的动物，人的本性就是趋乐避苦，就是自利自爱，道德是人们这种自爱感情的产物和反映。

较为代表的还有以达尔文为代表的“动物本能论”，达尔文认识到在优胜劣汰的物种进化过程中，很多具有某些社会性、利他性本能的物种在严酷竞争中存活下来，因此，人类的祖先——人猿在这一过程中也具有这一属性，于是把道德的起源归结为动物的本能，即合群感的简单进化和延续，主张道德来源于动物界。认为动物界存在的同种相互扶持的现象，就是动物合群性道德情感的表露，道德即起源于群居性动物的“合群性”本能。道德不是人所独有的，一切群居性动物都有道德感。德国的思想家考茨基也从动物的本能中寻找道德的根源，如“合群”、“母爱”等，把人的道德看成是动物本能的演化。

综上所述，机械唯物主义的道德起源说反对从神出发，反对神道主义，而是从人出发，主张人道主义，认为道德的本质是人性的自然表现。它把道德从虚幻的天国拉回到了世俗的人间，具有一定的进步性。其几种学说尽管内容不同，性质有别，但都将人的本性看作抽象的人性，离开人类的社会实践和历史发展去考察道德的起源，最终与唯心主义殊途同归。

4. 科学的道德起源说

马克思主义伦理学从唯物史观出发，从人类的社会实践和历史发展中寻求道德的起源，才真正科学地解决了道德的起源问题。他认为，道德作为一种社会现象，其产生是有多方面条件的，经历了一个十分漫长的历史过程。

（1）意识的形成与发展是道德产生的主观条件

马克思曾经说过"一个种的全部特性、种的类特性就在于生命活动的性质①"，这表明，"判断一个物种的存在方式就是看其生命活动的形式②"，具体地说，"动物是在消极适应自然的过程中维持自己的生存，而人则是在利用工具积极改造自然的过程中维持自己的生存，因此，"有意识的生命活动把人同动物的生命活动直接区别开来"。而"思想、观念、意识的产生最初是直接与人们的物质活动，与人们的物质交往，与现实生活的语言交织在一起的。人们的想象、思维、精神交往在这里还是人们物质行动的直接产物。表现在某一民族的政治、法律、道德、宗教、形而上学等的语言中的精神生产也是这样③。"因此，人类自我意识的形成与发展是道德产生的主观条件。

（2）社会关系的形成是道德赖以产生的客观条件

人是有意识的，能够自觉地从事认识活动、实践活动和思维活动，正由于人们能够自觉地意识到自己的存在，并且有目的地从事各种活动，在实践活动中同他人发生一定的社会关系，因此，人不仅是自然的产物，也是社会的产物。马克思认为，"人的本质并不是单个人所固有的抽象物，在其现实性上，它是一切社会关系的总和④"。

道德从萌芽到形成、发展的过程与社会关系从简单、临时到复杂、稳定的发展过程相一致。原始社会的人类，由于自然条件恶劣和本身能力低下，不得不以群体活动的方式来谋取物质生活资料，也不得不以平均分享这些物质生活资料的方式来维持群体活动的生存。这样人们之间客观上便产生了一些简单和较低层次的交往和关系，为了协同劳动，保持群体秩序，人们也自发地形成了一种平等、互助的思想观念，并逐渐成为维护社会公共秩序的行为规范，从而产生了道德的萌芽。

（3）劳动是人类道德起源的历史前提

从人类意识中分化出道德观念的过程中，劳动起了决定作用。主要表现在：首先，劳动创造了道德的主体——人本身。劳动是人类对自然界的积极改造，其根本标志就在于制造工具。古猿由于生存的需要，把石块和树枝当做工具，用来寻觅事物，构筑巢穴，这种本能活动经过一定发展，转化为人类祖先最初的动物式的本能的劳动形式，它促进了手和脚的专门化发展，并促使古猿的心理不断发生变化，对周围环境产生意识。随着劳动形式的不断扩大，古猿的心理结构和心理特征不断变化及迫切交往的需要，语言开始产生，在劳动和语言的推动下，猿脑变成人脑。因此，正是在这种"最初的动物式的本能的劳动形

---

① 中共中央马克思恩格斯列宁斯大林著作编译局. 马克思恩格斯选集［M］. 第 1 卷. 北京：人民出版社，1995：46.

② 陈先达，杨耕. 马克思主义哲学原理［M］. 北京：中国人民大学出版社，2003：89.

③ 许庆朴，郑祥福等. 马克思主义原著选读［M］. 北京：高等教育出版社，1999：20.

④ 马克思恩格斯选集［M］. 第 1 卷. 北京：人民出版社，1995，56.

式中，人的体质形态、心理特征以及意识和语言开始形成⑤"，这种正在形成中的人构成了人类形成的开端。从而也为人类成为道德主体创造了社会躯体和行为意识。其次，劳动创造了道德产生的客观条件——社会关系。社会是人类的社会，人类生存的第一个前提就是必须能够生活，即生产物质生活本身，"为了进行生产，人们相互之间便发生一定的联系和关系，只有在这些联系和社会关系的范围内，才会有他们对自然界的影响，才会生产⑥"。因此，劳动把本来孤立的个人联系起来，形成了相互依赖、相互协作的关系，为人作为道德主体创造了社会条件。正如恩格斯在《劳动在从猿到人转变中的作用》一文中所说的那样："劳动是整个人类生活的第一基本条件，而且达到这种程度，以致我们在某种意义上不得不说：劳动创造了人类本身⑦。"

二、道德的本质

无论不同学者不同学派对道德问题的思考角度如何、层次如何，其中对道德本质的探讨是不可或缺的。

道德是一种社会意识，这是道德的一般本质。道德是社会经济关系的反映，它的产生、性质、发展是受社会经济基础决定的，主要表现在：

首先，社会经济关系的性质决定着各种道德体系的性质。它"既不是人主观自生的，也不是神的意志，道德的本质蕴藏于社会生活中，道德是一种特殊的社会意识形态，受着社会关系特别是经济关系的制约⑧。"一般说来，同一阶级社会中一般存在三种意识形态：反映占统治地位生产关系并为之服务的意识形态，旧社会的意识形态和现存社会中正在成长的生产关系的意识形态。不同的生产关系必然孕育着不同的道德形态，"人们自觉地或不自觉地归根到底总是从他们阶级地位所依据的实际关系中——从他们进行生产和交换的经济关系中，吸取自己的道德观念⑨"。道德一经形成，又通过社会舆论、风俗习惯、内心信念等特有方式，使人们按照一定的善恶标准抉择行为，来为产生它的经济基础服务。

其次，社会经济关系所表现出来的利益决定着道德的基本原则和主要规范。马克思说过"正确地理解利益是整个道德的基础⑩"。人类诞生以来，便以不同规模的共同体存在，道德的形成从根本上说是为了维护促进整个共同体的发展，共同体的利益关乎成员的生死存亡。"随着社会生产力的发展，私有制和复杂分工的产生，共同体的形式也发生了很大的

⑤ 陈先达，杨耕. 马克思主义哲学原理［M］. 北京：中国人民大学出版社，2003：65.

⑥ 中共中央马克思恩格斯列宁斯大林著作编译局. 马克思恩格斯选集［M］. 第1卷. 北京：人民出版社，1995：344.

⑦ 中共中央马克思恩格斯列宁斯大林著作编译局. 马克思恩格斯选集［M］. 第4卷. 北京：人民出版社，1995：374.

⑧ 罗国杰. 伦理学［M］. 北京：人民出版社，1990：46.

⑨ 马克思恩格斯选集［M］. 第3卷. 北京：人民出版社，1995：434.

⑩ 马克思恩格斯选集［M］. 第2卷. 北京：人民出版社，1957：167.

变化，人们的利益关系也日趋复杂与分化，会出现公共利益和个人利益、内在利益和外在利益、物质利益和非物质利益现象⑪。"这些现象之间常常发生冲突，于是需要道德制定相应的道德规范，指导和约束人们的行为。社会越发展，利益关系越复杂，矛盾也越凸显，对道德的要求也就越高。

再次，在阶级社会中，人们在同一经济结构中的不同地位和不同利益，也决定着各种道德体系的阶级属性、社会地位和彼此间的矛盾斗争。道德依阶级不同而不同，每个阶级都会依据自己赖以生存的社会经济关系形成不同的道德原则和规范。即使在阶级内部，由于不同的人对生产资料的占有数量不同，其道德意识、道德水平及道德评价标准也各不相同。

最后，社会经济关系的变化必然引起道德的变化。道德并非一成不变，它是具体的、历史的，它的发展很大程度上依赖于经济结构的组成，由于各国、各地社会经济结构不同，社会发展各个时期需要优先解决的问题不同，道德的内容也不同。而且社会经济结构也不是一成不变的，它是生产力和生产关系等多种因素此消彼长的结果，但社会经济结构发生变革时，道德必然会随之发生相应的变化。

三、道德的功能

道德的功能，是道德作为一种特殊的社会意识对社会发展所具有的功效与能力。道德的功能集中表现为处理个人与他人、个人与社会之间关系的行为规范及实现自我完善的一种重要精神力量。

（一）从社会结构角度看，道德具有社会意识形态的功能

道德作为一种特殊的社会意识形态，是由社会经济基础决定的，并直接影响着生产力的发展。在阶级社会里，统治阶级的道德标准占有主导地位，它总是维护这个社会的经济制度和政治制度，反对和批判一切不利于维护这个社会的经济制度和政治制度的社会思潮。如，原始社会的道德是以维护血缘集体的共同利益和全体成员的自由平等为主要内容的原始集体主义，维护氏族整体利益是其基本原则。而奴隶社会，道德则以维护或反对奴隶对奴隶主的人身依附和绝对屈从为基本内容。古代希腊奴隶主思想家柏拉图（Plato，公元前427~前347年）在其代表作《理想国》一书中就把国家分为三个层次：受过严格哲学教育的统治阶层、保卫国家的武士阶层和平民阶层，一个人的美德主要包括智慧、勇敢和节制三个部分，并提出了三个等级分别应当遵循的道德准则。他认为统治者是神用金子造的，具有理性的本性，他们的任务是以知识治理国家，所以他们的道德是"智慧"；武士是银子造的，具有意志的本性，以保护国家为己任，品德是勇敢；而农夫和手工艺人则是铜铁造成的，只有情欲的本性，他们的任务就是服从统治，所以他们的美德是"节制"。只有三者

---

⑪ 徐宗良. 道德问题的思与辩［M］. 上海：复旦大学出版社，2011：29.

严格按照等级分工，各司其职，互不干涉，才能实现城邦的善，实现社会的"正义"。

（二）从认识角度看，道德具有认知功能

道德行为不同于一般行为，它是基于主体的自觉意识而作出的自愿、自择的行为。道德的认知功能主要是通过人们对社会道德现象、行为准则及其意义的认识，形成一定的价值观念和原则，指导人们运用这些观念和原则判断是非，进行道德思考、道德选择，调控自己的行为。现代德育观念认为，品德的产生是道德的主客体交互作用的结果，特别是作为主体的人的道德认知与道德行动是品德形成的主源。其中，个体的道德行动又是其道德认知的全方位外化。美国心理学家柯尔伯格（L. Kohlberg，1927～1987 年）就曾提出过著名的"道德发展阶段"理论，他将人的道德认知发展分为三个水平六个阶段，揭示了道德观念从认知的低级形式到高级形式的发展过程，第一个水平是"前习俗水平"（Pre-Conventional Level）。这个时期以自我为中心根据权威者所说的对错或行为的直接后果和自身的利害关系判断好坏是非，在学前至小学低中年级的时期。如问一个四五岁的孩子，为什么偷窃是不对的？多数都会回答"因为爸爸妈妈说这是不对的"，或"偷东西会挨打"。第二个水平是"习俗水平"（Conventional Level），从小学高年级至青年早期。这一时期主要依据行为是否有利于维持习俗秩序，是否符合他人愿望进行道德判断。这时的道德教育层次尽管不高，但却也还能以"好人好事"来做榜样。如孔融让梨的行为就发生在这一时期。第三个层次是"道德自律期"，或"后习俗水平"（Post-Conventional Level）层次，在这一时期，人们的道德原则诉诸于个人的理性思考，能够摆脱外在因素，根据个人自愿选择的标准进行道德判断。因此，高校学生的德育工作在很大程度上应该是加强对学生道德认知能力，尤其是学生道德判断的理性思考能力的积极培养，使学生可以学会用独立的道德判断去思考现有的法律、法规、社会习俗是否符合道德原则。

（三）从育人角度看，道德具有教化功能

道德的教化功能，主要表现在通过道德评价来影响人的道德意识和道德行为。道德之所以具有这个功能，是因为它属于精神生产，可以通过语言文字及其他物质载体，使个人意识转化为社会意识，由主观精神转化为客观精神，从而形成一种社会环境，对处于该环境中的人产生潜移默化的影响。它引导人们扬善抑恶，激励人们不断追求先进的道德理想，树立正确的义务、荣誉、幸福等观念，从而推动全社会道德沿着正确的方向不断向更高层次发展。

有这样一则故事，相传元太祖成吉思汗治军甚严。有一次，为了检查军纪，命人悄悄地在军队必经之路抛下一副金马鞍，并暗中派人监视。路过的人来来往往，发现金马鞍的不在少数，却没有一个人去动它。最后，只好捉来三名路人，询问他们为何不取金马鞍。一个人说：大汗以德施政，常常教诲臣民不义之财不能取，小民不曾有此想法。再说，小人立过军功，大汗曾赏赐过我一副更珍贵的金马鞍。另一个人说：大汗订有法规军纪，小人发过誓言，不能违背。第三个人说：大汗对违令者严惩不贷。小民虽羡慕金马鞍，但恐惹杀头之罪不敢贪为已有。成吉思汗听后哈哈大笑，甚是满意。

　　1969 年，美国斯坦福大学心理学家菲利普·辛巴杜曾经进行了这样一项试验，他将两辆一模一样的汽车，分别存放在一个环境很好的中产阶级社区和环境比较脏乱的贫民区。他把停放在平民区的那辆车的车牌摘掉，并把顶棚打开，结果汽车当天就被偷走了，而停放在中产阶级社区的那辆仍完好无损，后来，辛巴杜用锤子把那辆车的玻璃敲了个大洞。结果，仅仅几小时后，车就不见了。后来，美国政治学家威尔逊和犯罪学家凯琳依托这项试验，提出了"破窗理论"。认为：如果有人打坏了一个建筑物的窗户玻璃，又未得到及时维修，别人就可能受到暗示性的纵容去打碎更多的玻璃。久而久之，这些破窗户就给人造成一种无序的感觉。那么在这种公众麻木不仁的氛围中，犯罪就会滋生、蔓延。两则故事从正反面两方面表明，一个好的社会氛围会潜移默化地影响其环境中的个体遵纪守法，使社会秩序良性循环，相反，即便是一些细小的不道德的行为也极有可能会影响到整个环境的道德行为和公共秩序。

　　（四）从历史进步角度看，道德具有传承功能

　　中华民族历经沧桑，创造了人类发展史上灿烂的中华文明，历练了传统的中华民族道德。中华传统道德教育的历史也是传统文明的发展历史。炎黄时代，文明初曙，不仅出现了文字，而且还出现了人文伦理的教育和对德行的重视，开启了我国传统道德文化的大门。数千年的中华文明历史过程中，儒、墨、道、法等各家伦理思想，相互影响，相互吸收，形成了中华民族特有的伦理传统。如，"夙夜在公"（《诗经》），"先天下之忧而忧，后天下之乐而乐"（范仲淹《岳阳楼记》）强调的对民族、国家的责任意识和奉献精神；"仁者爱人"（《论语》），"老吾老以及人之老，幼吾幼以及人之幼"（《孟子·梁惠王上》）推崇的仁爱精神；"恭敬之心，礼也。"（《孟子·告子上》），"不学礼，无以立"（《论语》）讲求的谦让守礼精神，都成为可以继承的精神遗产。无数炎黄子孙将其世代相传，形成了博大精深的传统美德，并涌现出了无数感人至深的道德模范，年幼让梨的孔融，卧冰取鱼的王祥，抗击金兵的岳飞，他们的品质直接影响一个国家及民族的信仰，进而决定人们的行为，形成了宝贵的道德精神，这种从人民本身生长并传承下来的道德观念具有普适性，早已成为判断人们思想行为正当与否的观念标准。

　　（五）从社会关系的角度看，道德具有调节功能

　　人生活在社会中总要与其他人发生各种关系，不可避免地产生各种矛盾，除政治和法律等强制性手段外，还需要通过社会舆论、风俗习惯、内心信念等特有形式，去调节人们的行为，使人们之间、个人与社会之间关系臻于完善。道德作为调整人与人、人与社会之间行为关系规范的总和，其最基本、最突出的功能就是调节功能。道德的调节功能和其他社会要素相比具有广泛性、层次性、导向性的特点。这种广泛性主要表现在作为道德主体的人不分年龄、不分性别、不分阶级、不分国界，具有普遍性。而且道德主体能够从各自不同的角度去调节人们之间的活动和社会关系，从而表现出其他社会调节手段所不具有的

优势。所谓道德调节的层次性是指道德要求的递进性所表现出的多层次性，即从底线道德到道德理想之间有许多递进性的不同层次，从而使其能够在调节人们的各种社会活动和社会关系中更具灵活性。道德调节的导向性，是指道德的要求是现实与理想的统一，它从现实的社会道德水平出发，又指向更高的道德理想，能够将人们的行为不断引入到一个更加和谐的秩序水平。这些优势，决定了道德调节在调整各种社会矛盾中具有自身独特的优势⑫。

第二节　医　德　概　述

一、医德概述

（一）医德的涵义

医学道德简称医德，是医务人员在长期的医疗实践中形成的比较稳定的心理素质、职业习惯和优良传统，是调整医务人员与患者、医务人员之间以及与社会之间关系的行为准则、规范的总和。医德是一般社会道德在医疗卫生领域中的特殊体现，不同职业，由于工作的对象和肩负的责任不同，形成的道德意识和行为准则也不尽相同。医德就是从医疗卫生工作这一职业特点中引申出来的道德规范，它主要调整三方面的关系：

1. 医务人员与患者之间的关系

医务人员的工作对象是患者，医生的主要责任就是救死扶伤，防病治病，因此医务人员的道德责任首先体现在诊疗过程中，在医疗活动中，医务人员与患者之间的关系是首要的关系。因此，医患关系是医德所要研究的核心问题和主要对象。

2. 医务人员之间的关系

医学发展，使医疗过程的分工越来越细，合作趋势日益明显。患者从求诊、检查、治疗直至康复，要经过门诊医师、护士、检验医师及药剂师等多方面的配合才能完成，这就要求医务人员内部具有和谐的医德关系。医务人员之间的关系主要包括医生与医生、医生与护士、护士与护士、医护与医技人员、医技人员与医技人员以及医护技人员与行政管理人员、后勤人员等之间的关系。搞好这些关系是处理好外部关系的前提和基础，因此，医务人员之间的相互关系也是医德重要的研究对象。

3. 医务人员与社会之间的关系

现代医疗卫生已发展成为社会性的事业，社会功能已大大扩展和加强。卫生工作人员对医药资源的分配，医疗、预防保健与社会的配合程度，直接影响着医学的发展和社会的进步，医疗和预防活动不仅关系着患者及家属的利益，而且关系着社会的利益。因此，医

---

⑫ 吴灿新. 道德建设是和谐文化建设的主体内容［J］. 伦理学研究，2007，5（3）：94-95.

务人员与社会的关系，就必然成为医德的研究对象。

（二）医德的本质

由于医疗工作直接关系到人类的生命和健康，因此，医德同其他职业道德相比具有更高的标准和更强的约束性。历史唯物主义认为，社会道德由经济基础决定的，并为经济基础服务。不同形态社会的经济基础不同，与其相适应的医德以及医德的基本原则也是各不相同的。社会主义医德首先是以社会主义公有制为主体的经济基础的集中反映，因此，为人民服务是其本质要求，救死扶伤、防治疾病，实行社会主义的医学人道主义，全心全意为人民的健康服务是社会主义医德的基本原则，也是社会主义医德区别于其他任何形式的医德的根本标志。在以往剥削阶级占统治地位的社会中，生产资料为少数人所占有，尽管也曾出现过一些不为名利、舍己救人的医生楷模，但并不能改变其主流医学道德主要为少数人服务的目的。而社会主义医德则要求医务人员在医药卫生保健工作中，关心爱护患者，尊重患者的生命价值，维护患者的利益和幸福，充分反映了劳动人民当家做主的现实，这就最集中地揭示了社会主义医德的本质。

二、医德的特点

1. 继承性

医德在其历史发展的过程中具有继承性。作为世界上历史悠久的文明古国之一，我国古代医德学的内容极为丰富，它主要形成于春秋末期，散见于战国至汉代的《黄帝内经》，东汉张仲景的《伤寒杂病论》序言，唐代孙思邈的《大医精诚》、《大医习业》，明代陈实功的《医家五戒十要》，清代喻昌的《医门法律》等许多医学著作中，这些著作都反映了医生的美德和职责。如黄帝内经的《灵枢·师传篇》专门阐述了医生应有的责任和良心；《疏五过论篇》、《素问·征四失论篇》详细论述了医生应避免的五种过错和四种失误，告诫医生要从病理、心理等方面分析病因，才能为患者解除疾病，成为后世医生的必修课。又如传统医学中所倡导的尊重和珍视生命的"贵人"思想、"医乃仁术"的行医宗旨、"普同一等"的行医原则、重义轻利的道德观念、清廉正派的行医作风、尊重同道的谦虚品德、忠于医学的献身精神等等，成为宝贵的文化遗产，他们通过各种形式传承下来，以示后人。

2. 时代性

医德的产生、发展与医学科学技术的发展息息相关，密不可分。医德原则、医德规范、医德评价、医德教育都是时代的产物。医学的发展，不仅表现为诊治疾病手段的进步，而且表现为医德的进步。与新的预防、诊断、治疗方法相对应的伦理原则的制定是医德进步的重要标志。随着社会的发展和医学科技水平的提高，医德会不断加入新的内容，充实完善自己。如，当今社会，随着医学目的、医学模式的转变，使人们对于致病因素、发病机制、病理的改变、疾病的诊断、预防和治疗等都进行了重新的思考并有了新的认识，从而也对从业者的技能素质、道德素质、医学伦理素质等方面也提出了更高的要求。医德也正是在解决各种问题，处理各种关系中不断充实、完善和提高。

3. 实践性

医学是一门博大精深的科学，是一门社会性和实践性很强的科学，它既有自然科学的属性，也有社会科学的属性，医德是认识、解决医疗卫生实践和人们之间、医学与社会之间伦理道德关系的科学。医德的理论、规范来源于实践，是对医学实践中的道德关系、道德意识、道德行为的概括和说明，是在长期的医疗活动中形成的，并且随着医疗实践的发展不断扩充新的内涵，同时来源于医学实践的医学道德又规范、约束和引导着医疗活动。因此，医学实践既是医德形成的基础、动力，又是检验医德正确与否的唯一标准，医务人员必须从不断变化的医疗实践出发，不断掌握、充实、更新医学科学知识和社会人文知识。

4. 普适性

正如恩格斯所说"从动产的私有制发展起来的时候起，在一切存在着这种私有制的社会里，道德戒律一定是共同的[13]"，因为任何社会、任何个人，都面临着生老病死等自然规律，防治疾病，减少死亡，是全人类的共同追求，不论其身份如何，人人平等，因此，医德的许多准则为全社会的成员所共同接受。古今中外的医学著作，首先强调的就是医务人员要以人道主义精神对待患者和从事工作。我国自古以来就有"医乃仁术"之说，因"天覆地载，万物悉备，莫贵于人"（《黄帝内经》），"人命至重、贵于千金"（《千金要方》）。近代以来，特别是二战后，各种医学伦理道德的宣言、法规和章程更加强调把为患者治病、维护人的生存权利、维护人民的健康放在第一位。由此不难看出，医德具有普适性。

三、新时期医德建设面临的问题

当前，整个世界正日益趋向"全球化、信息化"，这种新时期的新情况使经济形势、医学科学技术、医学目的、医学模式等都发生了转变，传统的医德观念正经受着前所未有的巨大冲击，医德建设面临许多新问题。

（一）医德的内容更加开放

伴随着经济全球化的进程，人类所面临的社会、经济、教育、知识产权、食物安全、环境保护甚至卫生问题，都不再受国界的局限而为全人类所共同面对，如甲型 H1N1 流感病毒的传播与控制就是典型的例子。东西方医德观也必然会进行交流与碰撞。一方面，东西方医德观的碰撞会将西方医德观中现代的、进步的合理内核传入中国，有利于中国医德观在实践基础上的进一步发展；另一方面也将西方医德观中落后的、不适合中国国情的内容带了进来，对中国医学职业道德造成巨大冲击。如器官移植、体外受精、重组 DNA、无性生殖研究等问题，欧美国家远远走在世界前列，技术的领先，使西方大国不顾别国国情，

---

[13] 中共中央马克思恩格斯列宁斯大林著作编译局. 马克思恩格斯选集［M］. 第 3 卷. 北京：人民出版社，1995：133.

大肆输出其职业道德观。它们往往以西方医德观为评判标准，检验别国医德的"进步"与否，动辄指责别国文化制度和医德的"没落"，强迫他国接受其价值观念。随着生物医学模式向"生物—心理—社会"医学模式的转变，医学也从关注"自然人"转向关注"社会人"，从关注个体转向关注群体，从关注疾病转向关注健康。大量生命伦理问题不断涌现、层出不穷，传统医德观念已显露出局限性。如医务人员在竭力挽救患者生命的同时，对那些身体尚存、心跳未止，但大脑已经证明死亡的"植物人"及"不治之症"的晚期患者等要不要继续或终止治疗，对于安乐死的实施、死亡标准的确定、先天残疾新生儿的处置、能否摘取人体器官进行移植、临终关怀等伦理问题做出价值判断提供了理论基础和取舍标准。这就要求医务人员在医疗活动中，不仅要考虑到患者的眼前利益，还必须考虑到人类整体及后代的公共利益。

（二）医德的建设更加曲折

当前，信息、网络化浪潮汹涌而来，势不可挡。迅速改变着经济、政治、文化的结构和运行方式，改变着人们的思维方式和道德观念。通过网络，医生可将高清晰的图像和数据直接输出到异地权威中心进行会诊。手术时，可随时与经验丰富的医生保持声音和操作图像的联系，可以进一步打破国界，开展全球性的合作研发等等。随着网络的进一步发展，医学教育模式、医学科研模式、临床诊断、治疗和康复的模式，甚至医疗卫生服务体制都受到了影响。人们的价值观越来越多样化，个性张扬，不再对传统的伦理和价值观念确信无疑，而是充满了怀疑和反叛，导致善与恶、美与丑、是与非等道德判定与衡量的标准模糊、丧失，这使得一些医务工作者忘记了全心全意为人民服务的基本职业道德义务，忘记了救死扶伤的天职，把个人利益置于集体利益之上，一心追求物质利益，致使收受礼物、索要"红包"、开药提成等现象屡禁不止。在网上，道德对人的约束越来越依赖于人内心的道德信念，外在的社会舆论与传统习惯的制约越来越少，一些缺乏自律的人极易走入误区。医务工作者作为社会的普通一员，也必然会遇到这些新的问题。如个别医务工作者在网上暴露甚至出卖患者的隐私，随意引用、转载他人的学术成果而不加标注等等，这些都使得医德的建设更加曲折。

（三）医学的功利目的与人道主义冲突更加明显

医学目的的功利取向与人道取向是一对需要很好协调的矛盾。随着经济全球化的迅猛发展，市场经济的效率、效益观念和赢利原则在人们的心中得到进一步的确认和巩固。医学的功利性大大膨胀，导致部分医疗机构、医务人员的价值观念畸变，个人主义凸现，享乐主义滋长，实用主义泛滥。如一段时间以来，由于"收入分配"、"以药补医"等机制的弊端，导致部分医务人员追求蝇头小利，忽视医疗服务公益性的本质属性，片面追求经济效益，见利忘义、医德失衡、医患关系紧张等等，人们从来没有像今天一样对医生的道德水平如此怀疑和不满。由于经济全球化导致发达国家与发展中国家之间、我国不同地区之间的贫富差距急剧加大，这使本已有限的卫生资源在不同地区的分配更为不均，人才的流动也出现严重失衡，面对急需医疗服务而报酬差异巨大的不同地区和人群，医务工作者的职业道德将受到一次更为严峻的考验和冲击。

第三节　医德的作用

医德是社会道德体系的重要组成部分，是社会公德在医疗卫生领域的特殊表现，医务工作者的医德医风和医术水平如何，直接关系到人们的身体健康与生命安危，也影响着千家万户的悲欢离合。作为一名医务工作者，除必须具备一定的专业知识和技能外，还必须具备高尚的医德医风，只有这样，才能担负起"防病治病，救死扶伤"的社会责任。

一、医德是社会主义精神文明建设的重要组成部分

精神文明是人类在改造客观世界和主观世界的过程中所取得的精神成果的总和。它包含科学文化和思想道德两方面内容，其中科学文化主要包括社会的文化、知识、智慧的状况和教育、科学、文化、艺术、卫生、体育等各项事业的发展规模和发展水平；思想道德方面主要包括社会的政治思想、道德面貌、社会风尚和人们的世界观、理想、情操、觉悟、信念以及组织性、纪律性的状况。社会主义精神文明是人类精神文明发展的新阶段，它不同于以往任何社会，建立在社会主义生产资料公有制基础之上的，本质上属于无产阶级和人民大众的文明，其成果为广大人民所享用，并为物质文明建设提供精神动力和智力支持。

医德是医疗卫生领域建设精神文明的一个重要部分，它不属于政治范畴，而属于道德（职业道德）范畴，但它不仅仅是个人道德的表现形式，也是一个单位或一个行业整体素质的外在表现。同时，医疗卫生工作的发展程度，医德的发展水平也是衡量人类社会精神文明程度的一项重要标志。

2003 年，突如其来的"非典"疫情，给我国人民的身体健康和生命安全带来了严重威胁，党中央号召全国人民万众一心、众志成城、科学防治，坚决打赢防治"非典"的攻坚战，关键时刻，医务人员以大无畏的勇气，舍身忘我，战斗在防治"非典"的第一线，谱写了一曲曲感人肺腑的英雄壮歌，形成了伟大的"抗击非典精神"，不仅让人民群众了解到"白衣天使"的神圣职责和高尚的医德医风，也推动了民族精神的发展，促进了国家的精神文明建设。由此可见，良好的医德医风是促进精神文明建设的重要因素。

当今社会，医疗机构作为服务单位是社会的重要窗口。实际上，医德、医风如何不仅体现着个人素质、单位及行业整体道德素质的高低，也直接影响患者的心理和疾病的治疗，同时由于医务人员和医疗卫生单位在人们心目中的特殊地位，他们的医德情操和医德实践，又会有力地感染和影响与患者有关的社会人群甚至是各行各业的社会成员，从而促使社会风尚的转变，推动社会主义精神文明建设。也可以说，医务人员的服务形象实质上是社会主义精神文明建设的窗口。为此，抓好医德医风建设，督促医务人员讲究医德，文明行医、

礼貌服务，既是医院作风建设的需要，同时也是为社会主义精神文明作出自身贡献。因此，1988 年出台的《中华人民共和国医务人员医德规范及实施办法》第一条便明确提出，"为加强卫生系统社会主义精神文明建设，提高医务人员的职业道德素质，改善和提高医疗服务质量，全心全意为人民服务，特制定医德规范及实施办法。"并明确指定了 7 条医德规范，要求各医疗单位必须把医德教育和医德医风建设作为目标管理的重要内容，作为衡量和评价一个单位工作好坏的重要标准。

二、良好的医德是提高医疗质量的重要保证

医德不仅是社会主义精神文明建设的一个重要部分，也是医院管理中教育医务人员，改善服务态度，提高医疗质量必须抓好的根本一环。

（一）良好的医德医风有利于医院各项工作顺利的开展

现代企业制度的建立和医疗卫生制度的改革为医院的生存和发展提出了新的课题，医院要想在激烈的市场竞争中获胜，除了加大投入、引进先进医疗器械设备、开发新业务新技术和培养人才外，更重要的是挖掘内部潜力，加强医德医风建设，调动广大医务人员的积极性，以热情周到的服务、精湛的技术、良好的医德医风去赢得患者及社会的信赖，争取最大的经济效益和最好的社会效益，从而促进医院自身发展。因此，医德医风是现代医院综合实力的重要组成部分。实践证明，要管好一个医院，单靠行政命令的方法是很难达到预期效果的，还必须树立良好的院风，而树立良好院风的关键就是要大力搞好医德医风建设，使广大医务人员充分认识到自己所从事职业的神圣性与重要性，认识到自己的一言一行都与患者安危有关，对患者承担着道德上的责任和义务，将医德规范转化为医护人员的信念，以提高自己的道德境界，并在医疗实践中把医德规范内化为自觉行动和工作习惯，就会自觉执行各项规章制度，时时处处以患者为中心，积极主动地做好本职工作，从而保障医院各项工作顺利开展。

（二）良好的医德医风有利于医疗质量的提高

医疗质量的好坏主要取决于医务人员的技术水平和服务态度两方面的因素，其中服务态度在很大程度上起着决定的作用，它与医疗质量是相互依赖、相互促进和发展的，医德素质高低直接影响或决定着医疗质量的优劣。相同的技术，同样的设备，由于医务人员的医德修养不同，在医疗实践中所发挥的作用和带来的后果也大不相同。大量的事实证明，具有良好医德的医务人员，即便技术水平不是很高，但其责任心强、服务态度好，遇到问题虚心求教，对患者采用的每项治疗措施深思熟虑，治疗效果就好，漏诊、误诊少；恰恰相反，即使技术水平再高，但责任心不强，服务态度差，敷衍塞责的医护人员，却常常出现责任性差错和事故，给患者增加痛苦，甚至造成伤残、死亡。为此，树立良好的医德医风，增强医务人员的事业心、责任感，是提高医疗质量的可靠保证。

同时，随着医学模式的转变，人们医疗保健需求的变化，影响医疗服务质量的因素不

断扩展。如工作效率、费用控制、服务态度、对患者需要的反应速度、对患者价值观的尊重程度、患者的参与度及服务的可及性等方面都会影响到医疗质量的提高，与此相适应，这就要求医疗机构和医务人员树立"一切以患者为中心"的服务理念，重视患者就医环境的舒适度、服务的便捷性与人性化、沟通与信息的畅通性方面的需求。患者这些需求的满足，需要医务人员具备较高的道德素质。

（三）良好的医德医风有利于减少医患纠纷、改善医患关系

近年来，医疗纠纷多发并呈明显上升趋势，已经成为人们越来越关心的话题。中华医院管理学会2005年对全国270家各级医院进行的调查结果显示：全国内地有73.33%的医院出现医闹辱骂、威胁、暴力殴打医务人员事件，59.63%的医院发生过因患者对治疗结果不满意，聚众在医院内围攻、威胁院长人身安全，61.48%的医院发生过医闹在院内摆花圈、设灵堂、烧冥纸等，甚至有些家属把遗体放在医院，坚持不火化，整个医院的正常运转已严重受到干扰。全国内地三级甲等医院每年发生的医疗纠纷中要求赔偿的有100例左右，而赔偿的数额三级甲等医院一年一般在100万左右[14]。

2011年8月23日，江西南昌市某医院发生一起血腥械斗事件。上百人手持棍棒、渔叉、钢管到医院闹事，与保安发生冲突；2011年9月15日，北京某医院发生一起惨烈血案，43岁的女医生被一名患者连刺17刀，倒在血泊中；2011年9月21日，湖北武汉某医院发生一起暴力冲突，一名七旬患者因病情复杂，抢救无效死亡，家属因不认同医院的结论，纠集数十人持械冲击医院。日益尖锐的医患矛盾问题促使我们不得不反思，本该目标一致、相互配合以达到治病救人之目的的医患之间，为何会演变为如此对立局面？究其原因，除了随着市场经济的发展，患者法律意识和消费者意识日渐增强，同时由于科学的进步及医疗水平的提高，患者对医疗效果期望值增高，和因医疗意外、并发症或未达预期治疗效果引发医疗纠纷等因素外，医务人员的职业操守确实是一个十分重要的原因。前卫生部长高强曾说过，在构建和谐医患关系中，医疗机构和医务人员是主导方面。我们要眼睛向内，正视和克服自身的不足。有调查显示在频发的医疗纠纷中，因技术原因引起医疗纠纷的占不到20%，80%均源于服务态度、语言沟通和医德医风。所以，良好的医德修养能够促使医务人员恪守医德规范，改善服务态度，加强交流沟通，设身处地地为患者着想，为患者提供温馨、细心、耐心的服务，从而有效地改善医患关系，杜绝不正之风，减少医疗纠纷。

三、良好的医德是促进医学进步的重要基石

医德是在医学实践中形成和发展的，它作为一种社会意识，又具有相对独立性，一旦形成又能动地作用于医疗实践。进步的医德可以促进医学发展，反之则会阻碍医学的进步。

---

⑭ 张萍. 以病人为中心构建和谐医患关系［J］. 中国医院管理. 2007, 27（4）: 62.

良好的医德能够促使一代又一代医务人员为解除患者痛苦去钻研业务，献身医学，不断探索生命的奥秘，发现诊治疾病的新方法，从而有效地推动医学、医学科学和医疗技术的飞速发展。

（一）良好的医德有助于深化医学科学实验

"由于实验方法日益深入医学，逐渐成为一门精确的科学[15]。"实验作为推动科学发展的重要手段，越来越多地被应用于各个领域。医学要发展，必须进行大量科学实验。从医药研发、医学教学到疫苗研制，都依赖大量的动物实验和人体试验来完成。明代思想家王阳明曾说到"大人者，以天地万物为一体者也……孺子犹同类者也，见鸟兽之哀鸣觳觫，而必有不忍之心，是其仁之与鸟兽而为一体也。鸟兽犹有知觉者也，见草木之摧折而必有悯恤之心焉，是其仁之与草木而为一体也。草木犹有生意者也，见瓦石之毁坏而必有顾惜之心焉，是其仁之与瓦石而为一体也。是其一体之仁也"（王守仁《〈大学〉问》），意思是说所谓的"大人"，是指把天地万物看成一个整体的那类人，他们无论是看到鸟兽哀鸣和恐惧颤抖、看到花草和树木被肆意践踏和折断，还是看到砖瓦石板被摔坏或砸碎时，都会产生怜悯、体恤和惋惜的心情。这也表明了即使是动物，也和人一样都是有生命的，万物平等，人人都应爱惜。因此，"在动物实验中，如果实验者缺乏道德敏感性，就会变得越来越麻木，科学理性掠夺了情感的地位，就会造成人性的缺失[16]。"因此，"动物实验只有在充分考虑到与保护人类健康相关性后才可进行[17]"。

动物实验固然重要，但并不能代替人体试验。因为，首先，动物实验对有关人的医学知识的推进只能达到一定程度，如果要弄清楚一种药物、医疗程序或新的技术是否有效，那么迟早要将其应用于人体。另外，医学实验有时候只能在与人同类的相关领域而非同其他动物种群相关领域进行，在这种情况下，人体试验就成为必需。那么，在进行人体试验时，医务人员会不可避免地与受试者或与患者发生联系，这就必然涉及道德标准，涉及医德规范等问题。为了最大限度地避免实验结果的不确定性、有害性和风险性，需要构建完整的实验道德伦理来有效把握医学实验的向度、广度和深度。医务人员只有明确哪些行为合乎道德，哪些不合乎道德，才能理直气壮地开展医学科学实验，才能做出明确的、有利于患者的结论。若没有明确的医德概念及客观标准，医务人员就会在各种责难、压力面前理屈退缩。第二次世界大战时，德国纳粹分子曾借用科学实验和优生之名，用人体试验杀死了600万犹太人、战俘及其他无辜者，主持这次惨无人道试验的，除纳粹党官员外，还有许多医学教授和高级专家。德国战败后，这些为首分子被作为战犯交纽伦堡国际军事法庭审判。同时，纽伦堡法庭还制定了《纽伦堡法典》，成为世界上最早的关于人体试验的国际性医德文献。《纽伦堡法典》制定了十条原则，但其基本原则有两个，即：一是必须有利

---

[15] 克洛德·贝尔纳. 实验医学研究导论［M］. 夏康农，管光东译，北京：商务印书馆，1991：229.

[16] 孙萌众，张永利. 医学动物实验到人体试验的伦理思考［J］. 医学与哲学. 2010, 31（6）：25.

[17] 陈元芳，邱仁宗. 生物医学研究伦理学［M］. 北京：中国协和医科大学出版社. 2003：106.

于社会，二是应该符合伦理道德和法律的观点。

（二）和谐的医德使得新医学技术的实施成为可能

医学的进步，必然会带来一些一时间难以被大众接受的新技术，如安乐死、人工生殖技术、器官移植技术、基因重组技术等。这时，符合科学规律的医学行为可能受到不公正的评价，传统的医德受到强烈冲击，使医学科学和传统道德观念发生矛盾，呼唤新的医德关系。如，安乐死涉及的自愿和非自愿，主动和被动等前提条件很难界定，实施程序不够严格、清晰，容易引发故意杀人、争夺遗产、摆脱负担、逃避赡养等犯罪行为和不道德行为；人工授精、无性生殖的目的难以把握，以及在不同程度上使妊娠的父母身份与养育父母身份发生分离引发的传统的权利、义务、伦理、家庭、社会关系问题；羊膜穿刺术和绒膜绒毛采样及其他检查手段，能为我们提供有关遗传缺陷或遗传变态的重要信息，有助于矫正或避免遗传缺陷，但同时也意味着决定什么类型的男女能最好地确保人类的存续，然后人工繁育出这样的男女成为可能；终止妊娠也牵扯到相关的医学、法律、社会、个人利益和整个人类的利益问题；器官移植又涉及是否违背受试者的意志，强行把器官当作商品出卖，这些问题的出现都需要医务人员把医疗活动置于社会大天平上衡量，所以，当患者、医生和社会的价值观发生冲突时，应以何为主？应如何做出决定？改变旧的、不利于医学发展的传统观念，建立新的、适应医学发展的伦理道德，成为推动医学科技发展的必然要求。

四、良好的医德是培养医学人才的重要标准

医疗工作是以人为服务对象的特殊职业，这就决定了对医务人员品质的特殊要求。医学人才的成长离不开医德教育，没有医德知识的医务人员不可能成长为医学人才，因为健康所系，性命相托。著名医学家张孝骞曾谆谆告诫医学生行医应"如临深渊，如履薄冰"，要"戒、忍、恐、惧"。医疗工作这种特殊职业决定了医务工作者必须不断提高自己的职业道德水平，必须有强烈的责任感、同情心和爱心，耐心、细心、肯于奉献。早在有文字记载之前，我们的祖先就曾留下一些颂扬端正医德的传说，"神农尝百草，一日遇十毒"反映了我们的远古祖先为救人治病，发扬不惜自我牺牲的精神。东汉名医张仲景公开申明行医的目的在于"上以疗君亲之疾，下以救贫贱之厄，中以保重长全，以养其生"。三国名医董奉"日为人治病，亦不收钱。重病愈者，使栽杏五株，轻者一株。如此数年，得十万余株，郁然成林"，使"杏林春暖"成为赞美医生美德的成语，佳话流传。中国古代名医的高尚医德和行为思想无不对后世行医者产生深刻的影响。从医者也只有建立了良好的医德信念，养成良好的医德习惯，塑造美好的道德心灵，培养良好的医德修养，努力学习医学专业知识，才能真正成为医学人才。因此，新世纪，医学生应具备全面素质，不仅要有扎实的理论知识，精湛的临床功底，还要有高尚的医德医风。

思考题

1. 道德的含义、本质及功能是什么？

2. 医德的含义及本质是什么？

3. 张某问李医生："现在医务人员收'红包'，你是怎么对待的?"李医生十分明确又坦率地回答："'红包'能够反映我们的社会价值，说明你医术高，患者信任你，也是患者对我们医务人员的一种感谢，如果有人给我送'红包'，我就收。"请依据本章学习内容，谈一谈你的看法。

第二章　中国医德思想的形成与发展

本章要点

1. 古代医德的主要思想内容及特点；

2. 西学东渐对中国近代医德的影响；

3. 社会主义医德思想及医德规范。

中国传统医学是世界医学史上的奇葩，经过几千年的发展，医学思想与传统文化和社会主义文化相互交织、融合、发展，在社会政治经济发展进程中，形成了具有中国特色的医德思想。

第一节　古代医德思想

一、古代医学道德的起源和发展概况

（一）古代医德思想的萌芽

在中国上古时期，由于文字尚未出现，我们只能通过现存史料中记载的传说去想象、推测先民的医疗实践。一般认为传说中的炎帝是中国的医药之神，他尝百草，创医学。在《通鉴外记》中曾记载："民有疾病，未知药石，炎帝始味草木之滋，尝一日而遇七十毒，神而化之，遂作方书，以疗民疾，而医道立矣⑱。"此外，伏羲氏、轩辕帝也是传说中医学的最早发明者，"自伏羲氏发明医学，神农氏尝味草木，轩辕氏传保灵兰秘典，古圣人继往开来，拯救民疾，惠泽无穷。"这些留传后世的传说反映了远古部落氏族领袖不仅是首领，还是医疗活动的探索者、实施者，所谓"医源于圣人"。这些传说反映了人们对高尚道德的崇尚与追求，部落首领为了部落的繁衍，不惜以自身试验，为氏族成员探求治疗疾病的方法，体现出当时氏族社会相互关心、互相救助的纯朴道德意识，也充分体现出古朴的医德意识已随着医学的肇始而萌生。

---

⑱ 宋・刘恕. 通鉴外记 ［M］. 江苏：江苏书局，1871：卷2.

（二）古代医德思想的形成

当社会发展到奴隶制社会末期，经济与文化都有了较大的发展。据《周礼·天官·医师》中记载："医师，掌医之政令，聚毒药以共医事，凡邦之有疾病者……则使医分而治之，岁终则稽其医事，以制其食。十全为上，十失一次之，十失二次之，十失三次之，十失四为下。"这段记述不仅明确了医师的职责，而且还提出了对医师的考核，并把考核结果同医师的物质待遇联系起来。由此看出，在周代已经对医生的职业道德修养与医疗效果的关系进行了客观的分析[19]。

战国时期是我国历史由奴隶社会向封建社会过渡的时期，随着社会经济的进一步发展，医学也取得了更为突出的成就。当时著名医家扁鹊（公元前407~前310年），根据患者的气色、声音、形貌，就能诊断出患者的病症所在。相传扁鹊行医，能"随俗而变"。在赵国邯郸，人们对妇女比较重视，扁鹊就当妇产科医生；到了周王的都城洛阳，那里尊重老人，他就当五官科医生；到了秦国咸阳，那里人珍爱儿童，他就当小儿科医生。扁鹊处处从社会医疗实践的需要出发，适时调整行医"主攻方向"，充分体现出他关心体贴患者的医德。值得指出的是，扁鹊还提出"六不治"：骄恣不论于理，一不治也；轻身重财，二不治也；衣食不能适，三不治也；阴阳并，藏气不定，四不治也；形羸不能服药，五不治也；信巫不信医，六不治也。告诫行医者，这些患者的疾病是难以治疗的。其中"信巫不信医，六不治也"的提法，具有鲜明的反对巫术、倡导医学的进步意义。成书于西汉的《黄帝内经》是我国最早独立探讨医德规范的著作，除在《素问》第二十三、二十四卷中有医德专篇，如《疏五过论》、《征四失论》等外，在其他内容里也交织有诸多医德理念。如分析医师之所以发生过失，达不到"十全"的要求时说："不十全者，精神不专，志意不理，外内相失，故时疑殆。"东汉名医张仲景（约公元150~219年）撰述《伤寒杂病论》十六卷，为后世留下了一部不朽的医学著作。张仲景的医德思想集中体现在《伤寒杂病论》的《自序》中。在这篇重要的医德文献中，张仲景对行医的目的作了精辟而准确的论述："上以疗君亲之疾，下以救贫贱之厄，中以保生长全，以养其身。"

随着社会生产力的提高，这一时期的医学水平取得非常大的进展，医学道德思想也逐步进入了规范化阶段，并且随着医疗实践不断深入，医学道德思想也不断得以丰富和深化，对我国医德思想的发展有着重要的意义。

（三）古代医德思想的成熟

古代医学道德还崇尚对医学的刻苦钻研和创新精神。在学习中，古代医家提倡师古不泥古，在前人的基础上应有所创新、发展。唐代是我国封建社会的鼎盛时期，古代医学得到了高度发展。这期间出现了医学家孙思邈（公元581~682年），他不仅对祖国医学的学术理论和医疗实践作出了卓越贡献，给后世留下了《备急千金要方》、《千金翼方》等不朽

---

⑲ 郭照江. 医学伦理学［M］. 西安：第四军医大学出版社，2004.

的医学巨著，还集我国古代优秀医德思想之大成，创造性地、全面地阐述了祖国医学医德思想和行为规范的理论，并在医疗实践中身体力行、发扬光大，成为后世医家学习的榜样。

他在《千金要方》中开宗明义地宣称"人命至重，有贵千金；一方济之，德逾于此。"将人的生命视为世间最为宝贵的东西，将救死扶伤视为医学最根本的道德责任。他所著的《大医精诚》作为我国历史上最为著名的医德文献，集古代优秀医德传统之大成，"开唐以后一代医风"。其中对医生的个人品德修养、业务修养均作了精辟的论述。主要可概括为三个方面：医生对待患者的态度，医生的道德修养，医生的业务修养。

后来各代医家对孙思邈提出的医德思想，不断进行了补充和发展，使祖国医学的医德体系日臻完善。特别通过医德思想朝道德规范、守则方向具体化的演变，使之更多地渗入到医学实践之中。其中有代表性的，如宋代医家张杲（约公元 1189~1228 年）的《医说》、无名氏的《医工论》、宋慈（公元 1186~1249 年）的《洗冤集录》，元朝医家危亦林（公元 1277~1347 年）的《世医得救方》、明代医学家万全（公元 1495~1585 年）的《幼科发挥》、徐春甫（公元 1520~1596 年）的《古今医统》、龚信（公元 1368~1644 年）的《古今医鉴》、龚廷贤（公元 1522~1619 年）的《万病回春》、李梴的《医学入门》（公元 1575年），清代医家徐大椿（公元 1693~1771 年）的《医学源流论》等著作，以及明清时期的名医如张景岳（公元 1563~1640 年）、陈实功（公元 1555~1636 年）、王肯堂（公元 1549~1613 年）、汪昂（公元 1615~1694 年）、叶天士（公元 1666~1745 年）等，对医生的医德修养都有精辟的论述，提出了许多切实可行的医德规范，为祖国传统医学道德增添了宝贵的财富。

二、古代医学道德的主要思想内容

（一）仁爱救人的事业准则

我国封建社会的核心价值观是"仁"，这一思想对医德学说的影响是很深的[20]。因此，"仁爱救人"便形成了我国古代医德思想的核心内容和基本原则。医家把医术称为"仁术"，医学的目的是"济世救人"，医家应为"仁人志士"。历代医家都将高度的仁爱精神视为医生必须具备的基本德行。

（二）不为名利的道德品质

受我国古代儒家重义轻利价值观的影响，古代医家将以医济世、舍利取义作为理想的人格追求。在医疗实践中，不仅扶危济困，不图钱财，而且作风严肃，不涉淫邪。三国时江西名医董奉（公元 220~280 年）"杏林春暖"的佳话流传至今。这种高尚的医德医风，为世代传颂。

（三）一心赴救的医疗态度

---

⑳ 张树峰. 医学伦理学［M］. 北京：人民军医出版社，2007.

古代医家从"仁爱救人"的道德观念出发，强调对患者一视同仁、普同一等，不畏劳苦，一心赴救。孙思邈提出："若有疾厄来求救者，不得问其贵贱贫富……普同一等，皆如至亲之想"。"见彼苦恼，若己有之，深心凄怆，勿避险巇，昼夜寒暑，饥渴疲劳，一心赴救"。这种极端负责、一心赴救的优良医德医风是十分可贵的。

（四）勇于创新的进取意识

医学的发展和技术的进步都源于创新。东汉名医张仲景总结前人经验，依据自身实践，系统总结了热病和杂病的辨证论治规律，创立了辨证论治的诊断治疗体系。宋金元时期受理学思想影响，形成了医学史上的学术争鸣局面，出现了著名的金元四大家——刘完素（约公元 1110~1200 年）、张从正（约公元 1156~1228 年）、朱丹溪（公元 1281~1358 年）、李杲。刘完素创造了"寒冷解表，表里双解"的方法，成为寒凉派的代表；张从正师从刘完素，却在用药方面有自己的创造，被称为攻下派的代表；李杲继承并发展了补土派的学术主张，是补土派的代表；朱丹溪是刘完素再传弟子罗知悌（约公元 1243~1327 年）的学生，他提出滋阴降火的养阴派基本理论，突破并发展了刘完素的医学观点。他们对中医学的革新和发展起到了很大的推动作用，正是由于古代医家不断进取的创新思想和实践，才使祖国医学丰富而灿烂。

（五）不畏权势的献身精神

古代医德主张医家必须有为医学事业和人民大众献身的精神。许多名医为了实现治病救人的愿望和目标，忠于医业，淡泊名利，不畏权势，甚至不惜献身。如东汉名医华佗（约公元 145~208 年），医术高明，朝廷多次召他进宫做官，但均被拒绝，最后惹怒曹操，被投入监狱，惨遭杀害。这表现出一种为民献身、威武不屈的高贵品格。明末清初著名民间医生傅青主（公元 1607~1684 年），为拒绝清朝皇帝叫他做官的诏令，绝食数天。他们不畏权势，不逐名利，不计得失，不辱医业的献身精神，为古今医者树立了典范。

（六）刻苦钻研的学习作风

医学历来被认为是一门极为深奥、广博的学问。《古今医统》中说："医本活人，学之不精，反为夭折"。故而古代医家为追求高超的医术，而多有虚心好学、刻苦钻研、不耻下问的学风。晋代的杰出针灸学家皇甫谧（公元 215~282 年），42 岁时因得风痹病半身不遂，54 岁时又患大病几乎丧生，但他却不因病残而放弃学习，反而刻苦钻研医学，一心致力于针灸学的研究，终于写成《针灸甲乙经》这部有较高临床价值的著作，被后世医家视为针灸学鼻祖。明代医家李时珍（公元 1518~1593 年），参阅古书 800 余种，遍访名医宿儒，搜求民间验方，向农民、渔夫、药农、樵夫、猎户虚心求教，历时 28 年，曾三易其稿，终著成 190 万字的世界巨著《本草纲目》，表现出精勤不倦、坚持不懈的优良学风和为医药事业坚忍不拔、不怕劳苦的勇敢精神。

综上所述，我国古代医德的主要内容为：以"仁"为医德核心，尊重生命，珍重健康，崇尚把患者当作亲人的医患关系；注重道德修养，提倡重义轻利，博学精进，强调尊重同道。我国古代这些优良的医德，对培养医生良好的道德风尚，促进医学发展起到了积极的作用，是值得我们继承和发扬的。

三、古代医德思想的特点及扬弃

中国传统医德思想具有层次分明的理论体系和十分丰富的内容，在中国传统哲学的影响之下，表现出了鲜明的理论特征，体现在以下两个方面：首先是天道、人道、医道相贯通，形成了以"仁"为核心的价值系统。其次是具有明显的美德伦理学的特征。

古代医家一致认为医学是圣人所创：神农开创了中药学，黄帝则创建了中医学。同时又以"仁心"作为人性依据和实践主体，使医德的落实变得切实可行，医道就是人道的医事具体化。这样，天道、人道和医道就相互贯通起来了。在中国传统医德思想中，医德的内涵是出自仁心的美德。因此，中国古代医德思想明显地呈现出如下特点。

（一）中国古代医德思想的特点

1. 内在性

在中国传统医事活动中，医家作为医疗实践的主体，对医家道德的要求是"心存仁义"、"以活人为心"。孙思邈说过：行医要"先发大慈恻隐之心"。医患之间应在仁心的基础上进行交往和互动，要有真诚的感情，要能站在患者角度将心比心，体恤患者苦痛。这些都反映出医德的内在性。由此而衍生的那些丰富的原则和规范，如一心赴救、重义轻利、以和为贵、以礼相待、忠恕待患，归根结底是源于内在的仁心。

2. 自律性

中国传统医德出于仁心，因此医德出于道德的自愿，是仁心自做主宰的产物，而非外在强制的结果。医德是人性之所欲的结果，大有"沛然莫之能御"之势。

3. 超越性

中国传统医德思想源自内在的仁心，虽有原则和规范层面的内容，但又不局限于这些，最终是以"仁"主宰进行具体的道德判断并对行为进行指导，因此不仅仅停留在外在的原则和规范层面，而能够有所超越，有利于避免简单依循而陷于僵化的问题。医德立足于内在的仁心，不是仅仅以职业中特定的人为依据，而是以人本身为依据，在内在德性与外在规范的关系意义上具有了超越性。

（二）对中国古代医德思想的扬弃

1. 治病救人的仁爱观有利于医学伦理基本思想的确立

仁爱是儒家道德的核心，也是百家皆尊的道德准则。将仁爱融汇于医学，则成为医德的主体。将医学与封建道德规范"仁"和"爱人"联系起来，作为医德的最高境界，医师是"以其术仁其民"。在封建社会，医学作为一门技艺，并未受到当时统治者的高度重视，东汉时期的《说文解字》就将医生定位"治病工"，唐代韩愈（公元768～824年）更将其归入"巫医乐师百工之人"的行列，但这并未阻止历代医家在祖国医学领域的艰难探索，并将治病救人作为自己义不容辞的责任。同时，对从医也提出了更高的标准要求。《黄帝内经》中说过："非其人勿教，非其真勿授，是谓得道"，将医学看成为一项神圣的事业，非投身于医学、专心致志之人不可学。明代医学家龚延贤在《万病回春》中论述得更为全面："医道，古称仙道也，原为活人，今世之医，多不知此义，每于富者用心，贫者忽略，此因医者之恒情，殆非仁术也。以余论之，医乃生死所寄，责任匪浅，告我同志者，当以太上好生之德为心，慎勿论贫富，均是活人"。

2. 学习创新的敬业观有利于医德修养的发展

敬业一词，出自《礼记·学记下》，宋代朱熹（公元 1130~1200 年）作注解时说："敬业者，专心致志以事其业也"。医学的敬业来源于对医学的忠诚和执着追求以及刻苦钻研、创新的精神。古代医家注意博览群书，张仲景"精究方术"、"勤求古训"、"博采众方"，完成《伤寒杂病论》巨著；孙思邈"白首之年，未尝释卷"，认为医学是"至精至微"的一门学问，仅有"至粗至浅"之思断无收获；李时珍"长耽典籍，若啖蔗饴"；温病大家吴鞠通（公元 1758~1836 年），"嗜学不厌，研理务精"，都是对专业的敬重和全身心投入，因此能在医学上做出重大贡献。宋代陈自明（公元 1190~1270 年）认为医不能拘于一方一药，应全面掌握理法方药，领会实质，不断提高理论技巧；南北朝医家褚澄（公元 5 世纪）也说过："世无难治之病，有不善之医；药无难代之品，有不善代之人"，揭示医、病、药三者的辩证关系。在学习中，古代医家提倡师古不泥古，在前人基础上应有所创新、发展，整个中医学术的发展史基本上就是医学创新史。以热病为例，张仲景的《伤寒杂病论》是对《黄帝内经》的突破和创新；刘完素对热病的认识"不墨守六经"，是热病学上的又一次突破和创新，被誉为"幽室一灯，中流一柱"；叶天士的卫气营血和吴鞠通的三焦辨证，将热病学推向一个新的高峰。这些勤奋学习、刻苦钻研、勇于创新的精神，促进了中华民族医学事业的发展。

3. 德才兼备的德艺观有利于促进医德的完善

古代对于德与艺的关系有相当多的论述。《礼记·乐记》载："德成而上，艺成而下。行成而先，事成而后"。意为有道德方面成就的位居于上，有技艺方面成就的位居于下。清代文学家袁枚（公元 1716~1797 年）在评论名医徐灵胎（徐大椿）时说："《记》称德成而先，艺成而后。似乎重德而轻艺。不知艺者也，德之精华也；德之不存，艺于何有！人但见先生艺精伎绝，而不知其平素之事亲孝，与人忠，葬枯粟乏，造修舆梁，见义必为，是据于德而游于艺也！"即人应先做一系列有益于社会的事，而后志于医学才能有很好的成就。在古代，德艺双馨的医学家不胜枚举，如明末医家吴又可（公元 1582~1652 年）甘冒生命危险，深入疫区访察，提出温疫由戾气传染致病，认为"守古法不合今病"，著《温疫论》，对温病学的建立有极大贡献。同时，古代医家对重理轻艺的观点也给予了无情的否定，袁枚曾说过："艺即道之有形者也，精求之，何艺非道？貌袭之，道艺两失"。即说明技艺就是仁道的体现，专一地探求它，什么技艺不是仁道呢？只在形式上凑合它，仁道和技艺两方面都会失去。这些都对医德的完善起到了良好的促进作用。

4. 博施济众的情感观有利于医患关系的改善

在经验医学时期，由于社会生产力水平低下，医患之间的关系是稳定的，患者将自己的健康和生命托付给医生，而医生承担着患者健康的全部责任。古代医家强调对患者一视同仁，一心赴救。孙思邈认为：为医者，必须有德有体。对待患者首先要从思想上给予同情，对患者治疗都基于恻隐心。此外，医生的仪态要端庄，举止要检点、得体，如"到病家，纵绮罗满眼，勿左右顾眄；丝竹凑耳，无得似有所娱；珍羞迭荐，食如无味"。这些提法将医德规范化，对今天仍具有积极的借鉴作用。他还在回答"人事奈何（即医患之间如何面对）"时，提出"心小、胆大、智圆、行方"的行为准则，要求医生小心谨慎地对待患者与认识疾病，在治疗时则应果敢决断，要求医生智慧圆通，行为方正。当今社会，医生不仅要重视疾病，更应重视心理因素和社会因素对疾病的影响，要以真情实感对待患者，主动接近、了解患者。清代医家喻昌（公元 1585～1664 年）在《医门法律》中说："仁人君子，必笃于情；笃于情，则视人犹己，问其所苦，自无不到之处"。强调全面掌握患者疾病的本末由来，进行综合分析，才能做出正确诊断。对疑难重症，喻昌说："如疑难证，著意对问，不得其情，他事间言，反呈其面，若不细问，而急遽妄投，宁不伤乎？"强调医生和患者在诊治过程中应充分沟通，建立良好的医患关系，提高诊疗的准确性和治疗效果。张仲景在《伤寒杂病论·自序》中说："省病问疾，务在口给；相对斯须，便处汤药"，对医生诊病只求口头应付病家，不认真细致就开处汤药，忽视患者的不良作风提出了严厉的批评。

5. 古代医德观历史局限性的辩证分析

古代医德与其他职业道德一样，是随着生产技术的发展和社会分工而形成的，并在长期同疾病斗争的过程中得到完善和发展，对祖国医学的发展起到过重要作用。但是，历代医家由于受其所处时代、所在阶级和经济地位的影响，其医德观念也不可避免地存在局限性。中国传统哲学在为中国传统医德提供了理论基础的同时，也使得中国传统医德具有了与之相应的局限性。主要表现医术的独立价值不能得到重视。中国传统哲学对人的理解凸显的是德性主体的内涵，忽略了人对知识理性满足的内在需要，虽不排斥技术的学习，但绝不超出实用的范围，使技术处于依附的位置、欠缺独立的价值。在中国传统医德思想中，不缺少开创医学、发展医学的人物和行为，但缺少单纯追求医学知识及技术的人和行为，因为在中国传统医德思想中，单纯地追求医术，被认为无异于沉溺于雕虫小技；单纯地谈及医术，也有可能以"小道"（朱熹语）相称。虽然也意识到医术的重要，但依然将其与儒道相关联，使医这一"小道"因为与儒道等"大道"同源而使其价值提高，显然仍未改变医术的依附地位。医学被局限在经验和实用的层次，并不利于医学科学和技术的长远发展。其次，中国传统医德理论在某些方面过于理想化，单纯强调了主体的内在因素，缺乏相应外在调节的机制和力量，不利于德性与德行的养成与发育，也势必影响道德作用的客观化与普遍化㉑。古代医家倡导的医德受阶级的制约和束缚，往往难以实现。此外，禁止一切杀生，盲目提倡忠君、孝悌，这些都大大地妨碍了祖国医学伦理学的发展。

医学道德不是孤立的，它受社会伦理生活的影响。医学模式的转变、防病治病方法的重大突破，都会直接或间接地影响、促进医德观念的更新和发展。弘扬中国传统医德，促进中国医德发展，要批判继承我国传统医德中有价值的东西，取其精华，去其糟粕。正确对待传统，就能够发挥和发扬人类历史上积累起来的优秀成果，有利于促进整个社会的发展和进步。中国人是在中国文化传统的熏陶下成长起来的，因而对中国传统医德有很强的认同感，因此充分挖掘传统医德思想是很有意义的。正如1988年10月17日《中华医学会医学伦理学会宣言》指出的："我们的医务人员是《大医精诚》等祖国优良传统医德的继承者，永远不忘'人命至重，贵如千金'，'医乃仁术'，'一心赴救'的古训。"所以，中国医德的建设和发展要在传统医德的根基上进行，否则就是无源之水，无本之木。但在社会主义市场经济建立和发展的今天，还应注意对其加以改造，为社会主义医德的建设和发展服务。

第二节　近代医德思想

中国近代始自1840年中英鸦片战争爆发，历经清王朝晚期、中华民国临时政府时期、北洋军阀时期和国民政府时期，这一段中国半殖民地半封建社会逐渐形成到瓦解的历史，波澜壮阔、跌宕起伏而又惊心动魄。医德问题在近代中国社会的巨变中得到社会各界的日益重视。它不仅是医务界内部的问题，也承载了政治、经济乃至民族文化等多层次厚重内涵。在近代中国社会严峻的客观环境下，当时医界在医德方面存在的诸多问题都暴露无遗。解决这些问题既关系到人民健康，也直接影响了中国医学未来发展的走向。其中的历史教训以及当时医学界为改变这种状况而做出的努力，对于当前和未来中国医学发展具有重要的借鉴意义㉒。

一、近代中国医德概况

中国近代医学伦理思想主要是伴随着反帝、反封建、反官僚资本主义的革命斗争而形成和发展的，同时又由于西学东渐、中西医冲击、交汇，业界良莠混杂而呈现复杂的发展变化。一方面，中国传统医德得到继续奉行并发扬；一方面，许多进步思潮如地主阶级的洋务思想、资产阶级的维新思想、革命思想；新文化运动时期的民主革命思想也为医德赋予了新的内容。因此，近代医德突出体现了高度的爱国主义、人道主义和中西文化交流的特色。

㉑ 潘新丽. 中国传统医德思想研究 [D]. 天津：南开大学，2010.

㉒ 王勇. 近代中国社会医德. 简析 [J]. 中国医学伦理学，2008，21（5）：16-18.

（一）近代医德中的爱国主义体现

鸦片战争以后，近代爱国思想家们纷纷强调要从身心两方面提高国民的素质，并提出了医学救国的主张。梁启超（1873～1929 年）指出："不求保种之道则无以存中国。保种之道有二：一曰学以保其心灵，二曰医以保其身躯。"他主张发展医学是变革图强、追求人类社会文明进步的重要组成部分，"凡世界文明之极轨，惟有医学"。严复（1854～1921 年）也认为："盖生民之大要三，而强弱存亡莫不视此。一曰血气体力之强，二曰聪明智虑之强，三曰德行仁义之强，是以西洋观化言治之家，莫不以民力、民智、民德三者断民种之高下，未有三者备而国威不奋者也。"因此，许多具有爱国主义思想和民族主义思想的医生，开始探索救国救民的道路，他们的爱国主义精神充实了我国医学伦理思想的内容。这时最杰出的代表人物是孙中山（1866～1925 年）和鲁迅（1881～1936 年）。孙中山出生于广东省香山县翠亨村的一个贫苦农民家庭，怀着"医亦救人之术"的意愿学医，1892 年毕业于香港西医书院。他行医"济世为怀"，"粟金不受，礼物仍辞"，被人奉为"孙菩萨"。鲁迅也是怀着"医学不仅可以给苦难的同胞解除病痛，但愿真的还可以成为我们民族进行社会改革的杠杆"的希望学医的。这两人都是从医家成为革命家、从医人转为医国，从重医德进而重政德的代表。还有一些早期的医学留学生，放弃了国外优越的生活工作条件，毅然回国。将学到的先进医学知识报效"积贫积弱、缺医少药"的祖国，尽自己的力量解除同胞们饱受疾病折磨的痛苦，成为近代中国现代医学的真正奠基者，体现了高尚的医德。如中国近代最早的女留学生金雅妹（Yamei Kin，1864～1934 年）、柯金英（音译）、康爱德（1873～1931 年）、石美玉（1873～1954 年），以及后来的张孝骞（1897～1987 年）、林巧稚（1901～1983 年）等。还有一大批医生在国家民族危亡之时，积极投身于抗敌斗争中的医疗救护，为国家民族做出了突出贡献。

（二）近代医德中的中西文化交流体现

随着近代西医连同西方文化一起进入中国，使中国传统医学面临巨大的冲击。民国时期，随着西方医学在我国的进一步传播和发展，出现了西医和中医问题的长期论争。当时有三派观点：一派主张全盘西化；一派主张完全复古；一派主张中西汇通。这三派中，中西汇通派看到了中西医各自的长处，如张锡纯（1860～1933 年）、施今墨（1881～1969 年）、恽铁樵（1878～1935 年）等代表人物，他们在主张中西医相互学习和促进祖国医学发展方面，取得了卓越的成绩，从此在我国逐步形成了中医、西医、中西医结合并存，共同造福人类健康的新局面。当时培养中医学生的院校，在医德教育中也增添了"融他学为己用、吸收世界医学的新知"等内容，强调养成"爱国的革命精神"和"处世立身的高尚道德"。1932 年 6 月，爱国学者、现代医学教育家、我国医学伦理学先驱宋国宾（1893～1956 年），撰写出版了我国第一部医学伦理学专著《医业伦理学》，他在书中以"仁"、"义"这一传统道德观念为基础，对"医师之人格"、"医生与患者"、"医生与同道"、"医生与社会"的"规己之规"作了精辟的论述，强调医生必须加强医德修养，"良医当勤其所学，忠其所事，出其热忱，修其仪表"。他的学说，不仅在当时具有"众醉独醒之卓见"，而且为我国近、现代医学伦理学的发展做出了重要的贡献。

（三）近代医德中的人道主义升华

新民主主义革命时期，在中国共产党的领导下，继承我国古代医家的优良传统，发扬了救死扶伤的革命人道主义精神，把爱国主义和国际主义相结合，建立同志式的新型医患关系，使中国医学道德跨入一个新的历史阶段。

早在红军时期，我党就创立了中央红色医院，成立了中央红色护士学校、红色医务学校，在军队和地方建立了医疗卫生机构。1933 年 3 月，中华苏维埃共和国临时中央政府颁布了《卫生运动纲要》和《暂行防疫条例》等文件。毛泽东（1893～1976 年）同志要求医务人员"要给老百姓看病"，"全心全意为伤病员服务"，"对疾病的预防和治疗要结合进行"。这不仅是对卫生工作和医务人员提出了服务要求，明确了服务方向，而且对形成和发展新民主主义医德有着十分深远的影响。

新民主主义时期的医德是在中国共产党领导下，在反帝、反封建的革命斗争中建立和发展起来的。它以马克思主义世界观为指导，以革命人道主义的伦理原则为基础，是我国医学传统美德的一个飞跃。主要表现为广大医务工作者在艰难困苦的条件下，对革命医疗卫生事业的忠心；在枪林弹雨中，不顾个人安危，奋力抢救伤病员的献身精神；对医疗技术刻苦钻研、精益求精的学习态度；对同志及同行生死与共、团结互助的集体主义思想；对待敌军伤兵也实行革命人道主义救助等。

新民主主义时期的医德作为社会主义医德的前身，其内容是崭新的，有着区别于以往历史一切医德的先进性质。只是由于社会主义生产关系和无产阶级政权还没有在全国范围内确立，这种先进的医德只能在革命根据地、革命队伍内部，而不可能在全国范围内得以贯彻和实行。

（四）近代中国社会医德的状况

近代中国社会的巨变，使医务界要应对的挑战非常严峻，所需担负之责任也极为重要，不仅要具备合格的专业技能，还要有高尚的医德。然而，由于近代中国处于传统封建社会日趋没落，现代化的社会体制尚未形成的历史转型期，当时医务界在医德方面暴露出许多问题，严重妨碍了医学的发展。

当时中国医务界从业者的总体素质和医德水准很不乐观。著名中医丁福保（1874～1952 年）指出：社会上业医者"道德高尚者固多，然不道德者亦不少。"自晚清以来，近代中国医务界在医德方面所存在的主要问题表现为：将患者视为牟利的对象，逐利避害，对患者缺乏应有的责任心；思想保守不能积极主动地吸收近代西方医学成果；组织涣散，缺乏团体精神，无法担当起应对流行性疾病的重任；从业人员素质参差不齐，缺乏必要的医德修养，又无规范化的行业医德约束，导致社会形象日益损毁。在这种情况下，医界精英、有识之士痛感时弊，不仅著书立说时首论为医之道，在自己的医疗实践中身体力行，更大力创办医学院校，在规范化的教育中强调医德培养。如晚清著名温病学家王士雄（1808~1868 年），"学识过人，热肠独具，凡遇危险之疾，从不轻弃，最肯出心任怨以图之。"在治疗前医误治患者时"不斥前手之非以自伐，不以见证之险而要誉"，被誉为"长者"，足见医德之高。京城四大名医的施今墨，在创办华北国医学院对学员进行教育时提出"医戒十二条"，继承了中医"大医精诚"的精神，宣扬为医之道，应以救人为本务，应千方百计解除患者之疾苦，不论贫富贵贱一视同仁，对于医术精益求精，对于同道诚挚敬重，临证诊病要精详，疑难重证要会商等；同时批判了图名利、安逸，醉心酒色财气，虚伪诡诈，妄自尊大，以及慕富贵、歧贫贱，强索巨金，拿患者做试验，对同道相互纷争，背后议论，甚而倾轧嫉妒的不正之风。

在近代中国社会发展中，积极进取，破除成见，追求医学进步，已成为新时代医德的重要内容。有识之士已清醒认识到：故步自封，缺乏进取心，不主动追求医学理论和技术的推陈出新，必然会妨碍医学发展，把中国传统医学推至绝境。著名中医秦伯未（1901~1970 年）沉痛地指出："中医在当今世界上，倘无时代的精神，必至灭亡！""中医的真理，决不是全在几部中医的古书里。"施今墨提出："吾以为中医之改进方法，舍借用西学之生理、病理以相互佐证，实无别途"，"当此科学发达之秋，自应舍去吾国医学陈陈相因之玄说奥理，而走向科学化一途"，"中医积累千年之经验，必须与西洋医学相结合，始能究其真理"。他还提倡努力实现"中医科学化，中药工业化"。通过医界积极的反应，迅速团结起来共谋生存，在存亡危机面前争取中医药合法地位，也使医界的精神状态为之一新，对于推动近代中国医学发展、改善人民健康水平起到了积极的作用。当前，我国正处在由计划经济向社会主义市场经济转变的重要时期，人们的价值取向、利益观念都在发生急剧的变化，医务界的医德医风正面临严峻的考验。近代医界有识之士为解决这些问题而提出的对策，也是我们今天面临同样问题时需要注意吸收和借鉴的㉓。

二、西学东渐对中国医德的影响

（一）西医进入中国的过程及医德体现影响

西学东渐是指近代西方学术思想向中国传播的历史过程，虽然可以泛指从古至今的各种西方事物传入中国，但一般主要是指在明末清初以及晚清民初两个时期之中，欧洲及美国等地学术思想的传入。中国近代出现过的许多进步思潮如地主阶级的洋务思想，资产阶级的维新思想、革命思想，新文化运动时期的民主革命思想等等都是在西学东渐中实现了由感性认识上升到理性认识的过程，医德也不可避免地随之受到影响。

近代西方医疗卫生观念和制度在中国的传播和发展首起于西方传教士来华传教，最早西洋医学的传入始于晚明隆庆三年（1569 年），19 世纪开始西方医学再次大量传入。当时

㉓ 王彩霞. 医学伦理教程 ［M］. 1 版. 北京：人民卫生教育出版社，2005.

传教士所从事的医药活动，主要有西医书籍的编译出版，医院的建立和医学教育的推行。在西方殖民主义侵略扩张的背景下，他们向古老的中国展示了建立在西方工业文明基础上的医药卫生观念和制度的先进性，引起了先进中国人学习西方的热潮；又极力向衰弱的中国灌输其医药卫生的观念和价值，导致了中西医文化的冲突。

在医学书籍方面早期以在华西人的译著为主，最早的是合信（Hobson Benjamin，1916~1873 年）在 1850 年编译的五部医书，合称《合信医书五种》，对于西方医学中的内科、外科、妇科、解剖学等加以介绍。此外嘉约翰（John Glasgow Kerr，1824~1901 年）翻译了多种临床外科为主的医书，傅兰雅（John Fryer，1839~1928 年）则翻译了多种卫生学的著作。到 20 世纪初丁福保成立译书公会，编成《丁氏医丛书》，对于西医的介绍更为全面。除此之外，多种医学专门的期刊出现，成为西医学传入的重要媒体。另外，美国新教传教士伯驾（Peter Parker，1804~1888 年），在广州创立的眼科医局（又称新豆栏医局），是外国传教士在近代中国开设的第一所西医医院，通过免费治疗赢得了老百姓的好感；杭州教会麻风院抛弃了中国明清时期的"强制隔离"制度，在"人道隔离"中，"疗身与疗灵"并举，使麻风病患在卫生慈善机构中得到有效救治与养老。北京协和医院的最早创始人、英国传教士德贞（John Dudgeon，1837~1901 年）是享誉中外朝野的"良医"和名人，具有"施医十余年间，而绝不受一钱"的崇高医德与人格精神。中国一些教会医校也为近代中国卫生事业培养了大量人才。

不可否认，传教士积极参与医疗事业有笼络人心、扩大教会影响、劝导民众入教之目的，但他们秉持博爱惠施精神，努力治病救人所取得的成效应予以肯定。在传教士医院和诊所里供职的医生，多数医德高尚，加之本身的教徒身份，对待患者平易近人，一视同仁。一些传教士在落后贫困地区开设诊所、创办医院殚精竭虑，不辞劳苦，为了患者不惜牺牲自我，其仁济施医、急患者之急的良好医德，也极大地赢得了民心。随着教会医院的发展及患者增多，一些传教士越来越感受到无暇在看病之余布道，逐渐开始放弃医疗的传教性动机，而是将医疗作为救死扶伤的手段，专心于看病救人，这虽然有违教会初衷，但却促进了一些教会医院的专业化。某些教会医院，对那些贫病相兼的患者，"则不但医药之费，即衣食两项果有不周，亦必解衣以衣之，推食以食之。贫病之流，莫不同声感戴"，深感"其用心何等仁厚，而实心行善，尤足令人钦佩"。特别是出诊则应时而至，与某些华医屡请而不到，到则乱开药方、误人性命的不良医风形成鲜明对比，使得人们对西医逐渐有了认同感。西医凭借其先进的医疗技术设备和迥异于传统中医的治疗理念以及简洁明了的医疗技术手段，逐渐立足中国，并向中医的一统地位发起挑战。抱有实用主义思想的中国人，在病疫面前不再穷究医术的国别、治法的怪异及外科手术的残忍，治病救人是他们的首要选择，民众的就医观念随之有所转变，由最初的排拒，到逐渐接受甚至要求"全盘西化"。

（二）医患关系的转变以及医患争端对医德的影响

近代以前，中国社会的医疗空间是由私人运作的。"家庭"是原始的医疗单位和护理空间，医生对患者的诊治、把脉、开方以及患者家属照方抓药等过程都是在家中完成。在医患关系上，医疗的主体是患者，患者自由地择医而治，对医生召之即来，挥之即去，医生只是被动地提供医疗服务。患者家属都会参与医疗活动，且握有决定权，医生对患者的整个诊治过程也是在患者家属或朋友的目光监控下连续性完成的。

早期教会医院不同于现代的医院，不如说更像医院、旅馆和教堂三位一体的混合体。由于传教医师处处倡导"博爱"精神，特别注重医院留给患者的第一印象，不论是门卫还是挂号人员都会给患者客人般的接待。有的医院还配有专门的教士，倾听每一个患者的心事和疾苦诉说，这样，患者的陌生感和畏惧情绪就会慢慢消除。"医生治疗并安抚他们的心灵，诊治他们的身体，耐心地倾听患者反复诉说的重重心事、因病痛带来的苦恼和忧郁，用同情的语言抚慰、鼓励患者，使之获得慰藉。"逐渐塑造了一种新的医患关系。这种新的关系加之传教医师在医疗活动中表现出的"济世救人"美德，对中国民众产生了巨大的吸引力，教会医院所体现的人道主义，使传教医生赢得了民众的尊敬。

但随着西医地位的逐步确立，医院渐渐成为一个配备有良好设备的医疗场所，医生的大部分注意力集中在病症、数据和检测报告上。传统患者的角色逐渐消失，早期的"心身同疗"的医患关系也不复占主流，另一种全新的、被动的现代"病患"关系诞生了：患者对自己的病情无能为力，唯一能做的就是等待与忍耐。加之医生的职业化使部分医者的从医动机功利化，患者频繁择医换医使竞争进一步加剧，医生在名利与良知之间挣扎，出现种种道德失范行为，医生的权威降低，医患关系紧张，医疗冲突在民国时期异常突出。

面对社会民众的种种抱怨，医界自身也进行着反省。医界已明确认识到：医界道德滑坡和缺失才是近代医患矛盾的根本原因。医师群体的社会形象如此恶劣，在很大程度上是因为部分医师毫无职业道德的行为所造成的。医界的职业道德应主动适应变化的外部环境以及拥有更多主见及维权意识的患者。提出"一般的医德没有修立，医师的人格在法律上便没有较优异的保障"。同时也认识到：医生道德意识中他律意识与自律意识的不协调、道德责任中的外在责任与内在责任的不统一、新旧道德体系不相融而导致的道德信仰危机是近代医患纠纷的道德根源。因此，不少医界人士都把提倡医德放在重要的地位，以期扭转民国医界中的不良风气。他们提出从培养医生的道德自律意识、营造社会的道德控制机制、重建合理的医德评判体系三方面进行道德重建，将有助于患者的认知水平与医生的道德操守和谐共存，这些看法有助于同样是社会转型期的今天和谐医患关系的建立。

第三节　现代医德思想

一、我国现代医学道德概况

现代医学道德的历史发展可分为新中国成立前和新中国成立后两个历史时期。

在国民党统治时期，我国的医疗卫生事业处于两种完全不同的状况。在国民党统治区，经济破产，人民生活极端贫困，医疗卫生状况十分落后，造成疾病猖獗。加上帝国主义在中国开设工厂，对中国工人、农民进行残酷剥削，国民党防治措施不力，职业病严重威胁着中国人民的健康。而在革命根据地，在共产党的领导下，广大官兵自力更生，艰苦奋斗，利用一切有利条件创办医院，开展医学教育，宣传卫生知识，改进人民的健康状况。1932年红一方面军召开第三次卫生工作会议，确立了"预防为主"的方针。1933年，中央苏区颁布了《卫生运动纲要》，明确指出："苏维埃政府是工农自己的政府，他们注重解决工农群众一切切身的痛苦，污秽和疾病就是他们要解决的一个大问题。"当时，中央苏区还注意卫生知识的宣传与普及工作，创办了《红色卫生》、《卫生讲》、《健康报》等报刊，普及对人民群众的卫生知识教育。

抗日战争时期，我国的医学道德研究获得较大发展。1941年5月，毛泽东为延安中国医大题词："救死扶伤，实行革命的人道主义"。这一时期，医务界的爱国人士抱着"国家兴亡，匹夫有责"的信念，积极投身爱国救亡运动，发扬救死扶伤的革命人道主义精神，表现出高度的爱国热情和高尚的民族气节。国际共产主义战士白求恩（Norman Bethune，1890~1939年），为抢救伤员，不辞辛苦，夜以继日地工作，把自己的生命献给了我国的革命事业。毛泽东曾写了《纪念白求恩》一文，高度赞扬白求恩同志崇高的国际主义精神，并号召学习他"毫不利己，专门利人"的共产主义精神和"对技术精益求精"的科学态度。但这一时期的医学伦理学的理论基础相对薄弱，主要依靠新民主主义理论和马克思主义哲学作为指导，社会主义的集体主义价值观是这一时期医学伦理学价值判断的准绳。

新中国成立后，党中央制定了一系列关于卫生工作的方针政策。1950年8月，新中国第一次全国卫生会议在北京召开。会议根据当时的卫生状况，确立了"面向工农兵"、"预防为主"、"团结中西医"的卫生工作三大方针。1952年第二次全国卫生工作会议又通过了"卫生工作与群众运动相结合"的第四大方针。在党的领导下，广泛开展爱国卫生运动，改革医疗体制，使医疗卫生事业得到蓬勃发展。在防治传染病、恢复和建立医疗机构以及民族卫生、职业卫生、妇幼保健等方面都取得了举世瞩目的成就。党的八届二中全会以后，伴随着我国经济的快速发展，医学也逐渐进入良性发展时期。随着医学科技的进步和医疗改革的不断深化，医德研究的内容也日益丰富，在医学科研、临床护理、预防医学、计划生育等方面都有长足发展。医德研究逐渐向科学化、系统化、理论化发展。进入80年代后，全国涌现出一大批专兼职研究人员，创办了一些学术刊物，如《中国医学伦理学》、《医学与哲学》等。各地相继成立了医学伦理学会，医学伦理学还成为医学院校必修课程，医学伦理学作为一门新兴学科正在步入成熟。

随着社会主义市场经济体制的逐步确立，医疗卫生领域正在发生着巨大的变革。建国初期，我国的医疗机构是作为单纯的福利事业而存在的。医疗单位不计成本，不算盈亏，全部依靠政府财政拨款来运行。这一时期医学道德的理论是美德论和义务论。由于高新科技日新月异的发展，给医疗行业带来一场革命，患者的需要与社会医疗资源之间、维护患者利益与发展医学科研之间的矛盾日益突出，美德论和义务论的局限性日益暴露，价值论和公益论的地位则不断提高。义务论在推动医学科学的发展和医学伦理建设方面立下了不可磨灭的历史功绩，至今仍是社会主义医学伦理学的重要原则之一。但是，随着社会的发展和医学科技的进步，传统的义务论又难以对当今医学科学发展条件下出现的许多医德难题和困惑做出选择。评价医务人员、医疗单位和国家医疗卫生政策，不能单纯从义务论的角度出发，还必须增加和充实价值论和公益论的内容，丰富和发展现代医学伦理学的理论基础。

二、社会主义医德思想

（一）社会主义医学道德的基本原则与规范

医学道德基本原则与规范在医德体系中占有突出的重要地位。医德的基本原则是衡量医务人员的最高道德标准，是医德体系的总纲和精髓。医德规范是在医德基本原则指导下，调节各种关系的行为准则，是医德基本原则的展开和补充。学习医德基本原则与规范，对不断提高广大医务人员的医学道德水平和医疗护理质量，都具有重大的理论和实践意义。社会主义医学道德的基本原则是社会主义医学人道主义，以努力实现全心全意为人民身心健康服务为宗旨。

（二）社会主义医学人道主义的由来

社会主义人道主义在继承以往医学人道主义中关心患者的身心健康，同情并愿意为身患疾病的人们消除痛苦的基础上，注入了符合人民根本利益的新内容，即尊重人、关心人，平等待人，全心全意为患者身心健康服务。它具有鲜明的社会主义时代特征，从根本上区别以往的医学人道主义。

中外古代医家提倡的治病不分"贫贱富贵"，均应"普同一等"，要"仁爱救人"等等，都具有鲜明的人道主义观点。《黄帝内经》记载的"预救生灵，预济群生"，体现了医以人为本的思想。著名的"希波克拉底誓言"以"遵守为病家谋利益"为信条，"决不能有伤天害理的念头，也不能有任何恶意"，为西方医学人道主义树立了一面旗帜，在医德发展史上产生了深刻的影响。由于阶级和历史条件的限制，他们良好的人道主义理念虽然不可能完全实现，但反映了人民群众的利益和愿望。这些丰富而朴素的人道主义观点，是传统医德中的宝贵财富，是革命人道主义的重要来源。

革命人道主义是在战争环境下，在批判吸取中外传统医德之精华基础上，以共产主义道德思想为指导，发扬高度的人道主义精神而形成的。具体表现为不计较个人名利得失，哪里有伤员，医务人员就战斗在哪里。对革命战士亲如兄弟，情同手足，冒着生命危险抢救伤员，救治百姓，从不叫苦叫累。把革命的英雄主义和人道主义有机地结合为一体，使人道主义大大增辉，为赢得革命胜利做出了巨大的贡献，涌现了一批毫不利己，专门利人的优秀白衣战士白求恩、傅连暲、李兰丁等。

　　随着社会主义制度的确立和医疗卫生事业的发展，与社会主义政治经济相适应的社会主义医学人道主义顺应而生，它是革命人道主义发展的必然结果，是迄今为止医学人道主义发展的最高形态。从本质上讲，它同革命的人道主义是一致的，其核心都是强调全心全意为人民身心健康服务。但是，在具体内容和应用范围上都有新的发展。如随着医学模式的转变，保护人们的身心健康，不应只局限于为患者治病，而是以防为主、防治结合，并注重心理治疗和"社会处方"，使医疗卫生逐渐社会化。同时，由于生命伦理学的兴起，对传统医学人道主义中的生命价值观提出了挑战，强调生命神圣与生命质量的统一，为医学人道主义的生命价值观赋予了现代科学的内容。随着国际医药卫生交往活动的不断扩大，为逐步落实国际卫生组织提出的"2000年人人享有卫生保健"，交流先进技术，帮助发展中国家发展医药卫生事业，也作为社会主义医学人道主义的要求列入议事日程。我国先后向亚非美洲多个国家派出医疗队员7000多名，为第三世界国家治疗各种患者7500多万人次，并培养了一批医务人员，使社会主义医学人道主义以国际主义精神得到充分地体现，同时，也体现了社会主义医德的时代性。

　　（三）救死扶伤，防病治病

　　救死扶伤是每个医务人员义不容辞的责任和义务，也是不同的社会环境条件下，与疾病斗争中逐渐形成的基本准则之一。

　　社会主义社会之所以把救死扶伤、防病治病作为医德基本原则的重要内容，是继承传统医德中对人民生命的尊重与爱护。我国古代医家重视人命，倡导"誓愿普救含灵（指人类）之苦"的高尚医德。革命战争年代，医务人员在恶劣的社会和自然条件下，在抢救伤员的生死关头，用精湛的医术、极端负责的精神，用自己的鲜血和生命保护伤病员的安全与健康，他们舍己为人的高尚道德不仅给广大指战员、人民群众极大的鼓舞和鞭策，甚至使俘虏也深受感动。社会主义条件下，救死扶伤不仅是医务人员的基本任务，也是对医务人员的道德要求。为了保证人民的身心健康和充分享受医疗保健权利，我国广大医务人员积极进取，锐意革新，从疾病的虎口中抢救了成千上万名患者的生命，以实际行动谱写了救死扶伤的新篇章。同时，也对个别医务人员的严重失职行为绳之以法。所以，救死扶伤是社会对医疗职业的最起码的道德要求，也是特殊要求。

　　预防为主是我国卫生事业的根本方针之一。消除自然和社会环境中生物的、物理的、化学的、生理与心理的有害因素，既是社会发展的要求，也是医疗卫生工作的道德责任和保护人民身心健康的有力措施，是社会主义制度优越性在医疗卫生工作中的体现。在古代，医家凭借个人的力量，即使周游列国，普救众生，其治疗范围也是极为有限的。资本主义社会的"慈善家"对疾病的防治能力，由于社会制度的制约也是微乎其微。而在社会主义国际，依靠科学技术进步，动员全社会参与，才能真正做到以防为主，防治结合。新中国成立后，党和国家在全国范围内开展了大规模的除害灭病和爱国卫生运动，使各种疾病，特别是传染病、流行病和地方病的发病率大幅度下降，如霍乱、鼠疫、天花、回归热、黑热病、性病等等，在不太长的时间里，陆续被消灭或基本消灭。人口平均寿命由 35 岁上升到 67.9 岁。以上事实充分地说明了社会主义医疗卫生制度的优越性，也充分体现了社会主义医德原则的进取精神。

近几年来，发展社会主义的有计划的商品经济，有的人受错误思潮影响，离开社会主义商品经济的计划指导性，认为预防工作无利可图，无名可取，无技术可学，出现了轻防重治的现象，致使某些疾病发生率重新回升。这是不符合社会主义医德基本原则的非道德意识和行为，应该坚决加以制止和纠正。

（四）全心全意为人民的身心健康服务

全心全意为人民的身心健康服务，是社会主义医德基本原则的核心，是社会主义医德原则中的最高要求和标准。因为，社会主义建设的目的是为了满足人民日益增长的物质文化生活的需要，各行各业只是分工和需要的不同，没有高低贵贱之分。社会主义条件下医患之间不再是金钱关系、求（医）（施）舍关系，而是新型、平等的同志关系。社会主义所有制决定了整个医药卫生事业是为人民身心健康服务的事业，即使发展有计划的商品经济，医药卫生事业也不是为了追求利润，而是为了不断满足人民身心健康的需要。因此，坚持全心全意为人民的身心健康服务，是社会主义医德区别于其他不同类型医德的根本特征，也是衡量医务人员医德水平高低的尺度。

要做到全心全意为人民的身心健康服务，首先每位医务人员都要乐业、敬业和爱业；尊重、爱护、关心患者，对患者无论职务高低、亲疏美丑，都一视同仁，平等相待。其次，坚持一切从人民利益出发，处理好个人利益与集体利益，小团体利益和社会整体利益，眼前利益和长远利益的关系。再次，坚持把对患者负责与对社会负责统一起来，同一切危害人民身心健康的行为作斗争。以实际行动端正医风，保持医务人员高尚纯洁的形象，使社会主义医德原则体现在每位医务人员的实际行动中。

三、社会主义的医德规范

规范即标准的意思。道德规范就是一定社会条件下人们提出的应该遵循的行为准则，表明什么样的行为符合社会道德，什么行为是不道德的。所以，规范是衡量人们行为善恶的客观标准。医德规范就是医务人员做人的标准。它不是人们主观臆想的产物，而是医疗活动本身对医务人员提出的客观要求，是社会主义医德原则的展开与补充。所以，医德规范的制定，既要立足于社会主义初级阶段的现实，又要"鼓励先进，照顾多数，把先进性的要求同广泛性的要求结合起来。"这是制定医德规范必须遵循的一个基本原则。社会主义初级阶段医德规范概括起来有以下八方面。

（一）热爱本职，各尽职责

热爱本职是全心全意救死扶伤的前提条件，也是对每个医务人员的基本要求。医药卫生工作关系着患者的生命安危和千家万户的悲欢离合，崇高的使命要求医务人员必须有强烈的道德义务和责任心。正如古代医家所言，为患者诊病"如临深渊，如履薄冰。"要时刻做到认真负责、一丝不苟、准确无误。面对传染病患者、病情危重患者、有脓血污垢恶臭的患者，必须不怕被传染、不怕脏、不怕累、不嫌麻烦、不计得失，热情诊疗。在抢救过程中，还要做到思维敏锐、态度冷静、行动果断。救命如救火，时间就是生命，绝不允许对患者痛苦麻木不仁、敷衍塞责，爱钱不爱人，拖延耽搁。救死扶伤，防病治病是每个医务人员义不容辞的责任，是没有任何条件的，应努力做到全心全意为患者服务。这既是社会主义道德的基本要求，也是建立良好医患关系的关键。

（二）一视同仁，尊重患者

一视同仁，尊重患者，是医学人道主义的最基本的要求，也是建立良好医德关系的基础。在社会主义国家里，医患之间的关系是完全平等的新型同志式关系。享受医疗服务是社会主义赋予人民的权利。为患者治病，保证患者的生命和健康是医务人员的共同责任和义务，不是恩赐。因此，无论是谁患病，都应平等相待，按医学科学原则办事。在深化卫生改革过程中，实行优质优价（如专家门诊）是允许的，但这不等于对患者或诊疗过程中可以采取不同的态度和非人道主义的行为。

尊重患者要做到关心、同情、爱护患者，高度重视患者的生命价值和健康价值，无论是急性病还是慢性病，重病或轻症，预后好或预后差，精神病或残疾人，都要充分尊重患者的人格和尊严。对任何患者的正当意愿和合理要求，在力所能及的情况下要尽力给予满足，做到急患者之所急，想患者之所想。尤其要体谅和宽容患者在疾病折磨中及家属在经济和精神压力下，由于焦急、紧张和急躁心情所产生的不当言行。不能鄙视、冷淡、训斥、侮辱、捉弄患者，甚至故意刁难报复，而应耐心说服引导，建立良好的医患关系。

（三）博极医源，精益求精

"知识即道德"是一句至理名言。临床实践中，医学理论和医疗技术水平的高低，直接关系到人民的生命安危和治疗效果的好坏。但是精湛的医术不是轻易可得的，它需要顽强的毅力和刻苦钻研的精神。"宝剑锋从磨砺出，梅花香自苦寒来"。有志于献身医学事业的医务人员和医学生，必须端正学习动机，努力学习，不仅要学习医学基本知识和基本技能，还要注意把学到的知识和技术运用于实践，并随着医学科学的发展，不断更新知识，拓宽知识面。我国已故医学专家张孝骞教授被誉为"神医"，他曾多次对一些专家和先进设备仪器都束手无策的疾病，做出惊人的正确诊断和合理治疗，使患者绝处逢生。如此高超、精湛的医术是他刻苦学习的结果。在从事医疗工作的 60 多个春秋里，他绝大多数的星期天都是博览群书渡过的，每次查房只要遇见疑难病例都要在随身携带的笔记本上记下，作为研究的材料。这种"坚持不懈，老而弥坚"的精神是值得学习的，因为，这是在医学领域有所作为的重要条件之一。所以，医务人员必须努力博极医源，做到无一病不穷究其出，无一方不洞悉其理，无一药不精通其性。

（四）互敬互学，密切协作

由于每名医务人员所受教育、医疗实践、个人努力和思想认识上的差异，加上医学科学不断发展，各种先进医疗技术和仪器设备不断涌现，医疗分工越来越细，无论是医疗质量的提高、科研项目的完成，还是疑难病症的诊断，都离不开集体的共同努力和相互间的密切协作。例如，疑难病症的会诊有助于疾病的及早确诊与治疗，有利于深化对疾病的认识。因此，邀诊者应仔细介绍病情，虚心求教，应诊者应认真客观地诊查，实事求是提出意见。切忌互不买账，世故"君子"，故意出难题或相互吹捧。又如护理人员对疾病诊疗与医生相比有所差异，但在观察病情方面，由于接触患者机会多，时间长，往往先于医生发现病情的微细变化，是诊断决策的重要参考。药学人员比医生掌握药品信息及时、详细，对于医生正确使用药物可以提出合理化建议等。因此，医务人员之间应相互尊重、谦虚谨慎、取长补短、团结协作。

密切协作不排除竞争。平等竞争可以调动医务人员的积极性和创造性，克服惰性。竞争出人才，医学事业要在竞争中求发展。但社会主义条件下的竞争，要互相支持，互相激励，友好竞争，共同前进。而不能只顾自己，不顾集体，搞技术资料封锁，更不能嫉贤妒能，钩心斗角，抬高自己，诋毁打击别人。这不仅降低了自己的人格，而且有悖医学道德。

（五）医风廉洁，遵纪守法

在社会主义社会，大多数医务人员都能坚持原则，严格要求自己，不以医疗技术谋私利，认真为患者解除疾苦，保持医风廉洁。但也有少数人钱迷心窍，利用自己的职权，在诊查、治疗方面上做文章，把正当的工作变成"有偿服务"，把正常的医患关系变成"商品关系"。不是根据病情的需要，而是以金钱或关系为转移，增加患者和家属的精神负担和经济负担。更有甚者，以医务人员的诊断权、报告权违法乱纪，出具假证明和假报告，帮助"熟人"搞休假，为更换工种、参军、入学、转户口、超生提供"依据"。上述医疗行业不正之风，在社会上造成了严重的后果和不良影响。《中共中央关于社会主义精神文明建设指导方针的决议》明确提出："要加强那些直接为广大群众日常生活服务部门的职业道德建设，反对和纠正带行业特点的不正之风"。因此，医疗行业一是要加强医德教育，端正业务指导思想，提高觉悟，自觉抵制不正之风；二是严格各级管理制度，堵塞漏洞，对重大违法、违纪行为严肃处理；三是加强群众监督，树正气，使广大医务人员分辨是非，使歪风邪气无藏身之处。

（六）文明礼貌，慎言守密

现代医学、心理学和行为科学研究表明，疾病的发生、发展及转归与患者的心理、精神因素有着密切的关系。提高临床疗效，不仅要靠医务人员的高超医术，医务人员的言行举止对促进患者身心健康也具有不可低估的积极作用。因此，对医务人员提出语言和行为方式的要求，不仅仅是文明礼貌的问题，也是治疗护理疾病的客观需要，是医务人员全心全意为人民服务纯洁心灵和高尚医德的外在表现。

医务人员的基本要求是举止稳重端庄，言谈文雅有度，态度诚恳亲切，动作准确敏捷，仪表整洁大方。古代医家认为"端庄稳重，宽和温雅"能给患者以信赖感。如果医务人员的行动懒散懈怠、轻浮草率，会使患者厌恶、不信赖；医务人员行动慌张冒失，会使患者感到恐惧和疑虑。医务人员的情操、品德和技术风格往往体现在对患者的一句话、一个动作或一个眼神上。医务人员必须努力加强自身修养，使医疗行为与医德规范要求统一起来。

语言是人们交流思想和感情的工具。在疾病治疗护理中占有十分重要的地位和作用。患者处在疾病威胁与折磨下，既需要药物上的治疗，更需要精神上的安抚。温和的话语、耐心的解释、热情的鼓励，能使患者感到亲切温暖，解除患者心理上的负担，增强战胜疾病的信心和毅力。切忌语言粗鲁、态度生硬，伤害患者的自尊心。医务人员必须注意语言表达的科学性和艺术性。

此外，在疾病治疗护理中，对患者倾诉躯体和内心的"隐私"，某些危重病情或在目前条件下尚不能治愈的疾病，出于保护性医疗制度的需要，应注意"慎言守密"。以减少患者的负担和心理压力。保守疾病和患者的秘密，是医德的一条重要规范，有关内容在后面章节详细论述。

（七）爱护公物，公私分明

医务人员的医德还体现在爱护公共财物，敢于同一切破坏公物的现象作斗争。爱护医院的公共财物，包括医疗设备、药械、仪器，这些财物既是维护发展医疗卫生事业的物质基础，又是治疗护理疾病必不可少的武器。相反，不爱惜公物，铺张浪费，均与社会主义医德是不相容的。所以说是否以高度责任感爱护公共财物，是否公私分明是衡量一个人医德品质完善程度和医德境界高低的重要标志之一。

（八）医境优美，服务社会

良好的环境使人心情舒畅，精神焕发，有利于人的身心健康。医院作为患者的诊疗休养之地，无论室内、室外环境都应整洁、幽雅、舒适。保持安静的治疗护理环境，清除院内环境污染，防止交叉感染是提高医疗护理质量的重要条件之一。有条件的医疗单位，庭院空地上应尽量植树栽花，搞好绿化，既可美化环境，又利于净化空气，调节温湿度，减少灰尘，降低噪音。室内按患者病情需要布置好内环境，配上适时的花卉和窗帘，会给人生气勃勃的感觉，可调节患者情绪，减轻病痛。

随着国际交流的日益增加，也需要学习、遵守与借鉴一系列的国际医德规范。如1946年纽伦堡国际军事法庭通过的《纽伦堡法典》；1948年世界医学会修订完善的《日内瓦宣言》；1949年8月在日内瓦召开国际会议，签订的《关于保护战争受难者的日内瓦公约》；1949年第三次世界卫生大会伦敦会议通过的《国际医学伦理学准则》；1953年国际护士会议制定的《护士伦理学国际法》；1964年第18届世界卫生大会通过的《赫尔辛基宣言》；1968年第22届世界卫生大会通过的《悉尼宣言》；1975年，第29届世界卫生大会通过的《东京宣言》；1976年世界医学会发表的《圣保罗宣言》；1977年第六届世界精神病学大会通过的《夏威夷宣言》；1988 年世界卫生大会通过的《爱丁堡宣言》等。此外，还有一些其他国家制订的医德规范，如 1956 年印度医学理事会制定《行医守则》，1955 年日本医师会通过的《医生伦理学的原则》，1982 年美国通过的《医德原则》等，均有一定的借鉴作用。

思考题

1. 古代医学道德的主要思想内容是什么？
2. 西学东渐对中国医学的影响体现在哪些方面？
3. 社会主义的医德规范包括哪些内容？

第三章 国外医德思想的形成与发展

本章要点

　　1. 古代经验医学阶段医德的主要思想；

　　2. 以人道主义为核心和以行为规范为主体的实验医学阶段的医德思想；

　　3. 医学技术的飞速进步与医学模式转变对医德观念的影响；

　　4. 中外医德思想比较。

　　人类医学发展经历了远古、古代、近代及现代四个阶段的发展，从最初在不同地域的独自发展到近现代的不断交流与融合，其医德思想的发展轨迹和医德内容、规范在医学发展的历史中起到了重要作用。"全球一体化"已成为当今社会发展的趋势，中国的发展离不开世界，世界的发展也离不开中国，医德思想研究工作如是。通过中外医德思想的对比，为我国医德思想的进一步发展提供有意的借鉴与参考。

第一节 原始医学阶段的医德思想

　　医学是与人类生产力和生产关系的发展相呼应的，从原始社会发展到现代社会的不同历史时期，医学都伴随着自然科学和技术的进步而发展，并和人类哲学思想的发展有着密切的关系。

　　（远古～公元前21世纪）距今170万年前，人类祖先就已经在地球上生息、劳动、繁衍。最原始的医学便起源于那时。但原始社会的生产力十分低下，人类的各种发现应用由于认知水平低下，仅靠观察动物食用各类草药或简单的修补伤口经验来总结一些简单的医疗经验。动物在其自然环境中，具有克服痛苦、保护生命的本能，从而产生某些自疗行为，无论这些行为是与生俱来的，还是后天习得的，都是毋庸置疑的事实。人和动物一样，有求生和保护生命的本能，在遇到疾病和意外创伤时，会自觉或不自觉地去探求解除痛苦、恢复健康的方法。

原始人类和动物仍然有着本质的差别。原始人类尽管与动物同样具有保护生命的本能，却是在原始思维指导下进行的，通过观察、思索、积累，把原始经验从偶然的事物中发现事物的某些联系。由无意识的动物本能过渡到有意识的人类原始医疗经验的积累，才能有真正的医学起源。可以说医学源于本能，又高出本能，不把本能的医疗保护行为转化为自觉的经验积累，便不会有医学产生。

在西方观点中，认为医学源于本能与实践，但同时也有医学源于圣人的说法，而其中对于这些发明医学治疗方法的"圣人"的高尚品德的描述，也就成为了原始医德的简单定义，同时这也成为"原始医德思想的萌芽"。比如西方原始社会认为希腊神话中的阿斯克勒庇俄斯（Asclepius Aesculapius）、埃及的伊姆荷泰普（Imhotep）等医神可以保佑人们免遭疾痛，于是人们就将阿斯克勒庇俄斯等所具有的善良、真诚的品德归结为当时的医德。如果剥去这些传说的神话外衣，探求其合理内核，这些传说仍有着丰富的历史内涵，为我们了解医学起源及原始医德思想起源提供某些有益的根据。实际上这也反映上古不同地域人民和疾病斗争的实践中对医药经验的积累和贡献，医神等称呼不过是原始社会医术医德完美的人的代名词，其具有的医术与医德是原始社会人们对"医生"的理想模型。

同时在原始思维那里，由于对自然力量的不了解和恐惧，对一切事物都充满了神秘感觉，认为存在着一种支配世界的超自然力量，成为巫术发展的基础，神秘感导致人群对天地、对山石草木动物等一切自然物的崇拜，进而发展为图腾崇拜、祖先崇拜和鬼神崇拜，并由此形成了巫术和发展而来的原始宗教。巫术逐步巩固下来，有了一定的组织形式和仪式，出现了专职人员。在当时，巫师成为代表着具有知识和思维能力的阶层。巫的产生是在原始社会晚期，后于医药卫生经验积累。巫师出现后，又往往承担着治病的职能，他们在治疗疾病时，有时施行巫术，有时也用医药技术，其中有的巫师更偏重于医。导致了当时巫医不分、治病和下毒不分的普遍现象。医德思想也就此淡化，更多地演变为一种神秘主义。

第二节　古代经验医学阶段的医德思想

伴随着西方思想、古代哲学思想及自然科学的进步，较大范围的文化交流及融合，古代西方的医学也随之逐渐摆脱神秘主义的束缚而日趋完善。在世界医学发展史上，从远古的小亚细亚文化到公元 16 世纪的文艺复兴时期前，均属于古代经验医学阶段。早在公元前 18 世纪巴比伦国王汉谟拉比（hammurabi，公元前 1792～前 1750 年在位）颁布了一部法律，史称《汉谟拉比法典》，其中记载了许多医生的活动情况和在各种医疗事故中的法律责任。公元前 7 世纪，出现了以楔形文字刻在陶瓷片上的各种各样的记述，其中同样包括许多与行医规范有关的事情。这些规范也就成为古代对从事医疗的人的道德要求。经验医学阶段的医德特点是实践经验的积累，并逐渐形成理论体系，带有明显的自然哲学的特色，是一种以"尽义务"为宗旨的行医美德。

一、古希腊的医德

人们在谈论世界医学发展史时，总是把古希腊作为古代西方医学的发源地，而把希波克拉底（Hippocrates of Cos II，约公元前 460～前 377 年）尊为"西医之父"。公元前 7 世纪～前 6 世纪，希腊从原始氏族社会进入奴隶制社会，希腊人吸收埃及、巴比伦的文化长处，加上自己的创造，在文化科学各方面都有较高的成就。希腊医学是后来罗马以及全欧洲医学发展的基础。直到现在欧洲人所用的医学符号：手杖和蛇，即源出希腊医神阿斯克勒庇俄斯。许多古希腊的医学词汇沿用至今。古希腊医学约在公元前 6 世纪～前 4 世纪形成一套完整体系。伴随着哲学在希腊的空前发展，医德思想也有了极大的进步。古希腊医德最早是由古希腊名医希波克拉底提出来的，他既是西方医学的创始人，也是西方传统医德的奠基人。

希波克拉底生活的年代，医巫并存，医德也带有浓厚的僧侣医学和寺院医学的色彩，对于医生也并没有明确的道德要求。他的主要功绩在于他把古希腊元素论思想应用到医学领域，创立了"体液学说"，并把机体的生理、病理过程作为统一整体来认识，使医学逐渐摆脱了宗教迷信的束缚，从而创立了医学体系和医德规范。他的代表作是《希波克拉底全集》，这部典籍收入了《誓言》、《原则》、《操行论》等医学伦理文献。《希波克拉底誓言》为医生取信于民提供了思想武器，它给西方各国的医生树立了道德标准，以至于后来西方医学院校医学生入学，都要按这个《誓言》宣誓，并成为后人行医的道德准则。

《希波克拉底誓言》是一部经典的医德文献，其主要内容：第一，阐明了医生行医的宗旨，即"遵守为病家谋利益之信条"；第二，强调医生的品德修养，即"无论至于何处，遇男遇女，贵人及奴婢，我之唯一的目的，为病家谋幸福，并检点吾身，不作各种害人及恶劣行为，尤不作诱奸之事"；第三，要求尊重同道，即"凡授我艺者敬之如父母，作为终身同业伴侣，彼有急需我接济之。视彼儿女，犹如兄弟，如欲受业，当免费并无条件传授之"；第四，提出了为病家保密的道德要求，即"凡我所见所闻，无论有无业务关系，我认为应守秘密者，我愿保守秘密"；第五，也提出了行医的品质和作风，即"我愿尽余之能力及判断力所及，遵守为病家谋利益之信条，并检束一切堕落及害人行为，我不得将有害药品给与他人，并不作该项之指导，虽有人请求亦必不与之"。这些医学伦理思想都曾极大地影响了后世医学和医德的发展。至今仍然是医务人员和医学生医学伦理道德的基本教材。但是，作为医学伦理学的古典文献，它也有一定的历史局限性，如《希波克拉底誓言》中提到自己的医术和行医成绩是神授予的，传授医学存在家传和行会的特点，对人工流产采取绝对排斥等，这些思想也对后世产生一些消极影响。

二、古罗马的医德

希腊医学在希波克拉底以后，在亚历山大达到顶峰，且不久即开始渗入罗马。不过，在此之前罗马医学有它自己很长的发展历史，它继承了埃特鲁斯坎人的宗教观点，表现在早期罗马人对动物内脏占卜的信赖。希腊的医神阿斯克勒庇俄斯在公元前295年以其蛇缠绕手杖的形象被介绍到罗马。当罗马在政治上进一步被希腊所统治时，希腊文化在罗马人的知识生活中便占了优势，特别是在医学的态度、方法和实践上，几乎完全是学习希腊式的。其实古罗马很早期就有了有关医德的记载。公元前450年颁布的"十二铜表法"元宝："禁止将死者埋葬于市之外壁以内"和"孕妇死时应取出腹中之活婴"。包括公元前160年安东尼奥所颁布的法令中列有关于任命救治贫民医师的条文以及公元533年制订的查士丁尼（Flavius Petrus Sabbatius Iustinianus，约公元483~565年）帝王法典劝告从医者力戒侍奉富贵者之阿谀献媚，应对救治贫民视为乐事。公元前2世纪，罗马人占领了原来希腊的地区——巴尔干半岛南部，希腊医生到罗马来的很多，如罗马最著名的医生盖伦（Claudius Galenus of Pergamum，公元129~216年），原籍就是希腊，他对希波克拉底的著作很有研究，继承了希波克拉底的"体液学说"，发展了机体的解剖结构和器官生理概念，创立了医学和生物学的知识体系，打开了早期实验医学之路，发展了古希腊医学和罗马医学，从而使其奠定了整个西方医学的基础。盖伦不仅对医学做出了贡献，而且在推动古罗马医德发展方面也有不少建树。他曾愤怒地指责当时罗马的一些医生把目标全放在用医疗技术换取金钱上，指出"作为医生，不可能一方面赚钱，一方面从事伟大的艺术——医学"，"我研究医学，抛弃娱乐，不求身外之物"。他唾弃当时医生的腐化之风，倡导"除人类之病痛，助健康之完美"为医者第一要义。曾说过："世界上没有治不好的病，只有治不好病的方法，病若没治好，则必须反思自己的治疗方法。"要求医生善于自省，勤于自省，不应满足现有医疗技术应精益求精等等。这些医德思想，对西方医德的发展起到巨大推动作用。但由于盖伦的思想体系是唯心主义的，如他认为人体的每个部分的功能都是上帝精心安排的结果，因而被基督教神学所利用，致使在中世纪长达一千多年的时间里医德深深地被涂上了宗教的色彩，医学和医德的发展在之后较长时间内都处于停滞状态。

三、古印度的医德

古印度是四大文明古国之一，古印度医学在世界医学史上占有相当重要的地位。特别是公元前4世纪，印度人打败了希腊人的侵略，建立了孔雀王朝，佛教成为国教，医学得到了充分的发展。佛教思想也可以看成是印度文化的一个特色，它影响了印度生活的各个方面，同时又因为佛教是印度的国教，所以很多人都称印度的医学为"佛教医学"。僧侣是佛与人的中介，人们认为只有僧侣与神最为接近，可以直接传达神的旨意，所以当时的行医者是由僧侣来兼职的，只有他们为众生解除痛苦，注重仁爱慈悲，对患者抱有尊重以及治病救人的积极态度；在济世救人的医学行业，提倡行医者要为广大人民服务，主张人人平等，从而把医生与患者放在同等重要的地位。这些都体现了印度医学伦理及医德的核心思想，即对生命本身的尊重。根据史料记载，印度的外科很发达，大约在公元4世纪时就能做断肢术、眼科手术、鼻的形成术、胎足倒转术、剖宫产术等；印度人除应用植物药外，还采用动物药和矿物药。由于毒蛇多，印度还有专门治蛇咬的医生。印度医学认为健康是机体的三种原质——气、黏液、胆汁正常配合的结果。以后希腊医学的"四肢液说"影响了印度，使原有的三体液说增加了血液，成为"四大学说"。古印度医学家关于医德的论述最早出现在著作《妙闻集》（Susruta Samhita）中，《妙闻集》的医德思想可归纳为：①医生应有四德：正确的知识、广博的经验、聪明的知觉及对患者的同情；②医生要以一切力量为患者服务，甚至不惜牺牲自己的生命；③医生要有好的仪表、习惯和作风；④医生要全面掌握医学知识和技术；⑤在外科治疗中，医生要和助手密切配合等。公元前1世纪，名医遮罗迦在其医学著作《遮罗迦集》（Caraka Samhita）中进一步突出了一系列的医德准则要求，一个医生在开始接受行医培养的时候，就应该学习这些准则。他在《起始誓言》（Oath of Initiation）中提出："在白天和夜晚，无论你给谁看病，你应全身心地为患者的利益而努力，不应为自己的生活或生命缘故而舍弃或伤害你的患者。你不应通奸，甚至不应有此种想法。不应妄想别人的财产"。"你的行为和你的语言全部为了患者的利益"。公元1世纪印度的医书《查拉珈守则》规定医生应该"不分昼夜，全心全意为患者"，"医生即使医术高明，也不能自我吹嘘"，"要为患者隐讳"，"医生生命的知识无涯，因此必须努力"等等这些论述都体现了医学人道主义的精神，表现出高尚的医德修养，并反映出古印度医德思想的发达。总之，印度传统的医学伦理思想即使放在今天看来，也仍然具有它积极的作用，可促使医生自身的医学知识和技术的提高，改善医生之间的关系。在建立和谐的医患关系的今天，吸收其合理的成分，也可以达到古为今用、外为中用的目的㉔。

四、阿拉伯的医德

当西欧步入中世纪后，文明历史也随之进入一个相对停滞时期，人们的一切都在教会和《圣经》的统治下，科学只能在黑暗中摸索。而阿拉伯人却异军突起，版图不断扩大，征服不少民族，也为他们吸收各国优秀的文化遗产创造了条件。他们向景教徒（基督教的一派）学习希腊医学，向中国学习脉学和炼丹术，向印度学习药物知识。阿拉伯医学成了世界医学的大荟萃，为经验医学的发展做出了贡献，也为实验医学的建立和发展打下良好基础。

这一时期的医学伦理学虽有发展，但具有浓厚的宗教色彩，使医德成为以宗教观念为轴心的医德，但阿拉伯地区的医德继承和发展了古希腊以来的医学和医德传统，成为世界医学史和伦理学发展史上的一个重要阶段。阿拉伯医学和医德上有建树的突出代表人物是犹太人迈蒙尼提斯（Maimonides，公元1135~1208年），他著有《迈蒙尼提斯祷文》。《祷文》是古代医德史上一篇具有重要学术价值和广泛社会影响的文献。《祷文》中提出：要

㉔ 王菊绵. 论理性主义的产生与中西医学伦理观念的异同［J］. 中国医学伦理学，2010，23（5）：28-30.

有"爱护医道之心"、"毋令贪欲、吝念、虚荣、名利侵扰于怀",要集中精力"俾得学业日进、见闻日广";"要诚心为患者服务"、"善视世人之生死"、"以此身许职"。其主要思想是:为了世人的生命和健康,要时刻不忘医德,不要为贪欲、虚荣、名利所干扰而忘却为人类谋幸福的高尚目标。"启我爱医术,复爱世间人"、"愿绝名利心,服务一念诚"、"无分爱与憎,不问富与贫。凡诸疾病者,一视如同仁。"总之,《祷文》在行医动机态度和作风方面表现出了高尚的医德思想,它是在医德史上堪与西方医德中的希波克拉底《誓言》相媲美的重要文献之一。尽管如此,《祷文》把行医的成绩都归功为神的功劳,仍可体现宗教神学的深刻影响。

在漫长的经验医学阶段,人类积累和掌握了丰富的救治患者的知识,但终究是医学发展史上的初级阶段,对疾病的认识还仅限于表面现象的观察和记录。此阶段的医德特点表现出与宗教密不可分的关系,始终摆脱不了"神"的控制。

第三节 实验医学阶段的医德思想

欧洲文艺复兴运动冲破了中世纪封建宗教统治的束缚,先进的思想家们提出了人道主义的口号,批判以神道为中心的传统观念。人道主义作为反对封建宗教统治的武器,为医学科学和医学道德摆脱中世纪宗教统治和经院哲学的束缚起了重要作用,促进了以实验医学为基础的医学科学迅速发展。

法国生理学家克劳德·伯尔纳(Claude Bernard,公元 1813~1878 年)认为:"一切人类的知识都是从观察结果去追溯其原因而得到的",人们对医学知识的获取也不例外。随着社会的发展,人类对疾病的认识已不满足于仅对表面现象的观察和记录,开始使用实验的方法来验证假设,探究原因。克劳德·伯尔纳在《实验医学研究导论》中系统地阐述了实验生理学和实验医学的方法论问题,确立了实验方法在医学研究中的地位,医学又进入了一个新的发展阶段——实验医学阶段。

一、以人道主义为核心的医德发展时期

由于资本主义的兴起,资产阶级的知识分子开始向教会思想挑战。文艺复兴运动中,怀疑教条、反对权威之风兴起。于是,医界也产生了一场以帕拉切尔苏斯(Paracelsus,公元 1493~1541 年)为代表的医学革命。中世纪的医学院校中,主要讲阿维森纳(Avicenna,公元 980~1037 年)的《医典》,以及盖伦和希波克拉底的著作。教师照本宣科,一切墨守成规,毫无生气。开始于文学艺术的欧洲文艺复兴,掀起了一股崇尚"人文主义"的狂潮,并且很快就传播到了医学领域。帕拉切尔苏斯主张与之前完全不同的医学教育观点,他认为,疾病是身体外部的原因造成的,每一种疾病都有一种"特殊的"发生部位。他确信,疾病的原因都可以在矿物界和空气中找到,并且认为疾病"是由体外的某种特殊作用物决

定的，这种作用物占据了身体的一部分，对身体的结构和功能施加控制，从而对生命构成威胁"。传统医学的治疗方法无外乎使患者发汗、腹泻、或给人放血、让人呕吐，而帕拉切尔苏斯医学的目的，是要为治疗每一种疾病找出特别的"作用物"。帕拉切尔苏斯指出人体的生命本质其实是一系列化学过程。他在巴塞尔大学任教时主张用流行的德语写书和讲演，使医学易为大众所接受，这是一件伟大的改革。他重视实践，反对烦琐的经院哲学，反对中世纪顽固的传统和权威观念，他说："没有科学和经验，谁也不能成为医生。我的著作不是引证古代权威的著作，而是靠最大的教师——经验写成的。"他勇敢地向墨守成规和盲目崇拜进行斗争，公开焚毁了盖伦和阿维森纳的著作，开启了"以人为本"的医学和医德教育时代。

早在旧石器时代，人类已掌握了解剖动物的一些技能。据文献记载：历史上第一个解剖学家是古希腊医生阿耳克美翁（Alcmaeon，约公元前 500 年）；公元 2 世纪，希腊医生盖伦也能通过解剖探究病因。此后，更有不少科学家从事过解剖学的研究，但由于受传统观念的束缚和阻挠，他们从未解剖过"上帝之子"的人体。首先革新解剖学的是意大利的画家列奥纳多·达·芬奇（Leonardo di ser Piero da Vinci，公元 1452～1519 年），他作为现实主义的画家，认为必须要了解人体解剖，尤其需要了解骨骼与肌肉，于是开始从事人体解剖，并绘制了更为精美准确的人体解剖图谱。而根据人体解剖观察来编写人体解剖学教科书则是由安德烈·维萨里（Andreas Vesaliua，公元 1514～1564 年）完成的。维萨里不满足于当时盛行的"经典"解剖学书籍，并且认为当时的解剖学对于一些结构的描述与实际人体结构有较大的偏差，为了获得正确的结构知识，他曾夜间到野外去郊外盗窃尸体来进行解剖。1543 年，他将实验中积累起来的材料整理成书，这就是《人体构造论》。这本书系统地阐述了他多年来的人体解剖实践与研究，并以大量准确、生动精美的插图，揭示人体内部结构的奥秘，指出了流传 1000 多年的盖伦学说中 200 多处错误。威廉·哈维（William Harvey，公元 1578～1657 年）毕业于剑桥大学，后来在意大利帕多瓦师从著名解剖学家法布里克斯（Fabricus）。他对其老师关于静脉瓣膜的发现产生了极大兴趣，从而开展对人体内血液流动方式的研究，通过不断的动物实验研究，在 1628 年出版了划时代的著作《心血运动论》，对盖伦的肝脏造血论提出了挑战。最终开创了现代生理学的研究。这些科学巨人向传统宗教观念发起了挑战，吹响了近代医学革命的号角，同时也将"勇敢、求真"的精神品质融入了那个时代的医德中。

欧洲文艺复兴运动冲破了中世纪封建宗教统治的束缚，先进的思想家们提出了人道主义的口号，批判以神道为中心的传统观念。人道主义关怀人、尊重人的思想打破了中世纪的"神道"医学，为医学和医德发展起到了重要的作用。医学人道主义的渊源"人道主义"一词源出于拉丁文"humanus"。其基本内容是强调人的地位、肯定人的价值、维护人的尊严和权利，让人得到充分自由的发展。人道主义的倡导者们竭力反对神道，推崇人道，把实行人道主义视为奋斗目标。

德国柏林大学教授胡佛兰德（C. W. Hufeland，公元 1762～1836 年）的《医德十二箴》集中反映了这一时期的医德思想。他明确提出为人道而行医，"即使病入膏肓无药救治时，你还应该维持他的生命，解除当时的痛苦来尽义务。如果放弃就意味着不人道，当你不能救他时也应该去安慰他，要争取延长他的生命，哪怕是很短的时间，这是作为一个医生的应有表现"。并提出医生的义务和患者的权利，"医生活着不是为了自己，而是为了别人，这是职业的性质所决定的。不要追求名誉和个人利益，而要用忘我的工作来救活别人，救死扶伤，治病救人，不应怀有别的个人目的"。"在医疗实践中应当时刻记住患者是你服务的靶子，并不是你所摆弄的弓和箭，绝不能去玩弄他们"。还提出了医院查房、会诊和处理患者与经治医生关系中的道德要求。《医德十二箴》提出的救死扶伤、治病救人的十二条要求，在西方世界广为流传，被称为是希波克拉底誓言的发展。于是人道主义被鲜明地引入医学道德领域，此后的许多医学家都提出了人道主义应成为医学道德的基本原则之一。随着生物学成为医学的理论基础以及实验方法在医学研究中的广泛应用，医学进入实验医学阶段。医学迅猛发展和医疗卫生事业的社会化，医疗服务方式由个体行医变为集体行医，给医学道德提出了新的要求。医学道德由对个体医疗行为的约束转化为对群体的社会性规范，范围、内容和社会责任不断扩展，医学人道主义成为近现代医学道德的核心内容。

二、以行为规范为主体的医德发展时期

在 17 世纪以前，欧洲并无有组织的临床教育，学生到医校学习，只要读书、考试及格就可领到毕业证书。17 世纪中叶荷兰的莱顿大学率先实行临床教学并取消宗教派别的限制，吸收了不少外国学生。到 18 世纪，临床医学教学兴盛起来，莱顿大学在医院中设立了教学病床。

随着医学迅猛发展和医疗卫生事业的社会化，群体化的行医方式逐渐代替个体化的行医方式，仅仅个人自我道德觉醒无法满足医学快速发展的需要，这就给医学道德提出了新的要求。医学道德的内容开始由对个体医疗行为的约束，逐步扩展为对群体的社会性规范，及对医者工作范围、工作内容和社会责任的要求，强调医生与患者、医生与同事、医生与社会及医务界的关系和谐的重要性。同时涵盖了医学政治论、医生人化论和医学人文论的内容。医德规范逐渐成为各种职业道德行为中最丰富的道德准则。

规范性是道德的本质特征。这一时期的医德规范更多是对医者行为的影响和约束，一系列医德规范出台并作为医者的行为准则，明确告诉医者在医疗实践中应该遵循的行为模式与标准，对医者的行为起指引、评价、教育、预测和强制作用。

英国的托马斯·帕茨瓦尔（Thomas Percival，公元 1740～1804 年）在 1791 年专门为曼彻斯特医院起草了《医院及医务人员行动守则》并著《医学伦理学》于 1803 年出版。该书首次提出了医学伦理学的概念。同时表述了医德发展过程中的两个重要转化，第一是由古典医德重视行医者个人德行和医生与患者关系转换为强调医家群体执业行为的标准化和

医生群体内部关系的和谐；第二是由古典医德过分强调医生的道德义务与责任转换为法律对医疗活动的调节作用。他认为："职业伦理学是'人性的知识'与'广泛的道德责任'之间的综合"，"医学伦理学的一般体系是使无论是官方正式的行为还是医学领域之间相互的交往都受文雅和正直原则所指导"。这种观点在 19 世纪被广泛接受。1847 年，美国医学会（American Medical Association）成立，并以英国的《医院及医务人员行动守则》为蓝本制订并颁布《医德守则》，其内容包括：医生对患者的责任和患者对医生的义务；医生对医生和同行的责任；医务界对公众的责任，公众对医务界的义务等。而后美国医学界开始提倡职业道德改革，新的职业道德基础是用专业化的科学知识逐步代替以前的职业道德，因此从 1886 年开始，美国各大医院开始建立各自的医学实验室。

　　18 世纪法国医学家、精神病学创始人比奈尔（P. Pinel，公元 1745~1826 年）首先提出应以人道主义态度对待精神患者；在对待战地伤病者的问题上，由瑞士人尚·亨利·杜南（Jean Henri Dunant，公元 1828~1910 年）等人于 1863 年建立了国际红十字会，并在他的努力下于 1864 年 8 月包括瑞士、法国等国特使在日内瓦召开会议，共同签订了《日内瓦国际红十字会公约》，以公约的形式规定了各国对待伤员的医疗待遇及人道主义关怀。日内瓦公约的确定对以后各国制定相应医学法规也产生了深远的影响。截至 2007 年，共有 194 个国家和地区以不同方式成为《日内瓦公约》的缔约方。该公约被认为是国际主义人道法的重要组成部分，是约束战争和冲突状态下敌对双方行为规则并保护敌对双方互相尊重对方人权的权威法律文件。

第四节　现代医学阶段的医德思想

　　人类进入现代社会，医学与社会相互依存、相互作用日趋深广。医学科学技术的发展，一方面极大地提高了人类防治疾病的能力；另一方面也带来了许多新的医学道德问题。由于社会卫生资源有限，如何公正地分配也成为现代医学道德不可忽视的问题。旧的医德观念受到冲击，新的医德观念不断出现，医德问题成为社会普遍关注的问题。原来在道德层面约束的问题，逐渐上升为法律层面的规范。对现代医生及其他相关的医学相关人员道德要求及教育就显得格外重要。

　　同时现代医学科学的发展使医学在人类社会中的地位发生了深刻变化，特别是医学与社会的相互依存、相互作用的关系愈加密切；医学作为支撑社会功能的特殊科学，关系到每一个社会成员的切身利益，这些社会功能恰恰是政府的重要功能。从现代社会管理、政府职能和公民利益方面讨论医学的作用，已经不再以义务论为核心，而是作为公共资源的卫生资源的公平分配问题。在现代医学发展阶段除了面临公益论的问题之外，还遇到许多医学伦理学方面的问题，如器官移植、安乐死、脑死亡等，使社会以从未有过地关注度来审视这些新观念。还有许多诸如体外授精、人工授精、无性生殖、胚胎克隆等需要现代医学伦理学提供道德评价依据的问题。同样需要医学相关人员对这些问题有着清楚的判断及准确的把握。

一、以公益论为核心的医德发展

生命道德作为一种道德实践，只有得到理论上的说明和支持，转化为医务人员的内心信念，才能在医疗实践中发挥其应有的规范作用。医疗作为一种国家政府行为，本身就具有一定的公益性。而作为伦理学的公益论，是 20 世纪 70 年代才提出来的。公益论的基本思想，是以全民或整体利益为出发点，来对待和处理"公益"或公益分配问题。现代医学道德正在由义务论转向公益论和价值论相结合，并以公益论为核心的观念上来。

就医德公益来说，它是在"医学已经从医生与患者个人之间的关系发展为一种社会性事业"的时代背景下的必然选择。由于医学具备关系生命健康的特征，随着医疗卫生事业的社会作用更加明确，医务人员从事的工作事关生死，因而其医德观念不仅应包括义务论、美德论，还应包括功利论、公益论。公益论不仅解决了长期以来单纯的义务论和功利论不能解决的问题，而且为政府制定卫生政策，规划卫生发展战略，进行医德行为的评价，均提供了有力的依据。它结合了义务论、功利论、价值论相关理论，成为医疗道德的主要内容。概括说医德公益有两方面的含义：一是与个人利益相关的"公益"，即个人与社会或整体所需要的利益和价值；二是社会公正或医疗卫生事业中的"公益"，亦即公正的分配。

"医德公益"是医学道德体系的重要组成部分，它起码应包括以下内容：

（一）医务人员利益要服从患者利益

医疗卫生工作的根本宗旨是救死扶伤，防病治病，全心全意为患者的健康服务。要真正实现这一宗旨，必须坚持患者的利益高于一切的原则，并做到医务人员利益服从患者利益。任何不以为患者谋利益的前提，而谋取医务人员个人的私利，甚至为了自己的利益而侵害患者利益的行为，都是不符合医学道德要求的。

（二）医务人员利益要服从社会整体利益

社会生产关系的改变以及现代化医院的出现，使得医务人员的医疗活动由个体转向社会，其医疗劳动的目的、意义和性质也随之发生了变化，即医疗的劳务活动是在一个更高层面上进行的。因此，医疗工作的辐射面是人的群体，是社会。这一变化要求医务人员只有在服从社会整体利益的前提下，用正当手段，诚实劳动，把满足个人利益的要求控制在合理的适度的范围内，才是符合医德要求的。如果片面强调个人利益或扩大了的个人利益——小团体利益，势必要损害社会整体利益。而损害了社会整体利益，也就从根本上背离了医德的基本原则。

（三）患者利益也要服从社会整体利益

患者的利益或患者应享受的一定的健康保健，是社会公益所承担的限于患者的利益。由于不同患者之间的"公益"差异所致，客观上存在着患者的个人权益与社会权益之间的矛盾。鉴于公益论要求健康投资与资源分配、尖端技术与医疗受益、医疗消费与社会效益、患者利益与社会公益、近期利益与长远利益、个人伦理与社会伦理的统一，因此要求患者利益也要服从社会整体利益。特别是当患者生命处于不可逆转而完全丧失生命的质量和价值时，应该牺牲患者个人利益而维护社会整体的利益。这样做是合乎医德基本原则和规范要求的。

二、技术发展带来许多新的医德问题

医学科学技术的发展，一方面极大地提高了人类应对疾病的能力；另一方面也带来了许多新的医学道德问题。随着人工生殖技术、器官移植技术、基因重组技术等的出现，传统的医德受到强烈冲击，新的医德观念不断出现，医德问题成为社会普遍关注的问题。现代医学技术的临床应用对医德产生有双重效应，它既有积极的正效应，也有消极的负效应。

现代医学技术的临床应用对医德产生的积极影响表现为：一方面，现代医学技术的运用使人类防治疾病的能力增强，同时也提高人类的健康水平。在疾病的诊断中提供了科学的依据，并提高了检测速度，微创手术的开展，减轻了患者的痛苦，减少了危险，拉近了医生与患者之间的距离，增进了患者对医务人员的信任与依赖。医务人员对生命的关爱更能有效地反映。另一方面，现代医学技术的应用使医学生和医务人员的科学工作水平提高，也使人类科学文化水平得以普及，现代医学技术是一种高智力型的综合技术，它要求医务人员掌握和了解许多相关的知识和技能，这里包括医学知识、临床经验、电子计算机技术、X光技术等，医务人员综合素质和能力的提高，增进了社会群众对医务人员的崇拜。

当然，现代医学技术的临床应用对医德还产生一些负面影响：一是医务人员过分依赖高新技术，仪器检查代替了询问病史、体格检查等，医生患上了"设备依赖症"，不再把患者当成活生生的可以对话交流的人，而是把患者当作工人操作的机器一样来看待，这就淡化了医患关系。这里，有的医务人员也解释为一旦发生医疗纠纷时，这些检查是医院举证倒置的较好依据，这些矛盾的产生使患方对医德产生了怀疑。二是现代医学技术的临床应用导致医务人员的滞化，出现误诊误治。有的医务人员"只见局部不见整体"，只重视"病"而忽视"人"，医务人员缺少与患者的情感与心理交流，忽视了患者的心理健康，再加上有时不管病情需要与否，滥行检查，重复检查，过分夸大高新技术的作用，增加了患者及家属的经济负担，造成医疗资源的浪费，违背了医学伦理学的原则，造成了医德的沦丧。这些也正是国内外医德教育中所极力纠正的存在于现代医生身上的有悖于医德的错误思想。

现代医学技术发展不仅仅为医生带来了难题，同时也为医学界乃至整个生命学界带来了亟待解决的新的道德问题。例如复苏技术的发展要求医学对死亡标准重新确定；产前诊断和性别选择技术的滥用已造成性别比例的失衡；体外授精、人工授精、无性生殖、DNA重组等生殖技术的开展不断冲击着传统的血缘关系和传统的人伦关系；人们在为器官移植技术赞叹不已的同时，不得不面临供体来源不足和受体选择的困难等等。这些新情况中的善恶利弊问题，急需医学伦理学做出明确的回答。

三、现代医学道德准则

第二次世界大战以后，一些国际医德和法律文献相继产生，作为约束医疗行为和医德评价的标准。

1946年，德国纽伦堡审判战犯法庭鉴于德国法西斯借医学之名杀人的教训，制定了著名的《纽伦堡法典》。

1948年，世界医学会全体大会以《希波克拉底誓言》为基础，制定发表了第一个《日内瓦宣言》，作为医务界人士的共同守则。

1949年，世界医学会在伦敦通过了《世界医学会国际医德守则》。1965年，国际护士协会通过了《国际护士守则》并于1973年大会时作了重要修改。

1964年，第十八届世界医学大会在芬兰赫尔辛基通过了《赫尔辛基宣言》，提出以人为实验对象的道德原则。这个文献于1975年又作了重要修改。

1975年，第二十九届世界医学大会在东京召开，通过了《东京宣言》，规定《关于对拘留犯和囚犯给予折磨、虐待、非人道的对待和惩罚时，医师的行为准则》。

1968年，世界医学大会在澳大利亚悉尼召开，通过《悉尼宣言》，规定由于器官移植引起的死亡标准。

1977年，第六届世界精神病学大会鉴于现实社会中医生与患者关系的复杂性，有可能利用精神病知识的技术做出非人道原则的事情，因此，专为精神病医生订出了道德标准，即《夏威夷宣言》。

1981年，世界医学大会通过了《患者权利宣言》。

2000年，在西班牙吉汉市召开了世界生命伦理学大会，通过了《生命伦理学宣言》，坚决主张科技必须考虑公共利益，提出人类共享生命科学技术成果，每个人都有获得最佳医疗保健的权利。对人类基因组研究、辅助生殖技术的应用、临终关怀、转基因食品的生产等作出了规定。明确提出禁止克隆人，禁止人体器官买卖。

四、医学模式的转变促进医德观念的不断更新

20世纪的医学，由于自然科学的进步，牢固地建立在实验基础之上，在技术上有空前的进步；后来人们看到仅从生物学角度来考虑健康和疾病，是有很大局限性的。1977年美国医学家恩格尔（G. L. Engel，公元1913年~）提出"生物—心理—社会"医学模式主张，即从生物学、心理学和社会学三个方面综合考察人类的健康和疾病问题，以弥补过去单纯从生物学角度考察的缺陷，这对未来医疗卫生事业的发展将有重大意义。

由于人类文明的巨大进步，医学模式由原来的生物医学模式转变为"生物—心理—社

会"医学模式，健康概念发生了变更，人们对医学的期望不再仅仅是治病，而且还希望自己健康长寿，希望自己智力和体力有更理想的发展，希望人口质量有更大的提高。医学被赋予了新的社会意义，医学道德也有了更广泛的社会价值，从而使得医学伦理学的研究得到越来越广泛的重视。许多研究表明，变性和人为疾病都是以生活行为、社会环境、心理因素为主要原因的。社会因素可以直接或间接地通过自然因素的改变而致病；自然、社会因素又可以通过心理因素而致病所谓"生物—心理—社会"医学模式。医务工作者不仅要用传统的、化学的、物理的方法，而且要运用社会学、心理学等方面的知识，采用综合手段医治疾病。同时，还要宣传合理的生活方式和行为，改善不良的自然和社会环境，要求医务工作者在提供良好的技术服务的同时，还要有良好的医德和高尚的医疗作风。

总之，从对生命的态度来讲，现代医学道德已不拘泥于生命神圣不可侵犯的观念，而是在充分尊重生命的基础上，去考察生命的质量和价值，尊重患者的权利，以决定对生命的处置；从内容上来讲，现代医学道德正在由实验医学阶段的义务论转向与公益论和价值论相结合，并以公益论为核心的观念上来。现代生命道德观从人的自然属性和社会属性相统一的辩证立场出发，实现了生命神圣、生命质量与生命价值的有机统一，从而成为科学的生命道德观。因此，现代医学道德不仅要求医务人员、医疗卫生部门对个体患者负责，还要求对患者家属负责、对社会负责；不仅强调医务人员的职业道德，还强调医学科学的科学道德。在公益论的指导下，医务人员的医疗行为和医疗卫生部门制定的方针政策，应该符合社会利益、符合人类整体的利益，保证社会大多数人受益。

五、生命伦理学的产生和发展

（一）生命伦理学的产生

20 世纪 60 年代，生命伦理学首先在美国兴起，随后在欧洲产生发展，是迄今为止世界上发展最为迅速、最有生命力的交叉学科。

生命伦理学的生命主要指人类生命，但有时也涉及动物生命和植物生命以至生态，而伦理学是对人类行为的规范性研究，生命伦理学定义为运用伦理学的理论和方法，在跨学科跨文化的情境中，对生命科学和医疗保健的伦理学方面，包括决定、行动、政策、法律，进行的系统研究。

生命伦理学的产生与第二次世界大战末期以及以后出现的三大事件密切相关。第一件是 1945 年广岛的原子弹爆炸。制造原子弹本来是许多科学家向美国政府提出的建议，其中包括爱因斯坦（Albert Einstein，公元 1879～1955 年）、奥本海默（J. Robert Oppenheimer，公元 1904～1967 年）等人。他们的本意是想早日结束世界大战，以免旷日持久的战争给全世界人民带来无穷灾难。但是他们没有预料到原子弹的爆炸会造成那么大的杀伤力，而且引起的基因突变会世世代代遗传下去。数十万人的死亡，许多受害人的家庭携带着突变基因挣扎着活下去，使许多当年建议制造原子弹的科学家改变了态度，投入了反战和平运动。

第二件是 1945 年在德国纽伦堡对纳粹战犯的审判。接受审判的战犯中有一部分是科学家和医生，他们利用集中营的受害者，在根本没有取得受害者本人同意的情况下对他们进行惨无人道的人体试验，例如在冬天将受害者剥光衣服在露天冷冻，观察人体内因冷冻引起的变化。更令人气愤的是，日本军国主义的 731 部队所进行的试验，却由于美国政府急需细菌战人体试验资料而包庇下来，军国主义罪犯并没有被送上国际法庭。第三件是人们突然发现，在寂静的春天，人们看不到飞鸟在苍天游弋，鱼儿在江川腾越。1965 年 R. 卡逊（Rachel Carson，公元 1907~1964 年）的《寂静的春天》一书向科学家和人类敲响了环境恶化的警钟，世界范围的环境污染威胁人类在地球生存以及地球本身的存在。当时揭露的主要是有机氯农药大量使用引起的严重后果，人们只考虑到有机氯农药急性毒性较低的优点，但忽略了它们的长期蓄积效应，结果使一些物种濒于灭绝，食物链发生中断，生态发生破坏，人类也受到疾病的威胁。这三大事件迫使人们认识到，对于科学技术成果的应用以及科学研究行动本身需要有所规范，这推动了科学技术伦理学的产生和发展。

除了上述三大事件的大背景外，推动生命伦理学产生和发展的因素还有以下方面：

1. 生物医学技术的进步使人们不但能更有效地诊断、治疗和预防疾病，而且有可能操纵基因、精子或卵子、受精卵、胚胎，以至人脑和人的行为。这种新发现可以被正确使用，也可以被滥用，对此如何进行有效的控制？而且这种影响可能涉及这一代（例如对生殖细胞的基因干预），也可能涉及下一代和未来世代。当这一代人的利益与子孙后代的利益发生冲突时怎么办？目前人们最担心的可能是对基因的操纵和对脑的操纵。这两方面的操纵可能都会导致对人的控制，以及对人的尊严和价值的侵犯。例如是否允许人们通过改变基因来选择自己喜欢的性状，甚至为后代选择自己喜欢的性状？是否允许人们通过在脑内插入芯片来增强记忆和加速处理信息的能力？

2. 伴随先进技术的发展和应用，人类可以干预生老病死的自然发展，甚至有可能用人工安排代替自然发展，这将引起正反两方面的后果，导致价值的冲突和对人类命运的担心。比如，现代的生殖技术，一方面可用于避孕；另一方面也可以解决不育问题，那么，已经离异（单亲家庭）、不想结婚（同居者）、同性恋者以及过了生育期的男女是否可以利用辅助生殖技术？一个社会，如果大多数成员都是用辅助生殖技术产生，那会怎样？

3. 逐步向全球蔓延的艾滋病向一些传统观念和现有的医疗卫生体制提出了严峻挑战。艾滋病已经成为不少国家的民族灾难，许多原来发病率较低的国家也很快进入快速增长期。全世界艾滋病感染者已经达 4000 万人，而妇女、儿童在艾滋病面前显得更加脆弱。在预防和治疗艾滋病以及有关防治艾滋病政策的层面，都存在诸多伦理问题。国家是否有义务向艾滋病感染者提供治疗？个人是否应该为自己的不安全行为买单？非感染者和社会是否有义务援助艾滋病患者和感染者？对于诸多阻碍艾滋病防治的行为是否应该采取立法的形式予以干预？

4. 医疗费用的大幅攀升导致卫生制度的改革。由于技术的创新发展以及市场化的影响，导致医疗费用在全球普遍攀升，严重冲击了许多国家的医疗保障制度。各国都在进行改革卫生医疗制度，探寻既能让公民负担得起，政府又有能力买单的医疗保障制度。但是在改革的过程中遇到了许多伦理问题，例如政府的卫生政策如何能够兼顾到公平和效率两方面？如何不至于破坏传统的互相信任的医患关系？

5. 丑闻的揭露和民权运动的高涨。在各国的医疗研究工作中，违反伦理的事件总是存在的。人们对这些事件的揭露和思考，也积极地推动了生命伦理学的发展。

（二）生命伦理学的研究内容

生命伦理学是一门应用规范伦理学。其主要内容有五个层面：

1. 理论层面

后果论（consequentialism）与道义论（deontology）这两种最基本的伦理学理论在解决生命科学和医疗保健中的伦理问题时的相对优缺点如何，德性论、判例法和关怀论（尤其是女性主义关怀伦理学）的地位如何，伦理原则与伦理经验各起什么样的作用等等。

后果论（consequentialism）：判断一个行动应该不应该做或行动的是非对错是看行动后果（效用 utility）如何。

道义论（deontology）：判断一个行动应该不应该做或行动的对错看行动本身是否按照规定的义务办。

2. 临床层面

各临床科室的医务人员每天都会面对临床工作提出的伦理问题，尤其是与生死有关的问题，例如，人体器官移植、辅助生殖、避孕流产、产前诊断、遗传咨询、临终关怀等问题。

案例：黄禹锡事件

黄禹锡（황우석，公元 1952 年~），是韩国著名生物科学家，曾任首尔大学兽医学院首席教授，他在干细胞的研究，一度令他成为韩国民族英雄、被视为韩民族摘下诺贝尔奖的希望。2004 年 3 月黄禹锡于《Science》发表第一篇论文后，2004 年 5 月 22 日韩国生命伦理学协会发表声明要求他和他的同事回答，所提供的卵从哪里来？是否获得知情同意？研究方案是否经伦理委员会审查等问题，但黄在政府有关部门支持下拒绝回答。黄弄虚作假再次在《Science》上发表论文，伪称自己成功地从克隆胚胎中引出干细胞。2005 年 12 月，他被揭发伪造多项研究成果，韩国举国哗然。黄禹锡发表在《Science》上的干细胞研究成果均属子虚乌有。2009 年 10 月 26 日，韩国法院裁定，黄禹锡侵吞政府研究经费、非法买卖卵子罪成立，被判 2 年有期徒刑，缓刑 3 年执行。

分析：黄禹锡事件说明科学家、科学管理人员和公众要关注保护受试者和维护科学诚信。黄禹锡案例之所以发生的四个条件：

（1）科学家、研究所或大学、政府有关部门不重视伦理要求；

（2）狭隘的民族主义，稍有成就就迫不及待地夸大、吹嘘、炒作；

（3）不适当的激励机制，重个人不重团队，赋予备受青睐的科学家个人；

（4）过多的资源和权力，有了问题不严肃对待，而是保护纵容。

3. 研究层面

从事流行病学调查、临床药理试验、基因普查和分析、干预试验以及其他人体研究的科学家都会面临如何尊重和保护受试者及其亲属和相关群体的问题，同时也有如何适当保护实验动物的问题。

案例：艾滋病药物试验

美国一药物公司生产的艾滋病药物在北京某医院进行临床试验。研究人员去河南农村招募受试者，艾滋病患者踊跃参加。试验结果表明这药物不怎么有效，这些受试者回农村后，其中两个死亡，一个死于自杀，与药物并无关系。患者维权者认为这是欺骗。经调查在执行知情同意过程中有缺陷，例如没有向受试者讲清治疗与研究的区别，却未严重违反知情同意的基本伦理要求，也没有欺骗。但维权者不服，仍认为有欺骗。

4. 政策、法律和管理层面

应该做什么以及应该如何做的问题不仅发生在个人层次，也会发生在结构层次。医疗卫生改革、高技术在生物医学中如何应用和管理都涉及政策、管理、法律问题，但其基础是对有关伦理问题的探讨。如某医院在 SARS 期间，因有广泛传播可能，医务人员、患者、其他人员均失去行动自由，任何人都不允许外出进入。这合适吗？

5. 文化层面

任何个人、群体和社会都有一定的文化归属，文化也影响哲学和伦理学，当然也会影响生命伦理学。如在某一文化环境中提出的伦理原则或规则是否适用于其他文化，是否存在普遍伦理学或全球生命伦理学，伦理学普遍主义或绝对主义以及伦理学相对主义是否能成立等等。

（三）生命伦理学的发展

在历史的回顾中，生命伦理学可以说是起始于源远流长的伦理思想，即医药伦理学（medical ethics）。医疗行为是人类社会发展中重要的组成，医药伦理可说是人类有医疗行为和专业人员，如古时之医巫、接生婆等同时出现。故中外许多古文明都有医疗守则，而医师授徒时或多或少都有医药伦理学的传教。在现代医学院的教学中，医药伦理学通常是一门必修的科目。但传统的医药伦理学的讲授，有两个特点与现行生命伦理学讨论的内容不同：一是在课题上较为狭窄。传统医疗伦理主要关怀的是医生与患者的关系，现代也许增加了同僚之间的伦理守则的讨论，而鲜有涉及医药资源分配的社会公平问题，人体试验的伦理问题，或新医疗科技所衍生的各种新的伦理争议等。同时，传统的医药伦理学在教学上通常由医师带学徒的方式进行，侧重实例经验的传授，鲜有专业的伦理学的讲授和分析，通常也缺乏反省批判的精神。换言之，传统医药伦理学通常被吸纳为生命伦理学的一个分支。我们今天一般不会把生命伦理学和医药伦理学区分，因为现代的医药伦理已摆脱传统的处理方式，接受现代哲学与伦理学的研习方式。而且纵使沿用医药伦理学的名义，在教学上都不可能不论及现代生命伦理学的众多课题，如安乐死、终止治疗、医助自杀等。当然生命伦理学的议题常超出医药伦理的领域，如胚胎之道德地位、复制人的伦理争议等。随着医疗科技的发展，这些议题又是不容忽视的，作为伦理学研究和分析的重要内容。

尽管，生命伦理学日益受到社会的关注，关于这方面的杂志、书籍和文献越来越多，理论研究逐渐深入，案例分析也取得了不少成绩。然而，我们仍应看到生命伦理学是一门新兴学科，面临的是不断出现的新问题，加上多元的价值观念影响，其发展必将不断受到新的挑战。

第五节　中外医德思想的比较

纵观中外医德发展史，可以看出医德的产生和发展从根本上来说是由社会存在决定的，属于意识形态范畴，并且是建立在一定的文化背景之上的，是社会文化的一部分。中国文化以汉文化为主体，以儒家思想为主干并吸取了诸子百家特别是道家和佛家思想，在宗法氏族血亲文化传统基础上，以构建政治伦理为主题的一整套思想观念体系。儒家思想也深深地影响了其他东方国家的文明，可以说中国文化是东方文化的代表。与之相对应的是起源于古希腊的西方文化，后来由于基督教的广泛传播，使整个西方文化带有了基督教的文化特征[25]。分析医学道德问题必须要结合文化背景，特别是关于生命伦理学的诸多问题，都要在一定的文化背景下展开，这不是单纯的技术问题。由不同的文化背景孕育产生的中外医德思想在许多方面有很大的不同，即使是对同一道德现象的分析思考，也会不尽相同，甚至会得出截然相反的认识。在不同的文化背景下，中外医德思想具有不同的特征[26]。

一、中外医德思想的普遍性

（一）生命神圣论

战国时期的《黄帝内经》指出："天覆地载，万物悉备，莫贵于人"，"人命至重，贵于千金"。西方的毕达哥拉斯（Pythagoras，公元前 572~前 497 年）也认为："生命是神圣的，因此我们不能结束自己或别人的生命"。当然，中国传统医德的"生命神圣论"，是在"身体发肤，受之父母"的宗法观念指导下，感到生命是神圣的；而西方传统医德的"生命神圣论"则是在强调个人价值的基础上产生的。

总之，"生命神圣论"的思想，使中外历代医学家把救活人的性命，恢复患者健康作为

---

[25] 李丛，陈嘉. 中西传统医德观的对比分析 [J]. 中国医学伦理学，2008，21（2）：73-74.

[26] 章爱先，赵志昌，宣邦东. 中外医德思想的初步比较 [J]. 卫生职业教育，2005，23（5）：30-31.

自己的从医目的，并为此而严格要求自己，从患者的利益出发，提出了许多高尚的医德规范。

（二）朴素的医学人道观念

基于"生命神圣论"，在怜悯同情患者的基础上，中国古代产生了朴素的医学人道观念，尽管都未明确表述，但比文艺复兴时期提出的人道主义要早得多。由于受当时医学科学发展水平的限制，这种良好的人道观念，往往同客观的非人道医疗实践相矛盾。欧洲文艺复兴期间的思想家们提出了人道主义的概念，打破了中世纪的"神道"医学垄断，奠定了医学人道主义的医德内涵。

（三）发源于医疗实践活动

中外医德思想均是以个人誓约的形式或散见于医学论著之中，其中大部分是个人医疗实践经验的总结，是零散的、不系统的，主要用来约束自己的思想、行为或对弟子的言传身教。如南北朝时《褚氏遗书》录有："世无难治之病，有不善之医，其德能仁恕博爱，其智能宣扬曲解；能知天地神祈之次，能明性命吉凶之数。处虚实之分，定逆顺之节。原疾诊之轻重而量药剂之多少。贯幽达微，不失细小，如此乃谓良医"。隋唐大医学家孙思邈在《千金要方》中提出"大慈恻隐"、"誓愿普救"、"无欲无求"、"一民赴救"、"普同一等"、"精勤不倦"、"尊重同道"、"举止端庄"等医德规范。再如古希腊的《希波克拉底誓言》、古印度的《遮罗迦集》和《妙闻集》、中世纪阿拉伯医学中的《迈蒙尼提斯祷文》等也都反映了医生在行医过程中体现的美德。

（四）主流思想对医德发展具有影响作用

封建宗法思想和宗教神秘思想对医德思想有着直接的影响，使之带有一定的宗教神秘色彩。这是由于当时医学科学不发达，人们把疾病看作是"天"、"神"或"上帝"对人的惩罚的缘故。中国的医德传统受到儒家"仁"的影响，基督教对西方医德思想的影响在其发展过程得到充分体现。

二、中外医德思想的特殊性

（一）产生的历史背景不同

道德是上层建筑和社会意识形态现象，是由社会存在和经济基础决定的。历史唯物主义认为，一定的社会道德由该社会的经济基础所决定，并且为其经济基础服务。同时，一定社会或阶级的道德，要通过相应的行为准则，反映这一社会或阶级的要求，并为这一社会或阶级实现其要求服务。医德属于社会道德的范畴。由于社会形态不同，不同形态社会的经济基础不同，与其相适应的医学道德内涵也不同[27]。

我国的医学起源要追溯到战国时期。奴隶社会过渡到封建社会以后，中医各科都积累

---

27 李丛，陈嘉. 中西传统医德观的对比分析［J］. 中国医学伦理学，2008，21（2）：73-74.

了丰富的临床经验，涌现了大批著名医家和著作。中国医药学理论体系由形成到发展，在世界医学史上，构成了独特的医药学。而也正是独特的医药学造就了中医独特的生命伦理观。中国主流意识形态自夏至殷，已经开始注重人事，而疏远鬼神，更明显的到了周代，"天"、"人"合一，完成自然崇拜和祖先崇拜的统一。中国古代的医德思想主要依靠师徒式的传授，以医者自我约束为主要方式，缺乏相应的制度和法规来规范行为。作为中国传统道德的重要组成部分，以孔孟之道为宗，要求医者不做任何违礼犯规的事情，铸造一种高度的意志自觉状态，强调了主体自觉的作用[28]。

在 16 世纪西方文艺复兴时代，文化思想非常活跃，以致形成了西方思想文化的最高成就——西方哲学理论体系。具有代表性的西方哲学又叫数理哲学，创立这一哲学的思想家们本身都是自然科学家，如：牛顿（Isaac Newton，公元 1643~1727 年）、伽利略（Galileo Galilei，公元 1564~1642 年）、笛卡儿（René Descartes，公元 1596~1650 年）等都是这一哲学体系的创始人之一，同时又是著名的物理学家、天文学家和数学家。这一理论体系的典型特征使形象思维模式成为它们主导性的思想方法，这一思想方法直接影响到科学、文化、艺术、医学等各个方面，使西方文明得到了空前发展。

在这种历史背景下，西方医学也逐渐形成了自己的体系，同样国外医德思想也普遍在法典中明确下来。在西方医学伦理学理论中，宗教伦理思想对其有着很大的影响。西方三大宗教传统犹太教、天主教和新教都是律法主义的，即将道德原则凝固化为律法。在西方医学伦理学中，医生的行为是否合乎道德，也往往依据现存的律法化了的道德准则。国外医德思想的一个显著特征就是着眼于患者的福利和健康，并在考虑患者利益的前提下，把有利于医学发展作为重要因素。医生除了接触患者病痛之外，还包含着求知和满足好奇心的内涵。不仅注重医学行为效果，还注重过程和机制，对人体功能结构的探求。如人体试验，中国的世俗观念认为这样是不道德的，而国外医德思想认为在医学发展的过程中，人体试验是必要的、可行的，是符合伦理道德的，从事医学研究，促进了医学发展。国外医德思想在发展过程中，比较注重把医德的一般准则渗透到临床医学规定中去。因而国外医德规范都制定得比较具体细致，并且很早就出现了由行政部门颁发的医德文件，可操作性强。另外，国外医德思想不只针对医患关系和医务人员之间的关系，而且涉及医务人员、医务部门与社会之间的关系，发挥作用的领域比较宽。

（二）产生的文化基础不同

我国古代医德思想发展受着封建伦理道德的制约，比如受儒家"礼"、"孝"、"义"的影响，反对尸体解剖，严重影响了我国解剖学的发展；受"三纲五常"、"三从四德"等伦理观念的影响，给妇女治病制定了"隔帐诊之、薄纱罩手、牵线切脉"等许多清规戒律，对体格检查、物理诊断极为不利，严重影响了我国妇科学的发展。渗透着宗教迷信色彩及

㉘ 王菊绵. 论理性主义的产生与中西医学伦理观念的异同［J］. 中国医学伦理学，2010，23（5）：28-30.

受佛教因果报应的影响，认为"仁爱救人"是积德行善，"天自报之"；反之缺德不仁则是行恶，"鬼神害之"，提出一些敬重鬼神的说教。还有的医德内容带有浓厚神话色彩，把关心爱护患者同宗教迷信混在一起，使医德思想蒙上了一层神秘的外衣。

国外医德思想受宗教神学影响很大，宗教色彩浓重，比如，基督教认为人是上帝创造的，生命是上帝的旨意，是神圣的，所以一些哲学家、伦理学家也反对人工流产。另外古代西方许多医德著作都是以祷文开篇，医生行医前要先向上帝祈祷，保佑治疗成功，宣扬宗教迷信思想。希波克拉底还要求医生要"对神信仰"；传授医术必须是"家传"、"行会"；对堕胎手术绝对排斥等；带有严重的阶级偏见和种族歧视，如在古巴比伦和印度，对医疗事故的惩罚以患者的身份和地位而定，同是一种医疗事故，因受害者身份不同，其处理结果却大不一样，这是对"一视同仁"医德思想的践踏。这些都在一定程度上阻碍了医学的发展。

（三）关注的内容不同

中医医德强调义务，医儒同道，注重群体；西方医德强调权利，医术发展，注重个体；中医把医学称为治病救人的"仁术"，认为医儒同道，甚至"医出于儒"。因此，医生必须"先知儒理，然后方知医理"，要"一存仁心"、"二通儒道"。"夫医者，非仁爱之士不可托人"，医术和医德有机统一。在医德中，包含着对医术精益求精的要求；在医术中，体现着医德的高尚。这是中医的一个重要特点。虽然古希腊《希波克拉底誓言》建立了西方医界千百年来共同遵守的医德标准，但是西医是在17世纪的科学革命之后逐步发展起来的，特别是鲁道夫·魏尔啸（Rudolf Virchow，公元1821~1902年）的细胞病理学为西医奠定了重要理论基础。科学是关于事实的判断，它只关心事实的真相而与价值无关，因而也与道德无关。作为一门知识体系西医只涉及疾病的诊断和治疗，而对价值、道德保持"中立"。因此，尽管西医也有久远的道德传统，也重视医生的道德规范，但医德没有成为西医学体系的内在组成部分。

我国古代医德思想强调"仁者爱人"，"一视同仁"。正是这种一视同仁，使得医生与民众接触的最多，最了解、最关心民众的疾苦和病痛。他们身上所表现出来的高尚医德思想，在很大程度上代表了当时劳动人民的愿望和要求，具有较强的人民性。我国古代医德思想都是在历代医家的医著中体现出来的，中医视治病救人为己任，对"苦厄求救者，一心赴救"的医德思想已成为自觉行动具有更高的自觉意识。

在功利观上，中国医德传统将医学家个人的功利消融于为患者服务之中，将解除患者的病痛作为唯一的功利追求。为医者不可有任何的私心杂念，不图病家报酬，像孙思邈等医学家在治病救人的同时给予贫苦患者资助。在价值观上中国医德传统将医学的科学价值和道德价值融为一体，认为医德与医术是不可分割的，崇高的医德就存在于对疾病的精心诊治之中。在对医德的评价和道德修养养成的方式上强调"立德"在先，对求学者，首先考虑的是道德修养，在道德养成上特别强调自律，强调医务人员的自我约束，儒家的"慎独"精神要求医德同医生自身的修养陶冶紧密结合。对疾病的认识和治疗方法上，我国古代医德思想要求医生有整体观念，辨证施治，重"整体"采用"辩证法"。

同样在功利观上，西方医德传统则对医生个人的功利追求给予肯定，将解除患者的病痛与医生个人的功利追求统一于医疗活动之中。西方医生并不讳言个人功利，公元前的《汉谟拉比法典》中就清楚的将医生治愈疾病的收费标准和医生在治疗中给患者造成损害的处罚并列在一起。在价值观上西方传统医德认为，医学的科学价值与道德价值是彼此分离的，医生的道德水平与医生的医术之间没有直接的联系，对医学活动科学评价与对医学活动的道德评价则相对分离。在道德修养上西方传统医德多以他律的形式对医学活动做出规定，这种规定就是西方国家和国际组织制定、颁布的各种"法典"、"公约"和"宣言"。

（四）中外医学道德的发展趋势

中外为医的目的都是治病救人，都注重医务人员的道德修养，都强调医务人员应具备良好的医学道德，要求从医者首先应具备"拯救生命"的崇高职业思想和工作态度，注重对患者的极力关爱与严于律己。疾病的诊断治疗是一个极其复杂的过程，医家如果草率从事会给患者带来莫大的痛苦，甚至会危及生命。因此，在工作态度上，两种医德观都要求医生谨慎认真，对患者一视同仁。但中国传统医学受儒家思想影响，认为医术是"仁术"，强调医德与医术的统一，与国外医德思想比较，具有更强的自觉意识；而西方医学受人道主义与科学主义的影响，认为医学是一门科学，强调知识性。国外医德思想所研究的问题，大部分来自于实践，而且不少是迫在眉睫的问题，直接为医学实践服务。在对疾病的认识和治疗方法上，国外则重"局部"，采用"机械论方法"。

两种医德观都具备各自鲜明的特征，对各自医学发展均有导向作用，却也都有一定的局限性。随着近现代医学的发展，中西医学的医德观逐步呈现融合趋势。

思考题

1. 国外医学道德的主要思想有哪些？

2. 迅猛发展的医学科学技术对医学伦理与道德带来了哪些影响？

3. 对比中外医德思想的异同，谈一谈如何推进我国的医德思想发展？

附：《妙闻集》简介

音译名是苏斯拉他，妙闻是中国古代的译名。他的外科手术独到，并精心设计了各种外科器械，著作收在《妙闻集》中。此书是印度阿输吠陀系医学外科的代表著作。

传说妙闻曾在喜马拉雅山的一所休养所里从师学医；他是印度学者檀梵多利的弟子。另据说妙闻只写过一本叫《箭伤论》（Salyatantra）的原稿，到公元 4 世纪由哲学家兼医药学家龙树补充修订，后经多人注释校对，最后在 11 世纪经阇迦般尼达陀注释成为现在的

《妙闻集》最早注释本。

《妙闻集》强调外科治疗的成功有赖于医生、药物、患者和助手四大要素的密切配合。其中提及助手的选择和训练，这可以说是护士的雏形。也述及医德问题，要求"医生要有一切必要的知识，要洁身自持，要使患者信赖，并尽一切力量为患者服务，甚至牺牲自己的生命亦在所不惜"。并称"正确的知识、广博的经验、聪敏的知觉及对患者的同情是医者的四德"。

《日内瓦公约》简介

《日内瓦公约》是 1864~1949 年在瑞士日内瓦缔结的关于保护平民和战争受难者的一系列国际公约的总称。1862 年瑞士人亨利·杜南在《沙斐利洛的回忆》中描写了 1859 年法、意对奥战争中沙斐利洛战役的惨状，以唤起世人对于战时救护伤病员问题的注意，并提倡各国创立救护团体。1863 年创立红十字会组织的日内瓦国际会议希望使伤员和医务人员"中立化"。1864 年 8 月 22 日，瑞士、法国、比利时、荷兰、葡萄牙等 12 国在日内瓦签订《改善战地武装部队伤者病者境遇之日内瓦公约》。公约规定了军队医院和医务人员的中立地位和伤病军人不论国籍应受到接待和照顾等。

上述公约曾于 1906 年和 1929 年进行过两次修订和补充，形成了《关于改善战时伤者病者待遇的日内瓦公约》和《关于战俘待遇的日内瓦公约》。1949 年 8 月 12 日，63 国代表在日内瓦举行的会议上，将原来的两个公约扩充为四个公约，即《改善战地武装部队伤者病者境遇之日内瓦公约》（Geneva convention for the amelioration of the condition of the wounded and sick in armed forces in the field，即日内瓦第 1 公约）、《改善海上武装部队伤者病者及遇船难者境遇之日内瓦公约》（Geneva convention for the amelioration of the condition of wounded, sick and shipwrecked members of armed forces at sea，即日内瓦第 2 公约）、《关于战俘待遇之日内瓦公约》（Geneva convention relative to the treatment of prisoners of war，即日内瓦第 3 公约）和《关于战时保护平民之日内瓦公约》（Geneva convention relative to the protection of civilian persons in time of war，即日内瓦第 4 公约）。

第四章　医德修养与人文素养

医德修养是医务人员一项重要的医德实践活动，是医务人员通过自我教育、自我磨炼，把社会医德规范转化为个人医德品质的过程。同时，医德修养也离不开人文素质的提升。随着医学科学的迅速发展和医药卫生体制改革的不断深化，医学人文精神的培育和医务人员医德素质提升已成为一项刻不容缓的重要任务。

第一节　医德修养的主要内容及意义

一、修养与医德修养

"修养"是个含义广泛的概念。"修"包括休整、修治、提高的意思。"养"包括养成、涵养、培育的意思。"修"犹切磋琢磨；"养"犹涵育熏陶，二者结合就构成了一个含义广泛的概念。"修养"主要是指修身磨砺、内心反省和道德品质上的自我提高。它主要包括三个方面的含义，一是指人们在政治、思想、文化、道德、学术等方面所进行的勤奋学习、刻苦锻炼的过程以及所达到的水平；二是指"修身养性"经过长期努力所达到的一种能力和境界；三是指用一定的道德原则和规范来反省和激励自己在实践中逐渐养成的、有涵养的待人处世的态度[29]。

医德修养是指医学工作者在为实现一定的医学理想，在医德意识和医德行为方面所进行的自我修炼、自我改变、自我提高的行为活动以及经过这种努力所形成的相应的医学情

---

[29] 高桂云，郭琦. 医学伦理学概论［M］. 北京：中国社会科学出版社，2009：132.

操和所达到的医德境界。医德修养的目的就是要通过对医德原则规范的认识和实践，使医务人员形成稳定的区别善良与丑恶、光荣与耻辱、高尚与卑微、诚实与虚伪等方面的内心信念，以此来调节个人的行为，使其符合医德规范的要求，并在有人监督和无人监督的情况下，都能自觉地按一定的原则行事。医德修养包括医德认识的提高、医德情操的培养、医德信念的养成、医德意志的锻炼、医德行为的训练、医德习惯的养成等方面，是一个长期、复杂、艰巨的过程[30]。

二、医德修养的实质

医德修养是医德规范要求得以顺利实现的重要基础，是磨炼品行的自我熔炉，是道德教育的内在课堂，是道德的社会作用得以发挥的重要杠杆。因此，医德修养作为一种重要的医德实践活动，其实质就是在医疗卫生领域中存在的两种或多种不同医德意识的冲突中，调节冲突和解决矛盾，使低层次的医德境界向高层次发展，全面提高医务人员自身医德素质。

（一）医德修养的价值观

医德修养的价值，就是医务人员为谋求最大限度地满足人们和社会的健康利益需要的一种道德关系属性。由于职业的特点，医务人员的医德品质，直接关系到患者的生命安危，关系到千家万户的切身利益，受到社会各方面的普遍关注。一个有医德修养的医务人员，不仅要对患者负责，而且要对整个社会负责，这就要求医务人员必须牢固地树立医德修养的价值观。在医学实践中，人们常会遇到社会利益与个人利益的矛盾，社会发展与医学进步的矛盾，眼前利益与长远利益的矛盾等等，这些矛盾的形成和处理都必须用医德修养的价值观来衡量、判断和选择。医务人员应把对患者的负责同对社会的负责统一起来，把二者作为从事医学工作的最高使命，并学会使用价值分析方法解决矛盾冲突。也就是说，医务人员必须以义务论[31]为前提，把义务、公益和价值观统一起来，妥善解决当代医学及其发展中的道德问题，为医学事业的发展和人类健康，推动社会主义物质文明和精神文明建设等方面提供可靠保障。

（二）医德修养的自律观

所谓自律，就是主动地、自觉地自己约束自己，"我要这样做"。自律和他律是进行医德修养的两种基本手段。自律是他律的内在基础，他律是自律的外部条件和引导机制。他律可以促进和推动自律，而普遍的自律则又会形成有力的他律氛围，由此形成医德修养的

---

[30] 高桂云，郭琦. 医学伦理学概论［M］. 北京：中国社会科学出版社，2009：134.

[31] 义务论，所谓"义务论"又称道义论。与功利论相反。"义务论"主张人的行为道德与否，不是行为的结果，而是行为本身或行为依据的原则，即行为动机正确与否。凡行为本身是正确的，或行为依据的原则是正确的，不论结果如何都是道德的。恰如弗兰克纳所说："道义论主张除了行为或规则效果的善恶之外，还有其他可以使一个行为或规则成为正当的或应该遵循的理由——这就是行为本身的某种特征，而不是它所实现的价值。"（注：［美］弗兰克纳：《善的求索》，辽宁出版社 1987 年版，第 31 页。）"义务论"亦可分为行为道义论与规则道义论。

良性循环。医德修养从根本上说还得靠自律，内因是根本，外因是条件，外因要通过内因起作用。医德修养作为一种自觉的行为和过程，离不开自律。医务人员要加强医德修养，提高医德品质，必须自觉进行自律观的培养。

（三）医德修养的他律观

"他律"一词最早源于古希腊语，意为人以外的规律。他律，就是被动地靠他人来约束自己，"要我这样做"。医德修养的他律观，其主要理念是医务人员在行为选择中，其医德观念和行为动机等环节受制于社会所制定推行的医德规律及其赏罚机制的决定或影响。它解决的是医务人员行为选择中的外在规范、约定和导向，即医务人员接受社会为自己确立的医德法规，并遵循这些医德法规行事。

在医德修养上，他律的作用是不可忽视的。医德他律主要表现为医德教育、医德评价、医德监督等方面。树立医德修养的他律观，就是积极参加医德教育、医德评价、医德监督，从而促使自己从客观他律走向主观他律直至达到自律。医德教育是医德他律的起点，因而也是医务人员全面养成医德素质的起点。医务人员并非生而知之，只能在参与、接受医德教育的过程中习得这些素质。评价是道德他律机制的核心。积极正确地参与医德评价，不仅仅是为了在评价别人时能够做到准确无误，更重要的是为了以他人为鉴，铸造自己的医德素质。医务人员参与医德监督机制的建设，应做到以下两个方面：一是学习做被监督者，学习适应被监督；二是学习做监督者，学会自我监督，学习监督同事，积极参与医德监督机制建设，使医德环境得到优化。

（四）医德修养的实践观

医疗实践是医德修养的根本途径，也是医德修养最重要、最根本的方法。医德具有知行统一的特点，而这种统一只能在医疗实践中才能实现。离开了实践这一根本途径，任何道德修养方法都不可能培养出优秀的道德品质和高尚的道德人格。

医疗实践是检验医德修养水平高低的唯一标准。判断一个医务人员的医德品质，并不只是看他能背多少医德规范或条文，而是看他的实践，通过分析他在医疗工作中的服务质量、服务态度而做出科学的分析和判断。只讲不做，或者言行、表里不一，或者说的是一套，做的是另一套，或者把有关医德制度、规定等看成是空洞的说教，而不真正严格按照有关规范的要求去做，都是脱离实践的表现。作为一名医务人员，只有身体力行，把自己掌握的医德基本原则和规范运用到医疗实践中去指导自己的言行，并且用实践的结果对照检查自己对这些原则和规范理解和实行的情况，才能准确地认识自己在医德修养上所下的工夫和达到的水平，也才能准确地发现自己的差距，从而去纠正不符合现时医德要求的思想和行为，推动医德修养的不断深化。

三、医德修养的意义

（一）加强医德修养有利于医务人员自律

　　加强医德修养有利于提高医务人员的自律性，这对于从事医疗卫生服务领域工作的人来说极其重要。由于医务人员与患者之间存在着医疗信息不对等的现象，在医疗服务工作中更需要医务人员的良心发挥作用，自觉遵守道德规范、严格自律。许多优秀的医务人员之所以能够急患者之所急，想患者之所想，帮患者之所需，待患者如亲人，为了抢救患者，不分白天黑夜，全力以赴，连续工作，舍己为人，甚至以身殉职，关键在于他们具有高度自律性品格。这种高度自律性品格，使医务人员不但能够始终按照已经形成的医德信念支配行动，把义务约束转化为行为自觉，而且能够运用自律力克服医疗实践中的各种困难，约束可能发生的失言和不良行为，从而使自己的医疗行为时刻能有利于患者与社会，表现出高尚的医德境界。

　　（二）加强医德修养有利于培养高尚医德

　　高尚医德的养成不仅需要外在的教育，更需要加强内在的修养，外在的教育成果最终要靠内在的修养起作用。加强医德修养就是要培养高尚医德。加强医德修养，有利于培养医务人员自觉遵循医德原则，自觉遵守医德规范；有利于培养医务人员的同情心、爱心、责任心。通过医德修养培养自身的高尚品质，在医疗活动中自觉养成对患者认真负责，细心检查，精心治疗；遇到问题认真钻研，全心全意为患者服务，爱岗敬业、乐于奉献的品质，不断提高医德境界。

　　（三）加强医德修养有利于树立正确的人生观

　　医德修养是道德品质修养的组成部分，是医务人员经过学习和陶冶，对医德理论的理解、积累和医学道德的觉悟程度。医务人员通过不断加强自身医德修养，把个人的前途同祖国的医疗事业结合起来，以患者利益至上，以解除患者痛苦为快乐；以承担医疗工作重任、严谨求实、科研创新为光荣；以爱岗敬业、无私奉献、医疗事业成功为幸福，努力成为一个有益于社会、有益于人民的高尚的人。医务人员只有逐渐树立了正确的人生观，才能树立正确的医学价值观，才能增强社会责任感，形成高尚的医德意识，才能身体力行遵循职业道德，承担医德义务和医德责任。

　　（四）加强医德修养有利于医务人员成才

　　良好的医德修养不仅是发挥医学人才自身主观能动性的动力，也是使医学人才的知识和智能结构达到最佳状态的动力。医务人员在医疗实践过程中要做到优质服务，不仅要凭借扎实的专业知识、专业技能，还要注重服务态度、待人处世的方式方法等问题。这些问题表现在爱心、耐心、责任心等诸多方面，是医务人员综合素质的表现，也是职业道德水平的外在体现。凡古今中外医学大家无不具有高尚医德，因此，医务人员不仅要学习专业知识、专业技能、更要培养良好医德，学习医德修养知识、掌握医德修养方法，打好医德修养基础。随着社会发展以及医学模式的发展演变，要养成自觉修养的良好素质，不断学习、经常内省、与时俱进，为满足患者不断增加的需要而提高和完善自己，才能成为一名合格的好医生。

医德修养小案例

中新网保定 2011 年 8 月 6 日电：经当地警方 6 日证实，河北省安国市某医院在对一名被车撞伤的流浪女出诊时，进行简单包扎后将其丢弃至邻县境内树林，该女子第二日被发现时死亡。警方已对包括医院当班副院长在内的 5 名涉案人员进行刑事拘留。此消息一出，引发媒体极大关注，网民谴责声一片。这起事件给医疗卫生行业敲响了什么样的警钟，引起我们什么样的思考？

四、医德修养的境界

医德境界是指医务人员以一定的医学观念为基础，在调整个人与患者、社会之间的利益关系中所形成或达到的觉悟水平和道德情操。一般可分为四个层级：

（一）利己主义的医德境界

这种人的人生观是自私自利的个人主义，其道德标准是把私利当作不可侵犯的东西，唯利是图，他们的医疗行为是以个人私利为目的的，把医疗职业作为谋取私利的手段和获得个人名利的资本。他们对患者的态度往往以能否给自己带来好处为标准。各种诊疗技术、听诊器、手术刀、诊断书、处方笺等，在他们手中都成为了交易商品、图谋私利的资本和工具，这种品格是令人唾弃的，必须加强道德教育，绝不能听之任之。

（二）先私后公的医德境界

具备这种境界的医务人员在认识和处理公私关系时，希望在追求和获得个人利益的同时，不损害他人和集体的利益，但往往偏重于个人利益。其特点是对患者的态度不稳定，责任心和服务质量忽好忽坏。当集体的利益和个人的利益相一致时还能考虑患者和集体的利益，而当两者发生矛盾时，往往要求他人和集体的利益服从自己的利益。对于这些人虽不必过于苛求，但也不能任其发展。这些人若不加强自身的道德修养就容易滑入自私自立的道德境界。

（三）先公后私的医德境界

先公后私的境界属于医德品质体系的初级境界，目前我国大多数医务人员的道德品质基本达到了这个层次。先公后私的境界不是自发的，是在医学实践中通过深入持久的医德教育和医务人员个人修养的不断努力而逐渐发展形成的。这种医德境界表现为医务人员能比较正确地处理个人与事业、个人与集体、个人与患者、个人与同行之间的关系。他们能够以患者健康利益为重，为医学事业诚实、积极、忘我地工作，愿意多做贡献，严于律己，宽以待人。这部分人经过医德教育和医德修养的提高，还会达到更高的医德境界。

（四）大公无私的医德境界

大公无私是医德品质的最高境界，是先公后私医德境界的直接升华。这种境界表现为医务人员的一言一行、一举一动，都以有利于医学事业为准则，时刻牢记为公民健康身心服务的宗旨。他们在行动中总是表现出毫不利己专门利人的精神。这是医德境界的最高层次，它代表了人类医德修养的发展方向。

医者故事

原北京军区总医院优秀外科专家华益慰，用一生的医学活动践行了医德修养的实质，履行了一名平凡大夫的神圣职责。华益慰出身于天津医学世家，家中挂着"医乃仁术"的牌匾。他为人谦恭，淡泊宁静，敬业乐群，默默地在医学岗位上坚守了一生。作为一个医生，华益慰有着良好的职业习惯：每天早晨上班他总是提前半个小时赶到，查看病房、准备医嘱；每次查房他都稳稳地站在病房前，微笑着与患者交谈；冬天为患者查体，他总要先搓热双手、捂热听诊器；手术前他会提前到手术室等候患者，帮助摆好体位，让患者在麻醉前看到医生；手术中他都要亲自开腹关腹，直到缝好最后一针；手术后他总是和护士一起把患者抬上车送到病房，交代注意事项；无论从哪里出差回来，他第一个要去的地方不是家而是病房……2004年75岁的张虎宝老人因为脑出血导致半身瘫痪失语，同时伴有严重的吞咽障碍。老伴带他走了好几家医院，最后来到北京军区总医院，华益慰决定为他做肠造瘘手术。手术前华益慰一天三次到他的病床前看望，反复向他讲解这个手术的大致步骤和方法，直到患者终于明白点头同意；手术后华益慰仍然是一天三次到他的病床前与他谈话，交代注意事项。一直陪伴在旁的老伴儿感动得落泪了："走了这么多地儿，都是例行公事的查体，从没人跟他打招呼，只有华主任把他当成有血有肉的人！"最终华益慰成为张虎宝除家人以外唯一能认识的人，手术后身体恢复中，他学会发的第一个音是从"华"开始的，说出的第一句话是："华主任好"。

2005年7月25日早晨，华益慰像往常一样平静地早早来到病房，他要为一个患者做甲状腺肿物切除术。华益慰见到护士长悄悄说道："我昨天做了一个胃肠造影，情况不太好，胃的蠕动比较慢，最近就不要再给我收患者了。"护士长一听冲口问了一句："该不是皮革胃吧？"华益慰不动声色地说："我担心的就是这个。"护士长几乎惊呆了，"皮革胃"是一种恶性度极高的胃癌。护士长深知向华主任这样搞了一辈子消化外科的专家，现在他比谁都清楚自己的身体里发生了什么。"主任，今天这台手术就算了，让别的医生做吧，您还是赶紧去做检查。"华益慰摇摇头："这台手术是我跟患者说好了要给他做的，我不能让人家失望。"手术室像往常一样安静，华益慰操在手里的手术刀像往常一样精准而细腻。2个小时以后，手术顺利完成了。

第二天华益慰住进了病房，几天后他做了晚期胃癌全胃切除术。术后华益慰出现了严重的并发症和化疗副反应，承受了常人难以想象的痛苦，他对科室的于慧聪主任反复叮嘱："通过我自身的感觉，以后遇到这类患者还是不要作全胃切除术，这样的患者生活质量太差。可以考虑留那么一点胃，如果不能留，宁肯不做。我们当医生的，不能单独治病，而是要治疗患了病的患者啊！"他还拉着病理科主任丁华野的手说，他的病多次检查未能确诊，手术后可以见到的所有并发症都同时出现了，这是他从医56年里从来没有遇到过的，所以一定要做尸体解剖，看看能不能有所发现，也好给后人积累一点经验。华益慰在病榻前留下"三不"、"一自愿"的人生遗言。他说"作为医生，在许多年的工作中，为患者能做的是能得到他们的认可。我很满足，也很感激，我愿以我父母曾经的方式作身后的安排，不发讣告，不作遗体告别，不保留骨灰；自愿做遗体解剖。"如此的遗嘱，平凡的工作，默默的付出，蜡烛般的献身，自我诠释了一名医生的伟大，真正体现了"大德无碑，真水无香"的高尚品格。以患者为本，是医护人员的职责，从华益慰前辈的身上，可以感受到他平凡之中的伟大。华益慰曾经说过："我这辈子，从没有做过一次对不起患者的事，从没收过一个红包，从没拿过一次药品回扣。"一个个可贵的"没有"，为现代医生敲响了灵魂的警钟，也真正能折射出华益慰高尚的医德精神。

第二节　医德修养的基本途径与方法

一、提高医德修养的基本途径

医德修养的过程，实际上是个体医德品质形成和完善的过程，是一个不断认识、不断实践的复杂过程，绝非是朝夕之功、一蹴而就的。它不仅需要正确的世界观和人生观做指导，还必须与防病治病、维护人民健康的医学实践相联系，与具体的医德行为实践相联系，才能不断地提高自己的医德境界。医务人员为了达到提高医德品质的目的，在医德修养方面，必须遵循正确的途径。医务人员之所以强调进行医德修养，要具备良好的医德品质，归根到底是为了在医疗实践中更好地为患者服务、为医学的发展和社会进步做贡献。

（一）提高思想认识确立医德信念

医德信念是医务人员在已经形成的医德认识、医德情感、医德意识的基础上，内心逐步养成的一种实践医德义务的真诚信仰和执著追求。在医务人员的医德品质中，医德信念始终居于核心地位。医德信念具有坚定性、持久性、自律性等特征。良好的医德医风，源于坚实的医德信念。只有通过提高医德认识，培养医德情感，形成坚定的医德信念，才能具有明确的价值取向、自觉的行为和持续的自制力，才能养成严谨自律的工作作风，自觉遵循医德原则和规范，积极主动为患者做好每一件事，以强烈的责任心和使命感捍卫自己的信仰和事业，才能最终达到提高医德修养的目的。

从发展的趋势看，随着市场经济的发展，医德建设和经济效益两者统一的程度会越来越高。但从我国现阶段的情况来看，医德建设和经济效益二者脱节甚至背离的现象还会在一定时期内存在。医疗卫生行业作风受到社会政治、经济、文化等条件的影响以及卫生系统内部管理体制、思想教育、制度建设等诸多因素的作用，不断地出现新情况，新问题。

医务人员在医德实践中提高医德认识，在实践中通过持久磨炼形成坚定地的医德信念变得更为重要。这些医德信念可以在相当长的时间内影响和支配医务人员的医德行为，引领着医务人员以崇高的医德品格、高度的工作热情，全心全意为人民服务、无条件履行医德义务、不断提高医德境界。

（二）塑造高尚情操培养"医者仁心"

我国教育学家叶圣陶曾经说过："高尚的情操就是时时刻刻想到自己在人民之中，是社会的一员，应该而且必须为人民为社会做有益的事，一辈子这样，决不改变。"情操的特点有复杂性、理智性、沉静性、高尚性、持续性。道德情操是指当人们根据一定的道德标准来评价自己和别人的思想、言论和行为时所产生的积极的情感体验。医务人员在医德实践中应确立积极的道德情操，从实际出发激发自我动力，科学估价自己的条件和潜能，为提高医德修养而奋斗。

"仁"在《说文解字》中的解释是："仁，从人从二。亲也，亲爱"。"仁心"主要体现在以下几个方面：大慈恻隐之心，充满同情心的医务人员是形成理想医患关系的主体，而现代医疗活动中医患关系物化和非人格化趋势突出。如果不唤醒医务人员最基本的大慈恻隐之心，医德将无从谈起；舍己为人之心，医学事业的发展，无处不体现着医务人员不顾自身安危，舍己为人的自我牺牲精神。这种精神"并不因现代实验医学的发展，实验手段的提高而减色，而是在赋予新的内容与新的形式下更加发扬光大"；推己及人之心，"老吾老，以及人之老；幼吾幼，以及人之幼"，是治国之道，也是为医之道；一视同仁之心，现今社会中受"追求物质利益和商业利润"的影响，医患关系的人道主义基础正在受到削弱，医务人员时刻注重医德修养，做到一视同仁尤为重要；救人水火之心，救病如救火，瞬息不容缓。当一个生命危在旦夕的时刻，应勇担风险地挺身而出，不能为逃脱责任怯懦地回避旁观；医务人员在医学实践中应始终以仁爱之心爱人，始终规范自己的言行，时刻注重医德修养，通过不断的实践和选择确立个人追求的目标，并善于把自己的近期、中期和长期奋斗目标结合、统一起来。从现在做起，从平凡的小事做起，少说空话，多做实事。怀着只争朝夕的精神向理想的目标前进。

医者故事

林巧稚是我国现代妇产科学的主要奠基人之一，1929 年她以优异成绩从协和医学院（现北京协和医学院）毕业后，被留在协和医院当妇科医生。她勤奋工作，无论白天黑夜、严寒酷暑，都为治病救人而忙碌；不管什么样的患者，她都有求必应。她一直信奉一句中国古语"医乃仁术，医者仁心"。她曾多次前往英国、奥地利、美国深造，回国后她把自己的一切都奉献给了妇产科事业，她解除妇女的痛苦，分享母子的快乐，忙得连自己的婚姻和家庭都顾不上。

林巧稚的医德和对患者无微不至的关爱是出了名的。她看患者从不问贫富更不是在手术台上向患者要钱的那种医生。相反她往往还向被救治的贫苦患者贴钱。有一次，天色已晚，一个人力车夫找上门来求她给妻子接生。她随车夫钻进了漆黑的胡同，在车夫低矮的住房中看见了在痛苦中呻吟的孕妇。这时孕妇羊水已破，但因胎位不正造成难产，母子的生命危在旦夕。林巧稚一边轻声安慰，一边紧急处置，终于使孩子在黎明时分顺利生下。当车夫因没有钱觉得无以为报的时候，林巧稚竟从身上掏出 50 元给车夫，让他买点营养品给妻子补补身子，然后悄然离去。

　　林巧稚是一位勤奋的实践家，她一生中为成千上万的妇女接过生，治过病，甚至为不少母女两代人接过生。林巧稚带学生特别注意培养他们的实践能力。她有一句非常有名的话：要想当一名合格的妇产科医生，至少要接生一百次，才能获得最基本的经验。因此，她带的学生，几乎个个都成为了妇产科有名的专家。她常说："当一个医生，首先要知道自己的责任重大，患者把整个生命都交给了我们，我们要把她们当成自己的亲姐妹一样，从每一件细小的事情做起，体贴和关怀她们……"林巧稚不仅这样说，也是这样做的。她几十年如一日，坚守在工作岗位上，用她的爱心和高超技艺，迎接了五万多个小生命来到人间。许多父母感念他从死亡线上救出自己的婴儿，就给自己的孩子取名为：念林、爱林、敬林、仰林……

　　（三）养成良好习惯注重行为实践

　　良好的医德行为和习惯是医德修养的目的，也是衡量医务人员医德水平的客观标志。医务人员只有形成规范的行为和良好的习惯，才能够真正实现以德治医。良好习惯的养成要依靠医务人员的高度自觉性以及法规、传统习惯及习俗等的他律。相对于其他行业来说，医疗卫生行业作为一个涉及广大人民群众的健康和生命安危的，需要特殊专业技术的服务行业，从诊断到治疗，从用药到手术，从医疗到护理，从科室管理到医院管理，都有着严密科学的规章制度，如医疗工作核心制度、会诊制度、医德医风考评制度、医患关系工作制度等，这些都是很好的他律形式，有着浓厚的行业他律条件氛围。医务人员要充分利用这些形式，自觉接受监督，养成良好的行为习惯，才能使自己在医德修养上不断进步。

　　医德修养的根本途径在于医学实践，即在实践中训练。这是因为，医学实践是医德修养的前提和基础。医务人员只有在医学实践中，才能表现出医德活动，才能磨炼出医德意志，才能培养出医德情感，才能树立起医德信念，才能养成良好的医德医风；也只有在医学实践中，医务人员才能深刻认识和理解各种医德关系，才能暴露自己的思想矛盾，才能认识到自己的行为是符合还是违背医德的要求，才能把学习得来的东西真正地转化成自己的高尚的医德品质，否则，只能是纸上谈兵。医学实践又是医德修养的目的和归宿。医德修养本身只是一种手段，其目的是培育医务人员的高尚的医德品质，提高医务人员的医德境界，以便更好地进行医学实践。离开了这个目的，为修养而进行修养，是毫无意义的。

医德修养小故事：歪风没有刮到南方医院

通过医德医风教育，南方医院医务人员的医德修养提高了，精神面貌发生了很大变化，好人好事层出不穷。该医院常年危重患者多、手术患者多、卧床患者多，在"一切为了患者"的服务理念感召下，大家超负荷工作，毫无怨言。为了照顾危重患者，有的医生护士连续上几十个夜班。家住院外的同志，有时为了抢救危重患者，常常半夜打出租车也要赶到院。对患者，不论是有钱的老板，还是穷困的打工仔，都一视同仁。有的护理人员在护理精神患者时，无端受到打骂，依然面带微笑，劝慰、关心患者。许多患者以赠送礼品、红包等方式，对医务人员表达真诚的谢意，都被医务人员婉言谢绝了。有的实在推辞不了，收下后马上交给组织处理。20 年来，该医院医务人员上交红包金额达 30 多万元，金项链、金戒指等物品达 2000 余件。有一位入住南方医院的患者，不相信这里不收红包。出院前，她试探性地给主任、主治医生、护士长、护士等人各送了一个红包，都被原封不动地退还给了她。她以为送的钱太少，索性又加倍送去，还是无一人收下。这个患者感叹地说："我算服了"。泰国《新中原报》曾连载长篇通讯，称赞南方医院"改革开放多年，但歪风没有刮到这里……"

总之，提高医德认识确立医德信念、塑造高尚情操培养医者仁心、养成良好习惯注重行为实践是医务人员提高医德修养水平不可缺少的重要环节。医务人员在医德修养的活动中，要注意调整好自己的伦理角色，功夫下在内化上，注重医德修养的实效性，无论是参与理论教育活动，还是参加实践教育活动，都力争实实在在有所收获，逐步提高医德辨识能力、评价能力、行为选择能力、医德建设能力，最终达到不断提高自己的医德修养水平的目的。

二、提高医德修养的基本方法

医务人员怎样才能使自己的医德修养达到崇高的境界？中国有一句谚语："玉不琢，不成器"。医德修养是一种雕琢磨炼的过程，想成就事业的医务人员，就必须进行磨炼、笃行。医德修养除了有正确的途径外，还必须有科学的方法，进行医德修养的具体方法可以是多种多样的。

（一）学习

学习是医德修养基本的方法。学习不仅可以使人接受新事物，了解和掌握新信息，还能促使人们研究新情况和新问题，使自己更好地适应社会、工作。因此，医务人员进行医德修养应把学习作为最基本的方法。良好的医德品质不是"良知"、"善端"自然扩充的结果，而是医务人员在医疗环境中主动学习和注重修养的结果。因此，医务人员道德水平的提高，离不开文化知识和医德理论的学习。

1. 重视学习，自觉学习

重视学习，自觉学习就是所谓的"重学"，是实现自我修养的首要途径。重学的程度越高，修养的质量越高，对自我修养的实践就越有益。重学之一是知之，就是求得知识、克服愚昧的行为过程；二是好之，这是非智力因素积极参与的学习行为，其外在表现是安贫乐道、笃志好学、虚怀若谷、学而不厌、随地从师、躬行实践、迁善改过；三是乐之，这是学习的最高境界，"知之者不如好之者，好之者不如乐之者"，是自身人格世界向"善"的升华，是在对"真"的发现与领悟中产生的愉悦，它是建立在全部心理活动基础之上的对学习的快乐和满足，使人进入一种自强不息、欲罢不能、学道相融、浑然而一的境界。重学就是要加强对这三种境界的理解和遵循，博学之、审问之、慎思之、明辨之、笃行之，奠定自身学识和修养的基础③②。

2. 文化、专业理论知识的学习

一个人修养高低，虽不能全凭知识深浅来衡量，但知识的丰富性对于提高修养的重要性却是显而易见的。不能指望一个不学无术、胸无点墨的人能有多高的修养，何况医务人员的研究和服务对象是世界上最为复杂的人，没有广博的知识，难以精通医术③③。因此医务人员首先应该努力培养专业知识学习兴趣，激发对专业知识学习的信心和热情，调动主观能动性去领悟专业知识，并通过探索发现去建构专业知识结构。要抓紧临床实践技能的学习，提高临床思维能力及分析问题、解决问题的能力。同时还要博览群书，不仅要认真学好医学专业知识，还应涉猎一些人文科学，如文学、哲学、心理学、美学、社会学等，更好地了解社会、体谅患者，拓展知识面并且勤于实践。医德理论知识的学习也是非常必要的。科学文化是陶冶医务人员情操的知识基础，医德理论是医务人员医德修养的指南。医务人员掌握医学伦理学等学科的理论知识越多，精神世界就越丰富，对医学行为的道德意义理解得就愈深刻，医德行为也就愈自觉。医务人员只有掌握了医德理论知识，才有明辨善恶的能力，才能将其转化为自己的内心信念，指导自己的医疗和生活实践。

医德修养小案例

医生甲在与医生乙的谈话中，回忆起了一段往事，他说："我刚参加工作时，由于检查诊断水平不高，曾经出现过一次误诊。患者复诊时，经验丰富的科主任做出了明确诊断，当时我也在场。看到患者仍以信任的目光对待我，自己感到很内疚，深感对不起患者。就在那段时间，科里还推举我为先进工作者，我说什么也没有接受。从此以后，我从内心深处认识到，只有自觉学习，努力掌握临床检查诊断本领，才能真正为患者提供优质服务。"从这个案例中我们得到了什么感悟？

3. 向古今中外的先进人物学习

学习古今中外优秀的医德思想，学习同行优秀的医德品质，完善自己的人格，向医德

---

③② 黄蓉生，宋春宏. 思想道德修养 [M]. 北京：中国人民大学出版社，2003，296-297.

③③ 杨金奎. 论医德修养的要求与方法 [J]. 中国医学伦理学，1996，48（4）：41.

理想境界迈进。学习先进人物的医德行为，效仿历代医家的高尚医德情操，以榜样的力量来鞭策自己，全心全意为人民的身心健康服务。先进模范人物是时代的代表，也是身边的最有说服力的学习榜样。在医疗卫生战线中，这样的先进模范人物数不胜数。如"全国医德楷模"、"全国医德标兵"、"首都十大健康卫士"以及在抗"非典"斗争中，涌现出的以钟南山为代表的一大批模范先进人物等，他们的先进事迹感人至深，不仅是医务人员学习的榜样，也是全国人民学习的榜样。作为医务人员应该以他们为榜样向他们学习，从他们的身上吸取力量，在自己的工作中加强医德修养，为我国的医疗卫生事业做出自己应有的贡献。

医者故事

广州呼吸疾病研究所所长钟南山是中国工程院院士，1960 年毕业于北京医学院（现北京大学医学部），1984 年被授予首批国家级有突出贡献的专家称号，2004 年被授予白求恩奖章，2007 年荣获全国道德模范称号。1979 年钟南山考取了公派留学资格，前往英国爱丁堡大学进修。充满抱负的他刚到英国就被浇了一盆冷水，英国法律不承认中国医师的资格，导师弗兰克当时也不了解中国，他不信任钟南山，原本两年的留学时间，被限制为八个月，八个月如果做不出什么工作，只得自己找出路。钟南山压力很大，这不仅是个人工作没着落，达不到学习目的，无颜见江东父老的问题，更重要的是这关系到中国医生的形象，关系到祖国的声誉。钟南山暗自下了决心：一定要用实际行动为中国医生、为祖国争口气！留学期间他刻苦学习、拼命工作，取得了六项重要成果，完成了七篇学术论文，其中四篇分别在英国医学研究会、麻醉学会和糖尿病学会上发表。他的勤奋和才干，彻底改变了外国同行对中国医生的看法，赢得了他们的尊重和信任。英国伦敦大学圣·巴弗勒姆学院和墨西哥国际变态反应学会分别授予他"荣誉学者"和"荣誉会员"称号。当他完成两年的学习后弗兰克教授一再盛情挽留，但钟南山回国报效的决心已定。他说："是祖国送我来的，祖国正需要我，我的事业在中国。"

2003 年，我国局部地区发生了"SARS"（重症急性呼吸综合征）的疫情，疫情严重，很多医务工作者被感染。关键时刻，钟南山主动请缨"把病情最危重的患者送到我们这里来"，极大地稳定了医疗队伍的情绪。在抗击"SARS"的斗争中，作为防治"SARS"的权威专家，钟南山一方面指导参与对 SARS 患者的救治；另一方面积极投身到另一条战线：他多次参加国际性学术会议，实事求是地告诉各国的专家学者在中国发生的"SARS"事件以及中国政府和中国人民在这次事件中所做出的努力和成绩。2003 年 5 月 28 日，钟南山应邀在全美胸肺学会上作了《中国重症急性呼吸综合征发病情况及治疗》的专题学术报告，他专业、开放、实事求是的态度，有理、有利、有节的辩论风格，引起美国主流媒体的关注。著名的 CNN 电视台在《今日美国》中评论"中国大陆的'SARS'发病率已经明显下降，令人鼓舞"。

　　钟南山的努力一定程度上打击了某些国外势力借"SARS"事件丑化中国的企图，使国际社会对中国的疫情有了一个客观公正地认识。他带领广大医务人员发扬连续作战的精神，虽因过度劳累曾一度患病但仍坚持工作，在大量临床实践的基础上，他率先摸索出一整套救治"SARS"患者的方案，有效地降低了死亡率，提高了治愈率，他积极地组织人力总结经验，撰写论文，对全国的"SARS"防治起了重要作用。

　　多年来钟南山"奉献、开拓、实干、合群"的精神被同志们亲切地誉为"南山风格"。"SARS"让医生变成了真正的战士，钟南山医生也成为了民族英雄，被誉为"抗击'SARS'第一功臣"。这不只在于他的高深医术，也不只在于他的高学历，而是在于"把病情最危重的患者送到我们这里来"的革命英雄主义和乐观主义，这句掷地有声的话显示出了他的英雄本色，体现了一个医务人员在大难面前所表现出来的毫不利己、专门利人的精神风貌和高尚医德，是值得每位医务人员在医德养成中学习的[34]。

　　（二）内省

　　所谓内省，就是自己经常运用医德原则、规范对自我内心世界进行检查、反省、扪心自问，做出自我评价，调控自我行为达到自我完善，培养自我的高尚人格的方法[35]。

　　1. 内省与"养德至善"

　　我国古代伦理思想家十分重视修养中的"内省"的功夫。孔子说："内省不疚，夫何忧何惧？"曾子则称："吾日三省吾身。"韩愈认为："早夜以思，去其不如舜者，就其如舜者。"即每天早晚都要反省自己，找出与圣人的差距，并努力去消除这些差距。王阳明更是强调"省察克治"的功夫。这种自我"内省"，已经成为中华民族具有高度自我批评精神的优良品质。现阶段仍应以此作为"养德至善"的重要途径。医务人员要长期地反复进行"内省"，这是高尚医德的一种表现形式，也是培养良好医德品质的重要方法。

　　2. "自识"的方法（反省与感悟）

　　按照马克思主义认识论的观点，人有两个自我，一个是现实中的自我，一个是自己认识上的自我，这两个自我往往差距较大。因此人们经常说，人贵有自知之明，心理学上把它称为自我知觉。这种自我认识的途径，就是我们强调的"自识"的方法，应该说这是医务人员进行自我修养的最佳途径。从本质上说，它是一种发自内心的自觉活动，是一种理性的自我反思和感悟，理性的反思与感悟有助于医务人员养成"吾日三省吾身"的习惯，使自我修养达到理想的境界。老一辈无产阶级革命家和一些杰出人物非常重视反省的方法。陈毅之所以成为一位伟大的无产阶级革命家，与他反求诸己，谦恭律己，"中夜常自省、悔愧难自文"，"灵魂之深处、自觉才可能"的内省精神是分不开的；恽代英有《每日反思表》；雷锋每日睡觉前大脑要"过电影"等等。这些都是值得医务人员在自我修养中借鉴

　　[34] 戴慧华. 医乃仁术——古今中外医德故事 [M]. 上海：上海科学技术出版社 . 2010：118–120.

　　[35] 高桂云，郭琦. 医学伦理学概论 [M]. 北京：中国社会科学出版社，2009：134.

和学习的㊱。

3. 自我解剖、自我批评

医德修养必须通过经常地、自觉地解剖自己，评价自己，分析自己，调控自己，才能使自身的医德境界不断地向更高目标升华，并抵制社会上不良风气的影响。古人有云："人非圣贤，孰能无过？"医务人员在医学实践中，也难免出现这样或那样的失误，在工作和生活中不可避免地会存在某些弱点、缺点甚至错误。因此，要经常地反省和检查自己的思想、行为是否符合医德要求，自觉地开展自我批评改正错误。每个有道德觉悟的医务人员，都应有知耻之心、改过之勇，对自己的差错和过失决不能听之任之，无动于衷，要敢于和善于自我解剖、自我批评。当然，这些行为绝不是脱离实践的修身养性和"闭门思过"，而是联系自身实际、患者实际和社会实际而进行的积极的自我解剖、自我批评，以不断求得新的进步。同时，医务人员还应该借助外部的信息，包括医德舆论、他人的评价来检查自己的行为，好的行为应坚持，错误的行为要勇于修正。只有这样，才能很好地进行自我修养，培养自己高尚的医德品质。

（三）慎独

"慎独"一词出自儒家。《礼记·中庸》中记载："莫见乎隐，莫见乎微，做君子慎其独也。"其意是说，最隐蔽之处最能看出人的品质，最微小之事最能显示出人的灵魂，所以君子当一个人独处时，总是非常小心谨慎，不做任何不道德的事情。"慎独"强调了道德主体内心信念的作用，体现了严格要求自己的道德自律精神，指出了一个人自觉实践道德行为的意义。慎独是一种修养方法，是一种高尚的精神境界，也是一种自我挑战与监督㊲。

1. 慎独的形成与建立

"慎独"作为医德修养的方法，是指医务人员单独工作、与患者接触，无人监督时，仍然能够坚定医德信念，履行医德原则和规范的要求，不做任何损害患者的不道德的行为；仍能自觉进行反省，并经过这种反省活动，逐步达到高尚的医德境界。作为医务人员，在诊断过程中要全身心地投入，观察病情要细致入微，不能有丝毫遗漏。治疗时更需非常谨慎，不能有一丝差错。加强"慎独"修养，培养"慎独"精神是对医务人员进行独自工作时所提出的一种道德修养要求。

"慎独"是道德修养中的较高境界，要达到这样的境界必须具备很强的道德信念和意志、良好的自控能力和较强的自律精神，非一日之功可以形成，需要医护人员在医疗实践中树立以患者为中心，救死扶伤，祛除人类之病痛的信念，逐步认识、理解和掌握一定的道德观念和道德准则，并变成个人的道德需要。这样，医务人员在医德修养上也就达到了慎独的境界。因此，必须从以下几方面着手：培养良好的道德品质。在道德修养中努力培

㊱ 黄蓉生，宋春宏. 思想道德修养 ［M］. 北京：中国人民大学出版社，2003：296-297.

㊲ 张小莉. 慎独——医德修养的重要途径 ［J］. 江苏卫生事业管理，2009，110（20）：82-83. 赵焕林. 慎独是道德修养的最高境界 ［J］. 辽宁工学院学报，2005，7（6）.

养及完善提高道德认知、道德情感、道德意志。一个连最基本的道德品质如善良、正义、诚实等都不具备的人是无法达到慎独境界的。而道德品质培养的过程就是把道德规范转化为内在道德要求的过程。道德品质在道德修养中十分重要。为此，作为道德主体，要提高自己的审美能力。对丑陋的、不良的行为要明辨是非、引以为戒、防微杜渐。学习优秀医务工作者的医德品质、医德行为，效仿历代医家的高尚医德情操，以榜样的力量来鞭策自己、完善人格，向医德理想境界迈进。

2. 慎独是医德应有的境界

医务人员要加强医德修养，提高医德品质，应努力做到"慎独"。这是因为，①医务人员虽然具有群体性，但常常是一个人单独地工作，无人监督。②医疗职业是一项专业性很强的职业，一般人缺乏这方面的知识。医务人员的工作是否认真负责、诊断是否准确、用药是否恰当、抢救是否专心、治疗是否得当等，患者很难全面真实了解，其家属一般也提不出什么意见，其他医务人员往往也不易发现问题，很大程度上依靠医务人员自己的自觉性和责任感。③医务人员的心理情绪在日常的医疗实践中具有重要作用。如果一个医务人员养成了良好的自律品格，不但能够用坚强的毅力克服医疗工作中的各种困难，还可以有效地约束可能发生的不良行为，从而使自己的医疗行为时时处处有利于患者与社会。

"慎独"既是一种医德境界，也是一种医德修养的方法。它体现了严格要求自己的道德自律的精神，指出了一个人自觉实践道德行为的意义。医务工作者在独处之时，照样能遵守医德原则，需要在内心深处展开两种道德观的斗争。这种在灵魂深处的争斗，有时是非常激烈的。新的、先进道德观要战胜旧的、腐朽没落的道德观，不是一件轻而易举的事。这种情况正是人们考验和锻炼自己的好机会。"斗争"的结果怎样、原因何在，医务人员都要认真反省，认真进行自我评价。只有经过无数次地斗争与锻炼，才能达到崇高的精神境界[38]。

医德修养小案例

某医院病房，治疗护士误将 A 床患者的维生素 B_1 注射给 B 床患者，而将 B 床患者的止血敏注射给 A 床患者。当她发现后，心里十分矛盾和紧张，该护士原想把此事隐瞒下去，但反复思考后还是报告给护士长，同时做了自我检查。请对该护士的行为进行伦理道德分析，并说明应否告诉患者真相，为什么？

3. "慎思"、"慎言"与"慎行"

通过自己的思想活动来仔细考察、分析所学，否则不能为自己所用是为"慎思"；这是《中庸》对"慎思"的解释。宋·朱熹、吕祖谦都曾说到："慎言以养其德。"意思就是说：谨慎说话可以修养德行。子曰："多闻阙疑，慎言其余，则寡尤；多见阙殆，慎行其余，则

---

[38] 杨金奎. 论医德修养的要求与方法 ［J］. 中国医学伦理学，1996，48（4）：52.

寡悔。"意思是说：多听那些有疑问的，要谨慎地说其他的，那么就会很少受责备。多见识那些适宜的做法，小心地做其他的，那么自己就可以少些后悔。思想须经深思熟虑方能深邃，语言须经千锤百炼方能惊人。一般人言语不慎，其影响还不致太大，但作为对大众健康负有重要责任的医务人员来说，说话就应该更加谨慎，做到三思而后言了。"乱之所生，则言语以为阶。"这话早在《周易》上就写得明明白白。须知"一言既出，驷马难追"，话既说出来，要挽回是很难的。所以医务人员在与患者交谈前要做到认真准备和思考，交谈时注意态度和蔼、语音优美、语调柔和、措辞严谨。不要因语言不慎而徒生矛盾，不要因行为不慎而贻误病情。因此，医务人员要培养自身的医德修养，不仅要做到慎独，还要努力做到慎思、慎言和慎行，努力克服和纠正自身不足，提高医德修养的水平。

（四）笃行

在《说文解字》中，"笃"意指忠实、专注、一心一意。"笃行"，意指对事业专心致志、锲而不舍、知难而进、勇往直前，也包含百折不挠、愈挫愈奋的精神。"笃行"是为学的最后阶段，就是既然学有所得，就要努力践履所学，使所学最终有所落实，做到"知行合一"。"笃"有忠贞不渝、踏踏实实、一心一意、坚持不懈之意。只有目标明确、意志坚定的人，才能真正做到"笃行"。

1. 专注修养，持之以恒

修养靠自觉，改造无止境。周恩来同志说过，天下无天生的完人，觉悟程度也是逐渐提高的，从不自觉到自觉。认识是发展的，自己要不断进行自我教育、改造。道德修养是自我学习、自我教育、自我锻炼、自我提高的过程，没有高度的自觉性是不行的。因此医务人员要做到在职业生活中，经常解剖自己的工作态度是否优良、工作感情是否诚挚、工作行为是否负责，要善于把自己的不良行为诉诸于内心的"道德法庭"，进行自诉、忏悔，从而提高自身医德素养。道德品质的形成更非一日之功、一蹴而就的，也不能一劳永逸，而是一个长期的、曲折的过程，因此，需要持之以恒地进行修养。

2. 社会实践——实现"笃行"的根本方法

参加社会实践，是实现"笃行"的根本方法，是达到高层次医德境界的根本途径。"纸上学来终觉浅，觉知此事要躬行"，医德修养之所以能够培养和提高医务人员的医德品质，就在于医德不是单纯的内心体验，而是在医学实践中改造主观世界来指导自己的行为。医务人员只有在医学实践中，进行自我教育、自我改造，才能提高医德水平；而医德修养的成果也只有服务于医学实践，才是有价值的。一个人只有积极投身于医学实践中，才能将所学到的医学道德理论与具体实践结合起来，用实践来检验自己对理论的掌握程度及医学道德理论本身的正确程度，进一步完善医学道德理论和自身的医学道德修养，做到身体力行、知行统一，并以此不断对照自己的言行，克服自己的不足，同时帮助别人纠正不足，增强自身的责任感。

医德修养又是一个长期的、不间断的过程，在这个过程中，经常会遇到困难和挫折，有时一些良好的愿望可能被人耻笑，一些高尚的行为被说成出风头。因此遇到困难的时候也正是检验自己、磨炼自己的时候，越是在这种情况下越能体现人的医德修养。在医疗实践中经常会遇到这样或那样的磨难和曲折，这就要求医务人员要有持之以恒的精神，运用自身坚强的医德信念，自觉地磨炼自己的意志和克服困难的毅力，努力把自己培养成一个具有高尚医德的人。

3. 知难而进，克服困难

青年毛泽东曾写过这样的话："河出潼关，因有太华抵抗，而水力益增其奔猛；风回三峡，因有巫山为隔，而风力益增其怒号。"这就启示我们，越是困难，越要发奋图强，越有险阻，越要激流勇进。只有坚持不懈地努力，不断学习医学道德理论，不断在医疗实践中丰富充实自己，不断加强自我锻炼和修养，敢于克服困难，才能真正培养出高尚的医德。社会的进步和科学的发展，使我们对真理的认识没有尽头。同样对于社会主义医学道德的认识，也要在认识客观真理的过程中，不断与时俱进，向着更高的道德要求层次发展。在复杂的社会生活中，医务人员对自己的医学道德行为的要求，也可能有停滞不前、反复和摇摆的情况发生，因此，要求医务人员在医学道德修养方面，永远不能停留在一个固定的水平上，而应该知难而上不断地给自己提出更高的要求。

三、医学生医德修养的途径和方法

医学生的医德修养伴随着医学教育的始终，医学生步入医学院校即是进行医德修养的开始。大学阶段医学生的思想会发生不同程度的变化，正是接受修养的好时机。医学是一门崇高神圣的科学，在进行专业学科授课的同时有针对性地强调良好的医德医风，宣讲即将踏入医疗岗位应该遵循的医德规范，是一项非常重要的工作[39]。

（一）加强医学生医德修养的途径

1. 加强教育，提高认识

医学生应该学习医德的理论和市场经济的基本规律，正确运用基本理论分析研究社会主义市场经济条件下的医疗道德问题和市场的发展规律，更新观念，形成正确的竞争意识和正确的义利观。加强医学生医德修养首先要对医学生进行人生理想的教育，理想是行为的源泉，教育医学生树立远大的理想，做德才兼备的医学人才，时时处处以患者利益为重，时刻准备为做一名济世爱民的好医生而努力，时刻准备成为深受人民所欢迎和尊敬的医生，并形成以真、善、美为核心内容的高尚医德理想，做到社会利益、集体利益、个人利益三兼顾及三统一。其次，要对医学生进行人生价值观教育，引导医学生树立正确的价值观，懂得人生的价值在于奉献，在于做对社会、对人民有用的人。

2. 结合教育环境，加强修养

㊴ 吴淑君. 浅谈新形势下的医德教育［J］. 中华现代医院管理杂志，2004.2（8）：13.

教育环境在医学生的医德修养中发挥着重要作用。因此要创造良好的医德教育环境和氛围，树立医学生高尚的道德情操，激发学生的责任感和上进心，教育学生热爱事业，立志献身于医学，热爱祖国，忠于人民，恪守医德，自觉树立敬学敬业、全心全意为人民服务的宗旨。另外还要搭建勤俭治学的平台，要求医学生博学广集，精研医学知识，做德才兼备的人才。同时治理医德环境，弘扬正气，树立榜样，并引导医学生向身边的榜样学习，使学生耳濡目染，起到潜移默化的教育效果。启发学生培养正确的人生观，职业道德观。结合一些违反医德规范的案例，让学生进行分析讨论，以加深印象，做到防微杜渐，使医学生自我教育，自我反思，道德情操在自我认识中得到升华和提高。

（二）加强医学生医德修养的方法

1. 知行统一的方法

与实践结合做到知行统一是医学生进行医德修养的主要方法。首先从医学生自身的事情做起，从日常行为规范做起。对于与同学或社会关系不和谐的医学生，应加强引导充分发挥主观能动性，改变不良关系，创造有利关系以达到整体上的完美。医德修养的目的是为了使医学生具有优良的医德品质，善待他人，努力学习，在医学实践中做到知行统一；其次要培养医学生的敬业精神并在医学实践学习中践行。医学生要具有敬业精神以及高度的事业心和责任感，应把全心全意为患者服务作为自己医学实践学习的根本宗旨。敬业精神还要体现在热爱岗位，勤奋工作上，如医学生在实习中应做到"四勤"。一是"手勤"。对患者进行体检时，该查的部分必须全面亲自检查，为准确诊断掌握第一手依据，及时认真做好病案记录。二是"嘴勤"。对住院患者要勤问，及时掌握病情变化，用药反应等，及时修正治疗方案，以达到最佳治疗效果。三是"脑勤"。在医治过程中要肯动脑，善思考，多问几个"为什么"，积极发挥主观能动性。四是"腿勤"。要认真执行三级查房制度，经常深入病室，了解病情，做到心中有数。医学生的事业心和责任心体现在诊治过程中的严肃认真、一丝不苟，不放过任何一个可疑病状、急救时机，使患者得到准确、及时的诊治。

2. 自省与慎独的方法

自省与慎独的方法对于医学生的医德修养来说是非常重要的。因为医学生所学习的医学知识还不是很牢固，所具备的临床实践技能还不是很扎实，这就要求医学生更加注重自省与慎独，自觉加强医德修养。带教老师在与不在的情况下，对患者都要一视同仁，诊疗精益求精。医学生要做到在任何情况下都要对患者的健康负责。医德修养不是短时间内就可以完成的，而是在漫长的医疗实践当中逐步完善的，医学生只有投身到实践中，对自己提出高标准、严要求，自觉加强修养，才能不断提高医德境界，成为德才兼备的医学人才。

第三节　医务人员人文素养的涵育

医务人员的人文素养贯穿于医疗实践的始终，既包括对患者的尊重，还包括对患者的关心和爱护。"仁者爱人"，提高医务人员的人文素养，既是适应、实现和满足人们日益增长的医疗卫生服务需求的必然要求，也是医学职业精神不可或缺的重要组成部分。

一、医学与人文的关系

医学是人类认识疾病的学科，是专业处置（预防、治疗、康复）疾病与人类保健的职业技术与艺术。医学发展的历程是人类寻求预防疾病、减轻病痛、治愈疾病、维护健康的医学目的实现的过程，也是人类敬畏生命、尊重生命、尊重思想、尊重灵魂、彰显医学人文精神的过程。医学是人学，是关于"人"的学问，具有强烈的人文色彩。

（一）人文的释义与起源

人文，作为人类文化的一种基因、一种朴素的习惯和意识，无论是西方还是东方，无论是中国还是外国，古已有之。但是，作为一种社会潮流，作为一种普遍的文化，即更多的人、更大的人群共同具有并更为稳定的价值观及其规范，始于15~16世纪的文艺复兴时期，形成于17~18世纪的约翰·洛克、亚当·斯密和法国启蒙运动以及美国的独立宣言和法国的人权宣言时期，反思于19~20世纪初的马克思、尼采、罗素时期，发展于20世纪后半叶的现代时期。马斯洛的需求层次论和自我价值的实现，则是现代人文思想最杰出的代表。

1. 西方"人文"内涵

"人文"一词来源于拉丁语 humanitas（人性、教养）的英文词 humanity。它包括四层含义：第一层，人道或仁慈的性质或状态，慈爱或慷慨的行为或性情；第二层，人性，人间的性；第三层，人文学（又称人文学科或人文科学）；第四层，人类。此时的"人文"以古希腊思想及其方式为根基。之后，由 humanity 衍生出 humanism。

2. 中国"人文"内涵

在中国，人文一词最早出现在《周易》在贲卦的象辞中："文明以止，人文也。观乎天文，以察时变；观乎人文，以化成天下。"其中"人文"是指人的文明礼仪能止其所能止，能守其礼仪的分寸而不逾越，便达到了人文的境界。人文与人道是相通的。据《新华辞典》解释：人文泛指人类社会各种文化现象。在中国传统文化中，"人文"相对于"自然、天文"而言。"人文"一是指人文精神，一种文化传统与思潮；二是包括人性、人本、人道三重同本异流的哲学、宗教与伦理学解读；三是指人文学科；四是指人文价值。医学的人文是通过人文科学的内容和方法服务于医学教育、服务于患者。

（二）人文的核心

人文就是人类文化中先进部分和核心部分，是一种为人处世的基本的"道德"、"价值观"和"人生哲学"，是先进的价值观及其规范，是人的文化。

现代医学的核心价值是医学精神与人文精神的融合。人文的核心是人，它融入医学并赋予医学特点。集中体现为：以人为本、尊重人、关心人、爱护人。医务人员要具有爱心和责任心，注重人的心理性和社会性，人文体现在诊疗、护理以及在与患者的沟通交流和抚慰等各项工作中。医学人文的核心价值是对人的生命和生命权利的尊重与敬畏，而医学道德的核心是医学人文。

作为医学，把敬畏生命，珍重健康作为自己的一生追求，对于生命的价值呈现从基点走向终极，在中国古代的医书上早有描述。唐代名医孙思邈在《备急千金要方》中明确提出"人命至重，有贵千金，一方济之，德逾于此"。神圣的医学生誓言："健康所系，性命相托"，这既是要求又是期望，同时也是对医学价值观——敬畏生命，珍重健康的最好诠释。终极价值观指一种期望存在的最终目的，它是一个人希望通过一生而实现的目标。

（三）医学与人文的关系

医学起源于人类相互关怀的需要，与人文有着天然不可分割的联系，医学的本质属性就是人文属性。医学的对象是人，而医治又是人的生存和生活的需要。

医学是研究人的健康和疾病及其相互转化规律的一门学科，其研究的对象是人，而人具有自然、心理和社会三重属性。医学中蕴含着医学人文精神，医学人文精神主导着医学发展的方向，二者的相互作用、相互融合。著名生命理论学家佩格里诺有过精辟而深刻的洞解："医学是最人文的科学，最经验的艺术，最科学的人文。"

1. 医学起源与人文概念相互关联

医学从诞生，就充满了人文气息。所谓医学，就是医治伤痛的学问，包括生理和心理两个方面。人文在《辞海》中解释：人之文化也，即人类文化，人类社会的各种文化现象。

在古代，巫医是合二为一的。医生依据的是科学知识，解决的是人们的生理问题；巫师则代表了迷信，采用的是心理暗示。二者的结合正揭示了人们对于医学发展的要求。

1977 年，美国联络精神病专家 G. L. Engle 正式提出了生物—心理—社会医学模式。其观点迅速为人们所接受，成为医学教育、医学研究、临床服务的指导思想。研究表明，生理与心理并不是割裂开的，而是互相影响，互相作用的。这就要求现代医学必须与人文科学相结合，从生理和心理两个方面去诊治人类的疾病，更好地为人类健康服务。

2. 医学的科学性与人文意识相互融合

科学性在医学中是指医学研究必须建立在一定的科学技术背景之下，根据当时的科学技术发展状况而进行技术原理的构思和开发研究。医学被人们当作一门科学，作为研究人体生命理论的社会活动，它的科学成分随着人类对疾病认识的深化而越来越占主导地位。科学是一种人文意识，人文意识即人文精神。科学影响着人们的道德观念，影响着人们的人生观、价值观和世界观，是人类进步的动力。

3. 医学的进步与医学人文相互契合

医学人文伴随医学的诞生、发展和进步，贯穿于医学理论和实践中，是探讨医学内在的人文性。医学研究探索人的生命规律，是以人为中心的研究领域。医学人文突出医学人文精神，体现医学人文关怀，追求医学人文价值。医学富有道德性，"医乃仁术"，人们也称它为仁学。在整个医疗工作中，以救死扶伤、全心全意为人民服务为己任，担负健康所系性命相托的责任，广施仁爱，解除人类之病痛，扶伤济世。医学人文是人性之上、生命之重、健康之高、人格之尊、追寻医学的仁爱。医学人文集中体现"以人为本"，重视、尊重、关心和爱护人。

医学与人文相互融合。医学兼具自然科学和人文科学双重属性，既要符合自然科学规律，又要符合人文科学规律；人文精神、人文关怀在医学实践、研究和发展进程中逐渐彰显其重要性。

（四）医学与人文的区别

1. 本质属性

医学在本质上具有两重性，它既是一门科学，又是一门人学；是研究人的健康与疾病及其相互转化规律的学科。人文是指人类社会各种文化现象。人文是一种精神，特别指人类的精神文化。

2. 学科分类

两者是综合学科与独立学科的关系。医学是一门科学，是一个学科群，兼具自然科学和人文科学的性质。医学分为传统医学和现代医学，其发展过程充分体现了自然与人文的结合。传统医学以阴阳五行和经络系统为学说理论，采取"望诊、闻诊、问诊、切诊"的辨证方法，全面收集患者的体态、性情、嗜好、病史、症状和体征等方面的有关资料，进行分析、综合与推理，抽象思维。现代医学以科学为理论，进行询问病史、体格检查、辅助检查，根据医学知识和临床经验，再进行综合分析、推理，注重具体思维；经历边缘学科（如：生物学与化学两个相邻学科的交叉渗透）、综合学科（即：利用多学科的方法研究某一学科）、横断学科（即：自然科学与社会科学交叉渗透成的综合学科）三个历程。

人文在学科上是一门独立学科，其集中体现在重视人、尊重人、关心人、爱护人，即重视人的文化的科学。因此，人文是许多学科尤其是社会科学诸学科的母体。虽然人文科学一般不能给学习者或从业者带来直接的物质利益，但人文学科注重智慧和能力的培养，对自然科学、社会科学的发展具有指导性的作用。

3. 研究对象

医学的研究对象是由患者逐步转变为疾病与人体的健康，是将以患者为主的模式逐步转变成为面向整个人群。医学不仅是控制疾病，还要提高健康水平。人文的研究对象是人类，即整个人类的精神世界及其积淀的精神文化。

4. 基本特征

医学的服务对象是人，医学的研究和应用对象是人，医学实践的载体，包括医生、护士、辅助诊断人员、公共卫生人员、基础医学科研人员，也都是人。因此，医学的首要特征是人文性。人文作为一种朴素的习惯意识、社会潮流、普遍的文化，其基本特征是非实用性，即更多的人、更大的人群共同具有并更为稳定的价值观及其规范。历史上有成就的大科学家，如居里夫人、爱因斯坦等人，无不具有伟大的人文情怀。

二、医学人文精神的缺失

由于现代医学人文精神的缺失，一定程度上导致了医患关系紧张。

（一）精密仪器的运用忽略了对患者的关注

科技的进步让医者对精密仪器产生过分地依赖。除了传统中医辨证施治之外，医生几乎所有的诊断结果都需要影像学检查、实验室检验等手段介入，进而减少了医生与患者交流的时间与机会，忽略了对患者感受的关注，甚至将患者认定为疾病的载体或医疗技术施予的对象。知情同意书变成了单纯性的纸质契约，为医生提供程序保护。患者的期望得不到满足、医患之间缺乏信任，非医疗纠纷增加，造成医患关系紧张。

（二）医疗服务市场化忽视了人的情感需求

对物质利益的追求是人赖以生存的前提条件。由于医疗服务市场化，物质化倾向在医疗行为中显现出来，医患之间的关系逐步演变为消费关系。有的医院医疗设备或高新技术无序的应用，有的与制药商结成利益共同体，诱导患者进行医疗消费，从而加重患者的医疗负担，有的医务人员突破了其道德底线，发生了有悖医德的现象。医疗服务更多关注经济利益，压力增大和职业倦怠，都会削弱或忽视对患者的人文关怀。

（三）理论与实践的背离使人文精神淡化

在当今社会，医学人文精神似乎走进了一个怪圈：在理论与实践之间、在学者与医生之间、医者与患者之间、在医院和患者之间，缺乏对医学人文精神的一致认同。理论和实践相背离，学者和医生难沟通，患者对医者不理解，医院和患者相对立。甚至在实践中，出现将人文精神理论束之高阁。目前，医疗机构管理层对横行闹事的情况不知所措。这种现象的发生，实际是医学人文精神没有完全从理论形态转化为实践形态，而是理论高谈至上，医学实践我行我素。

（四）人文教育的滞后导致了人文精神的失落

医学是济世救人之术，医学教育培养的是具有人文品格和人文情怀的医务人员。人文教育是医学教育的灵魂和根基，当今世界范围内的医学教育偏重于科学知识及技术训练，忽视人文社会科学的学习，导致医科院校学生人文素质先天不足。医学生在进入医学院校学习后，被置于一个非完整的医学教育模式中，局限于繁重的医学专业知识、自然科学知识的学习以及计算机、英语等级考试，忽略或无暇顾及人文社会科学，并将之抛之脑后。培养出来的医务人员只可能把患者看作单纯的加工对象和生物学个体。

三、提升医务人员人文素养的作用

人文素养就是指具有人文知识，运用人文方法解决问题的内在的综合品质，主要表现为对人文知识的最基本的认识能力和运用能力，具备人文精神以及理解人文与社会的相互关系的能力。人文素养强调以人为中心的文化理念，注重突出有关人的理想、信仰、信念、道德、价值观、审美观、文化品格和创造能力、创新精神等内容。人文素养是提倡以求善、求美为宗旨的人文精神，它是对人们的心理机制、情感世界、意志能力、价值取向、审美体验、意识形态和理想模式都具有决定作用。

医务人员的人文素养，就是培育医务人员如何能做一个有涵养、有高尚职业道德的人。忽视人文素养的培育，就会使医务人员缺少深厚的思想人文底蕴。故而，医务人员只有具备良好的人文素养，才能尊重人的人格、追求人的完整性，实现人文价值观，推动医学的进步和科技创新。

（一）对科学研究与创新的作用

人文精神和医学转化相辅相成，不可分割。在科学研究与创新中，必须以人文为基础，依靠人的活动进行创造，需要从实际出发，遵循客观规律。医务人员人文素养的提升在医学科学研究与创新中，对我国当前制定医疗政策法规、科研自主创新能力的提高具有一定的参考价值。

当今国际竞争的格局正在发生深刻的变化，科学创新已成为国家科技竞争的关键。创新（Innovation）含义为"更新，创造新的东西或改变旧有的东西"，主要指"创造新的东西"。20 世纪 80 年代之前出版的所有汉语词典中都没有出现过"创新"一词，20 世纪 90 年代，创新成为全世界关注与追逐的焦点。

1. 完善医学学科建设

医学作为一门科学，在学科建设方面需要逐步实现自我更新。医学人文教育是以现代医学模式为宗旨，在研究和探讨新的医学成就时需要人文社科理论加以支持，兼顾医学的科学性和人文性。因此，医学院校需要安排医学专业课程学习之时，还要融以人文科学，并正确处理好医学专业课、公共教育和人文关怀课程的关系，使各学科之间相互完善、相互渗透、相互支持、相互协调。

2. 提高医学科研水平

科研人员在走进医学，深入到基础与临床的各个学科中，能够共同研究转化医学过程中的各种问题，找出医学人文和科研的结合点，善于从临床实践出发开展科研，遵循"以人为本"的理念深入研究。例如：将患者在转化医学过程中个人感受的描述、对基础科研人员与医疗人员合作过程描述为基础，进行分析和论证，充实论断内容、增强科研能力和创新能力。

3. 改善医学教学内容

提升医务人员的人文素养必须从医学生教育入手，将人文精神教育纳入医学教育课程体系中。在医学教学内容上，将转化医学的新理念、新成果纳入到医学人文的教学中，把医学的人文观念和医德教育结合起来与医学生进行讨论，从而既能够理论联系实际，又能够具有创新性。国内外医学人文教学特点不同。美国是关注现实问题，中国则是关注对

"德"与"仁"的关注。在教学中，授课者结合医学转化的进展提出人文问题，引发学生思考和对知识的汲取，启发独立思考。

4. 培养团队合作精神

以人文为基础的人生观和价值观倡导的是"德"与"和"。即：重道德、重礼节、重真诚、重合作、重和谐。医务人员作为团队成员，要以团队为整体，相互尊重、认真听取他人见解，真诚帮助并服务于他人。这种团队，既包括其本身团队，又包括多学科交叉结集的大团队成员，相互产生潜移默化的影响。

（二）对改善医疗质量的作用

1. 改善医疗服务水平

当今社会，对人的认识和理解越来越深刻，越来越理解人、尊重人。医务人员人文素质程度可以直接关系到医疗服务水平。医务人员自身具有较高的素养，在从事医疗服务过程中，能够"以人为本"、换位思考，为患者提供更为人性化的服务。在提供医疗服务过程中，注重倾听、有效沟通；针对医疗服务，更加人性化。例如：流程设计：既节时，又节力；服务对象：有患者、有家属；服务层面：健康人、残疾人；语言交流：母语、外语等。

2. 提升医疗技术质量

医疗质量是衡量医疗行为结果的重要指标。新的医学模式要求医务人员在对患者实施诊治时，讲求人文关怀。尤其是对需要手术或慢性疾病的患者，医务人员会充分考虑患者的感受，根据病情需要，采用现代科技手段。例如：对于心脏疾病的患者可以采用心脏介入治疗，腹腔疾病的患者可以利用腹腔镜予以治疗，长期输液的患者可以滞留静脉套管针等。上述方式，消除患者对疾病治疗的恐惧，减少对病灶开创次数与程度，提高疾病的治愈或康复比重，增加医疗科技含量。

3. 构建和谐医患关系

医患关系是医者与患者在预防、医疗、保健和康复的医学实践中所建立的各种关系总和。"以患者为中心"是现代医学的服务理念。医务人员需要把患者看作一个完整的人，既要重视疾病治疗，又要重视心理治疗，并全心全意为人类的身心健康服务。传统生物医学模式，要求医者对患者的道德和义务，而在现代医疗服务中，医患双方需要彼此尊重，认真履行双方的权利和义务。医者要利用医疗知识为患者诊治，并帮助其战胜疾病；患者需要发挥其主观能动性，参与医疗的全过程。

医患沟通重点体现的是医务人员的人文素养。在实际沟通中，部分医务人员常会在人文素养方面出现一些失误，从而极易导致医患纠纷。比如：对患者的主诉没有耐心倾听，语言交流上俗语少、术语多，忽视患者的心理和社会因素，信息反馈不能及时有效等。2006年10月中国医师协会对北京、湖南等省市350家医院进行调查，平均每家医院发生医疗纠纷15.31起、受伤332人次、经济损失1448万元，90%以上的医疗纠纷是由于医患沟通不当或不够而导致。

由此可见，良好的医患沟通是医患之间的润滑剂。医务人员在与患者沟通过程中，要照顾患者的习惯风俗，注重情感交流，给予患者充分的尊重。医疗机构在流程设计、服务项目、服务质量等方面从患者利益出发，载入人性化服务理念，让患者在医院的每一个角落都体会到人性化，使医患双方互动、和谐。

（三）对自身人格涵养的作用

1. 掌握人际沟通技巧

在现代社会中，人际关系已经成为影响人的重要因素。美国著名人际关系专家戴尔·卡耐基说过，一个成功的人士85%需要依靠人际关系和领导能力。具有较高人文素养的医务人员，能够在人际交往过程中，根据所处环境、受教育程度和内在因素而正确评价自己，提升亲和力；在交往过程中，通过情感而相互交流、取长补短，提高工作效率；坦然大方的举止，幽默风趣的言行，活泼开朗的个性以及自信果敢的魅力，一定会博得他人的信任，保持身心健康。

2. 具有深厚知识内涵

一个完美的医务人员的职业形象是精湛医技和人文素养的高度结合。医学生从踏入医学殿堂的门槛，就开始了医学专业知识、人文社会科学的学习；进入临床，开始了实践，直接与患者接触，将理论知识转化为实际的医疗行为。医务人员将社会作为一个整体，进行历史、哲学、社会、自然、环境等多角度、多学科知识的吸纳。广博的学习，提高了医务人员自身修养；高素养的医务人员让自身更加彰显文化与学识的韵味。两个方面相互作用、相互促进。

3. 拥有表里相融魅力

外因通过内因起作用。完美的人格魅力，是一个人整体精神面貌的表现，是能力、气质、性格及动机、兴趣、理想等多方面的综合表现。要具有较高的境界，最重要的是要有健康的人格。医务人员注重培养自己正确的思想观念、高尚的医德、良好的品质、积极的心态、乐观的态度、非凡的毅力、谦恭的为人，塑造自己的人格魅力，表里相融。

4. 造就当代医学人才

医学是研究人的生命的科学，其服务对象是人。因此，全面的医学人才是专业性和人文性兼具。不仅要具备专业知识，更要具备广博的视野、高远的志向和高尚的情操。医务人员通过对人文知识的积累和道德内化修炼，提高综合人文素养；通过对患者细心观察和精心治疗，提升关爱患者的人文水平和自身的人文素养。通过接受行之有效的人文社会科学教育，把人文精神内化为医务人员的人品和人文素养，外化为一种人生态度和能力，献身医学事业。

四、提升医务人员人文素养的途径与要求

医务人员人文素养的培育，不仅契合当今世界高等教育与人文教育的要求，也是医疗

行为与人文精神相互整合的主流倾向，更体现出医学教育和医疗卫生体制改革的目标。对于医务人员人文素养的培养主要有以下途径：

（一）提升医务人员人文素养的途径

1. 注重培养

医学具有特殊性。对于从事医疗卫生事业的医务人员的培养，包括：宏观层面医疗机构的培养与微观层面的自我培养。医务人员要不断提高自身的人文素养，同时医院有责任对其再培养。要注重对道德、知识、能力、素质的多方培养，坚持将人文社会知识与医学专业知识、专业技能相结合的方法，充分掌握丰富的医学心理学、医学伦理学、社会学等知识，培养人文素养、艺术素养和创新的医学思维能力，达到医学科学精神与人文精神共同收益。

2. 加强宣教

医务人员人文素养的培养是一个艰巨而漫长的任务，是医疗机构继续教育工作的重要内容。医疗机构应加强对医务人员素质教育的宣传，通过人文知识讲座、学术研讨、科研实践等方式加以提高。由古至今，我国涌现出众多德艺双馨的"大家"，如：孙思邈、张仲景、吴阶平、钟南山等医学者具有精湛的医术、丰厚的学识、高尚的医德，乃至我们医疗机构自身的先进人物，都是我们学习的楷模、新闻媒体宣传的切点。

3. 制度准入

无论是医疗行政机构，还是医疗单位，都应在制度层面予以关注。医务人员人文素养的培养应从医学生开始，加大医学人文知识的学习。步入工作岗位后，医疗单位应有对医务人员进行人文方面的培训与考核制度和医务人员行为规范、奖惩制度。尤其是在职称晋升、年度考评、待遇资格等方面着重强调人文与人文精神，并作为考核指标之一。让医务人员切实做到：以患者为中心、全心全意为患者服务，推进医药卫生体制改革。

4. 自我提高

医务人员的人文素养不仅是其自身问题，更是赋予患者何种医疗服务。培根说："阅读使人充实，会谈使人敏捷，写作与笔记使人精确……史鉴使人明智，诗歌使人巧慧，数学使人精细，博物使人深沉，伦理之学使人庄重，逻辑与修辞使人善辩。"医务人员要加强职业阅读，弥补人生经历的不足，增加对人生和社会的体验。此外，要有意识培养自己的人文精神，在思想品质、道德意识方面进行所谓的"自我教育"和"自我改造"，时刻为人们的健康服务。

（二）提升医务人员人文素养的要求

人文素养的培养不是一朝之事。一个人在学生时代的思想、言行、观念、品质等方面的积淀是人文素养的根基。其实，医务人员的人文素养不单纯指工作以后，而自成为一名医学生开始就已经需要逐步养成。

1. 以医学生入学教育为起点

中国是具有五千年历史的文明古国，拥有经典的传统文化。医学生要将中国传统文化在医学中传承和发展，强调知行合一的职业道德、贯穿透明行医的原则、培养医学生的大爱精神，实现希波克拉底誓言。对于医学生的人文教育，要注重不同阶段的教育特点。例如：在基础医学阶段，要以法律、生物伦理等课程为主体的同时，充分考虑基础医学知识与人文、社会和心理、伦理知识的有机融合；在临床实践阶段，应以沟通能力、医学伦理学和医学法律学为主体，注重人文知识与临床知识的融合，培养学生的职业精神。

2. 设定有关人文教育的课程

人文系列内容是医学生文化素养教育的有机组成部分，也是医学生未来发展的内在要求。医学院校对医学生进行人文素养、职业道德、社会科学等知识的传授，不仅是培养和提高医学生人文素养的关键，也是促进医学研究和医疗卫生事业深入发展的大事。在人文素养课程的设置上要给予倾斜。例如：医德教育、职业精神、人文科学、医患沟通等。不仅要将人文素养课程设置贯穿于医学生的基础教学与临床教学始终，还要贯穿于医务人员从事医疗实践活动的始终，使其养成对人文科学知识终身学习的意识与自觉行为。

3. 运用合理适当的传授方法

在教学过程中，所使用的各种方法是达到教学目标的重要手段。在医学教学实践中，除了采用以教材和教师为中心的课堂灌输式教学方法，还要采用多媒体教学、互动教学、体验式教学等丰富的教学手段，调动医学生的主动性与积极性，培养学生的学习兴趣，辅以社会性实践活动。在临床实践中，要营造良好的人文氛围，通过对医务人员实行授课、座谈、交流、考核、评估等方式开展人文教育，不断提升医务人员人文素养。

4. 注重对人文素养的训练

健康所系，性命相托。对于医学生来说，具有较高的实践能力是第一位的。医学院校要增加社会实践环节，引导学生参加集体服务活动。例如：组织学生深入基层或农村了解情况，参加访贫问困、送医送药活动，参与社会调研和社会医疗实践等，陶冶学生的人文气质。对于医务人员而言，注重实践的对象重点是患者、医务人员之间、医务人员与社会。要在医疗服务过程中，体现对患者和医务人员间的彼此尊重与关怀；要在生活中，通过点滴细节和言语行为，体现医务人员与他人、与社会和自然的人文和谐。

人文素养是跨世纪人才的标记，是 21 世纪科技发展最重要的推动力。人文素养是整个人类文化的重要组成部分，是科学技术发展的主要环节，更是推动科技生生不息向前发展的精神动力。

案例与思考

案例 1

中央电视台在 2001 年初的"今日说法"栏目中，曾播报了这样一件事：河南省某人民医院一位因剖宫产失血过多的患者，急需用血，但当时该医院没有与其相配血型的血液，遂与河南省红十字会某血站联系，血站同意送血。但在患者出现生命危险之时，血液仍未送到。这时，患者家属要求采集新鲜血液进行输血，并愿意为此承担一切后果。医院遂与当地驻军联系，部队派了一些士兵前去献血，从而挽救了患者和婴儿。但事后，血站状告该人民医院非法采血，违反了我国献血法[40]。

案例2

《南方周末》报道过这样一个案例：某患者因腹部隐隐作痛被家人送到离家约 1 公里处的江苏省干江县某卫生院，经检查怀疑腹腔内大出血，"宫外孕及脾破裂可能性较大"，需剖腹探查。晚 8 时 50 分，该院向某血站要 A 型血 1200ml。晚 9 时 30 分在探查过程中发现脾脏蒂部破裂，出血量 4000~4500ml，即刻催促血站，答复血已在路上。晚 10 时，开始做脾切除手术，10 时 20 分血送到，25 分患者心跳停止，30 分开始输血，无济于事，患者 11 时 30 分死亡。术前患者家属曾两次要求献血，院方答复医院要按规定行事，卫生局曾给他们传达过上级的有关文件：医疗机构不得自采自供血液，出了问题谁采谁负责。

讨论与思考

了解上述两个案例后，试从医德修养的角度分别分析某人民医院与某卫生院的医疗行为？该人民医院在当时的情况下可不可以自行采血救治患者？

讨论与思考要点

某人民医院在当时的情况下可以自行采血用血，因为存在"应急用血"的情况。但其中有较大的风险，一旦采血用血导致了不良的结果，如血液中存在活菌使患者染上疾病，用尽各种医疗手段患者仍死亡等等。这些结果的发生可能成为患者家属或血液管理部门追究责任的把柄。该人民医院为了患者的利益，在承担风险的情况下，对患者进行了抢救。这体现出了医务人员对患者高度负责的人道主义精神和高尚的医德情操以及先人后己的医德境界。试想，如果该医院为了不承担风险，完全有理由说自己不能确保采血用血安全，这也完全不违背国家法律，但是却没有履行自己的道德责任。成功的结果是患者和院方都所乐意看到的，这一成功的结果，事实上已表明某血站状告无理无据，因为医院已确保了采血用血安全，符合国家法律。

某卫生院在遇到与某人民医院同样的情况时，不是首先以患者的生命安危为中心，而首先考虑的是如何用法律来维护自己，它把院方利益——"确保用血安全"，放在了首位，也许它确实没有条件确保用血安全，但"安全"相对于患者的生命而言是次要的，何况绝对的安全在医疗中是没有的。这说明了该卫生院医务人员的医德境界是一种利己主义的医

---

[40]《中华人民共和国献血法》第 15 条规定："为保证应急用血，医疗机构可以临时采集血液，但应当依照本法规定，确保采血用血安全"。《医疗机构临床用血管理办法》（试行）第 19 条规定：医疗机构应急用血需要临时采集血液的，必须符合以下情况：①边远地区的医疗机构和所在地无血站；②危及病人生命，急需输血而其他医疗措施不能替代；③具备交叉配血及快速诊断方法检验乙型肝炎病毒表面抗原、丙型肝炎病毒抗体、艾滋病毒抗体的条件。而 2012 年 8 月 1 日新施行的《医疗机构临床用血管理方法》在第 27 条也有相似的规定。

德境界，应该受到道德的谴责。

思考题

1. 医德修养的实质和意义是什么？
2. 医德修养的基本途径与方法有哪些？
3. 当前医患矛盾比较突出，折射出哪些医学人文精神的缺失？
4. 医务人员需要提升人文素养吗？为什么？

第五章　医疗实践中的道德

> **本章要点**
> 1. 医务人员道德规范的概念和要求；
> 2. 各类医疗实践中的职业道德要求；
> 3. 医学科研中的职业道德要求。

在所有人类职业当中，医疗卫生工作对道德要求是最高的，因为这个职业关乎人的生命与健康。"敬畏生命，珍重健康"的医学终极价值观是所有医务工作者必须坚持的价值观。在医疗实践与科学研究中，都对医务人员的职业道德提出了要求。

第一节　医疗实践中对医务人员职业道德的要求

医疗实践是医务人员将基础医学知识逐渐转化为医疗服务技能，将医德内容与规范转化为医务人员自觉实践行动的过程，直接关系到患者安危，具有高风险、高责任的特征，这些特征决定了医务人员的道德规范比其他行业更高、更完备。尤其是现代医学模式由单纯的生物医学模式向"生物—心理—社会"医学模式的转变，医务人员的社会责任更重，社会对医务人员的期望值也更高了，要求医务工作者不仅要知识全面、技术精深，而且还要具备较高的人文素质和崇高的医德规范。

医务人员道德规范是医务人员的职业道德规范，是医务人员在长期的医疗实践中形成的道德关系和道德行为的反映和概括，是医务人员具体的行为准则，是社会、人民群众和患者对医务人员的基本要求，是评价医务人员的行为是否道德的具体标准。有了医务人员道德规范，才能将医德转化为医务人员的实际行动。

医务人员道德规范一般采用条文的形式表现出来。古今中外，许多国家的政府和医学会以及世界医学会专门制定的一系列医德誓词、宣言、守则、法规等，都含有大量医德基本行为规范的内容。1988年，我国卫生部制定的《医务人员医德规范及实施办法》（以下简称《规范》），对医德规范作了七条规定，《规范》对推进医德建设起到了重要作用。2010年，在部门规章清理中，卫生部78号令宣布该《规范》废止，但《规范》中的主要内容在当前医疗卫生服务中还是有很重要的意义的。下面从四个方面介绍医务人员进行医学活动需遵循的道德规范。

一、处理医患关系的道德规范

（一）忠于职守，极端负责

即医务人员要救死扶伤，实行社会主义的人道主义，时刻为患者着想，千方百计为患者解除病痛。表现在：

1. 救死扶伤、尊重生命

医生是一种特殊的职业，他直接服务的对象是人，而且是有病痛的人。前来就医是希望得到帮助。医生必须是一个尊重生命的人，将人的生命视为神圣的不可随意剥夺之物，而医德最本质的特征在于尊重人的生命价值。因此，医德规范首先明确界定的医务人员的根本任务是救死扶伤。通过救死扶伤来保障人民的健康，提高生命质量。当人的身心受到疾病的侵害时，医务人员要一心赴救，充分利用各种有效诊治手段，帮助其减少痛苦，缓解症状，恢复健康，延长寿命。

"救死扶伤"是人类文明的表现，也是体现社会公德与人道主义的行为准则，多年来一直被国内外医务界倡导和奉为医务工作者的基本职业操守。诺尔曼·白求恩（Norman Bethune，1890~1939 年）、弗洛伦斯·南丁格尔（Florence Nightingale，1820~1910 年），中国医学专家吴孟超（1922~，肝脏外科专家），王忠诚（1925~2012 年，神经外科专家），王振义（1924~，血液内科专家）这些伟大的医务工作者都以自己的实际行动侍奉着"救死扶伤"精神的深刻含义。他们千方百计为患者解除病痛，把维护患者生命、增进人类健康作为崇高职责。广大的医务工作者应遵循这一职业准则，为保障人民群众的身心健康而努力。SARS 是一种传染性极强的疾病。2003 年，在我国广东省、北京市相继暴发。在抗击 SARS 的战斗中，广大医务工作者以"救死扶伤、治病救人"为己任，不畏风险，舍己救人。疫情暴发初期，在防护用品严重不足的情况下，为了挽救患者的生命，医务人员冒着可能被感染、可能失去自己宝贵生命的危险，义无反顾地投入到对患者的抢救中。由于对该病的了解比较少，许多工作在临床一线的专家教授不分昼夜地观察病情变化、调整治疗方案，为了挽救患者的生命，他们不惜牺牲自己的身体健康。所有这一切是救死扶伤、尊重生命的典范。

2. 无私奉献

我国是一个有着数千年传统美德的文明古国。早在隋唐时期的名医孙思邈就曾在《千金方·大医精诚》一书中写到："凡大医治病，必当安神定志，无欲无求，先发大慈恻隐之心，誓愿普救含灵之苦。"他开宗明义地提倡作为医生必须医术精湛、医德高尚、无私奉献。正是因为这样，源远流长的祖国医学产生出了一代又一代的名医大师。尝百草的神农、神医扁鹊、医圣张仲景、大医学家李时珍等，都是行医之人的典范。医学是拯救生命、造福人类的崇高事业，选择了医学也就意味着选择了无私奉献。

在防治麻风病的医疗大军中，有一位巾帼英雄始终走在队伍的最前列，她就是首都医科大学附属北京友谊医院的李桓英教授。李桓英教授1921年出生，1945年毕业于上海同济大学医学院，一年后远渡重洋留学美国，1950年被推荐并成为世界卫生组织的第一批官员。由于工作出色，1958年世界卫生组织又对她提出了继续留任的聘请。然而就在这时候，她毅然选择了回国。1970年，李桓英教授在江苏泰州麻风村第一次接触了麻风病的防治工作。当时凭她的留学经历，完全可以选择别的方向，但是她还是毅然选择了麻风病。她不怕麻风，与患者见面时总是握手拥抱拍肩膀，敢与麻风患者零距离接触。为了保证每一个患者都得到规范、持续的治疗，为了掌握麻风防治的第一手资料，她每年都前往麻风寨多次。麻风寨地处偏僻，山高路险，她从不退缩。经过长期的努力，李桓英教授推行的短程联合化疗方法取得了非常好的疗效。到2007年，中国现症麻风患者数由建国初期的约52万人减少到现在的6300多人，这些数字标志着中国在经过50多年的努力之后，已经走出了麻风病时代！李桓英教授为了祖国的麻风病防治事业无私奉献了毕生的精力。

（二）尊重患者，一视同仁

即医务人员要尊重患者的人格与权利，对待患者，不分民族、性别、职业、地位、财产状况，都应一视同仁。表现在：

1. 尊重患者

尊重患者首先要尊重和维护患者生命和健康的权利。保证健康是医务工作者的宗旨，如果生命不能维护，健康不能保证，患者就无尊严可言。另外，还要尊重患者的自主权、知情权、隐私权等。

所谓自主权就是患者有自主决定自己医疗的权利。医生应充分认识到社会和法律的发展正在赋予患者本人在生与死的问题上更大的自主权，医生应对患者的病情做出实事求是的评价，但不应替代患者去做出应由患者自己所做出的判断。医生有责任根据自己的专业知识为患者选择最适宜的治疗方案，并如实地告知患者，但最终的决定要由患者或其家属来确定。除非在非常紧急的情况，都要在患者充分知情并同意的情况下，医生才能在患者身上实施治疗手段。

我国现行法律没有对隐私做出具体界定，保护患者的隐私需要医患双方共同努力。医生在接诊时应该认识到是在和一个有社会身份的人打交道，要充分考虑患者的内心感受，尊重患者的人格权和隐私权。保护患者的隐私权一方面要增强医务人员的意识；另一方面还要有必要的条件，如屏风遮挡、床位间用活动拉帘隔离、严格划分就诊区与候诊区、拍片时换一次性衣服等。医护人员在与患者交谈时要语言温和、语气轻柔，在检查患者时要避免不必要的暴露等。

2. 平等待患，一视同仁

在当今社会，医患关系是一种平等关系，医患之间必须真诚合作，一起做出符合其价值观和生活方式的医疗决定。医生应充分认识到尊重患者平等权的重要性，维护患者的平等权，努力让医学的益处能惠及到每一个人。对待患者一视同仁，同情患者，爱惜患者，全心全意为患者服务，才能赢得患者的信赖。那些以恩赐者自居，随意训斥指责患者，以医疗技术作为交易资本，视患者地位高低和送礼多少而决定自己服务行为的做法，是不符合医务人员道德规范要求的。

（三）举止端庄，文明行医

即医务人员要举止端庄，语言文明，态度和蔼，同情、关心和体贴患者。表现在：

1. 给患者心理上的安慰

医务人员文明的语言、轻柔的动作、和蔼的态度等可给患者心理上的安慰，让患者在就医的过程中感受到人格的尊重和温暖。一个善意的微笑能消除患者的恐惧，一句鼓励的话语能增强患者的信心。同情、关心和体贴患者，可使他们增添战胜疾病的勇气和决心。

2. 减少患者的损伤和不适

患者在就医的过程中，有些检查、治疗是有痛苦或有一定损伤的，医务人员要尽可能地减少患者的痛苦和损伤，如检查的动作要轻柔、冬季要注意温度等。对待患者应该有热心、细心、耐心、爱心，更应该有高度的责任心，发挥精湛的医疗技术，以最短的时间、最小的花费、最愉快的治疗服务患者。例如：著名医生裘法祖每次手术前一定要对患者做出全面的分析，最终认真地制定一个最佳方案。著名医生吴孟超每次给患者听诊时都要用手把听诊器捂热，再放到患者身体上。这些著名医生的诊疗行为是广大医务工作者学习的典范。

（四）严守医密，患者至上

即医务人员要为患者保守医密，实行保护性医疗，不泄露患者隐私与秘密。严守医密是医德规范的一种特殊要求。保守医密既是维护患者尊严和利益的重要措施，也是提高医疗质量的重要保证，又是密切医患关系的重要途径。

二、处理医社关系的行为规范

正确处理医务人员与社会之间的关系，要求医务人员廉洁奉公，自觉遵纪守法，不以医谋私。医学以解除患者的痛苦、维护人民的健康为崇高目的，一定意义上说，医学是舍己为人的事业，医学中的人际关系带有明显的利益性。因此，医务人员只有廉洁奉公，遵纪守法，不谋私利，不徇私情，才能为患者提供优质服务，也才能称得上合格的医务工作者。如果一味地追逐名利，只想个人的成就辉煌，工作时心有旁骛，为了发财致富，收"红包"、拿"回扣"、受"贿赂"，从而把自己陷入不称职医生的骂名当中。

三、处理医医关系的行为规范

正确处理医务人员之间关系，要求医务人员要互学互尊，团结协作。表现在：

（一）尊重师长、注重传承

医学是一门古老的、专业性很强、实践性很强的学科。医学的每一点进步都离不开先辈们的辛勤劳作和经验积累。医生的专业发展离不开师长的无私传授和教诲。医学的先辈们将毕生获得的知识和经验毫无保留地传授给后来人。刚刚踏入医界的新人必须虚心地汲取成熟的医学知识和技能，再用自己积累的成果去扮演传授者的角色，让医学事业不断的传承下去。

（二）协作精神

医学是一门专业分工很细的学科，任何一个人都是无法独立完成患者的整个诊疗过程。患者利益的实现需要不同学科、不同专业的团队成员的精诚合作。医生之间应该相互尊重，相互信任，相互学习，加强团结和协作，共同完成医疗任务；医护之间应该彼此尊重，密切配合，使患者既得到优化治疗，也得到优化护理；医技之间应该各司其职，协调一致；医管之间应该各负其责，形成合力。只有所有医务人员通力协作，尽职尽责，才能充分发挥每个人的主观能动性，从而确保医疗质量的不断提高。

四、医德自律

医务人员还应该遵守自我进取的医德规范，即严谨求实，奋发进取；钻研技术，精益求精；不断更新知识，提高技术水平。表现在：

（一）对技术精益求精

有位院士在谈论"医德与医术关系"时举过一个例子：如果你是一位服务态度极好的儿科医生，在值急诊班时遇到了一名重病患儿。你热情和蔼，抱着患儿不停地安慰，甚至和家长一起流泪伤心，但你没有出色的技术，回天乏术，只能眼看着患儿死去。这样的医生能算是好医生吗？医生只有奉献时间和精力，不断学习，掌握日新月异的医学知识，通过实践不断熟练自己的技术，才能更好地为患者服务，才是合格的好医生。特别是外科医生更要有精湛的技术。同一个手术，医生水平不同其结果截然不同。技术不精湛、不娴熟，会延长手术时间、增加副作用，甚至导致并发症。作为患者，是多么希望选择一个技术过硬、临床经验丰富的医生做手术啊！医学是实践的科学，不管医生所受教育如何，只要刻苦钻研、勤劳敬业、勇于实践，一定能成为某个领域的医学专家，受到患者们的尊敬。

（二）终身追求新知

医生是一种知识永无止境、不断更新的职业。踏入医学之门的莘莘学子应当清楚的意识到，做医生是非常辛苦的，医生的一生都在不断地学习之中，探求知识的步伐不能因为跨出校门而停止。现代科学技术日新月异，无论是什么学科，只要有新的成果都不可避免的影响和带动医学的发展。终身追求新知、紧跟医学前进的步伐，是医疗从业者的职业要求，也是社会赋予医疗从业者的神圣使命。

五、体现社会主义核心价值观的医疗卫生职业精神

十七届六中全会指出，必须把建设社会主义核心价值体系作为根本任务，贯彻社会主义现代化建设各领域。在医疗卫生领域，卫生文化是社会与行业进步的推动力，卫生系统核心价值观是为医者之灵魂、是卫生文化的精髓。2012年全国卫生工作会提出了要开展体现社会主义核心价值观的医疗卫生职业精神大讨论。

医疗卫生职业精神是社会主义核心价值体系在医疗领域的具体反映和本质体现，是社会主义核心价值观的重要组成部分；充分体现促进医学科学技术发展的科学精神和临床诊疗过程中的医学人文精神，是职业道德的升华和最高的思想道德境界。

（一）体现社会主义核心价值观的医学职业精神的特征

体现社会主义核心价值观的医学职业精神具有六大特征，即职业特殊性、历史继承性、鲜明时代性、国际开放性、社会普遍性和医学规律性。

1. 职业特殊性

尊重生命、救死扶伤是对医务人员从事医务工作提出的最起码的道德要求，也是最高的行为目标。职业的特殊性要求医疗卫生职业精神也要具有自己的特点。

2. 历史继承性

祖国医学文化博大精深、源远流长不仅积累了丰富的医疗经验，而且建立和发展了传统的医德规范，形成了"尊重生命、医乃仁术、大医精诚、无欲无求、视人如己、精益求精"等为核心的医学文化，其丰富的道德理念和基本的价值体系，为整个医学文化的发展产生了极其重大而深远的影响。

3. 鲜明时代性

医疗卫生职业精神在深厚的历史积淀中通过不断的内化和外扬形成。只有随着实践的变化而不断丰富发展，才能始终保持生机和活力。无论是白求恩精神，还是在唐山大地震、抗击非典、5·12汶川大地震、阻击禽流感等重大医疗卫生救援工作中一批批白衣战士体现出的舍生忘死、无私奉献的精神，都体现了鲜明的时代性。而人民的好军医华益慰、守护雪域高原生命之花的门巴将军李素芝、把医术当艺术，生命不息、工作不止的韦加宁、扎根边疆的"白衣圣人"吴登云等更是医德的时代楷模和医者典范。

4. 国际开放性

任何一种文化都不可能与世隔绝，都需要从其他文化中汲取养分。要以积极的态度对待世界医学文化，要广泛吸纳、融汇一切外来优秀文化成果，在同外来医学文化的互动交流中得到丰富发展。

5. 社会普遍性

作为社会一员，医务工作者也有自身的利益，也希望得到社会的关注与认可。要考虑到人的社会性这一普遍特点，我们不能要求卫生系统所有医务人员都完全舍弃个人利益，而要符合人的本质和卫生系统的实际以及大众化的精神追求，在倡导救死扶伤、敬业奉献的同时，使医德建设具有可操作性而不是停留在口号中。

6. 医学规律性

生物医学的迅速发展，带动了生物学、医学等整个生命科学领域，实现更有效地诊断治疗疾病，预防某些疾病的发生。这给人类带来莫大福祉，同时也带来许多新的伦理问题。在医学教育中，医学专业的学习和医学技能的培养对未来医学技术的提高和发展起到很大的推动作用，但职业精神的塑造一旦内化为医学生的情感和体验，必将有利于个人高尚人格的形成，有利于医疗技术素质的提高，有利于医疗行业良好风气的形成。

（二）体现社会主义核心价值观的医疗卫生职业精神的表述与释义

"敬佑生命、救死扶伤、厚德精诚、促进健康"是对体现社会主义核心价值观的医疗卫生职业精神的概括。

敬佑生命对于医疗卫生工作者来说是最为主要的。医生作为生命的守护神，尊重生命、敬畏生命，体现了生命质量和生命价值的统一，体现了医学的目的。医学自从诞生的那天起就自始至终以维护人的生命，增强人的健康而自居。"医者，生人之术也。""医道，古称仙道，原为活人。"这些关心人的生命，尊重人的生命，维护人的生命，捍卫人的生命的职业行为上升为具有道德意义的行为，并以道德的形式加以固定、提倡和规范，从而形成了一系列以患者的生命利益和健康利益高于一切的医学道德规范。

"救死扶伤"出自汉·司马迁《报任少卿书》："卬亿万之师，与单于连战十馀日，所杀过当，虏救死扶伤不给，旃裘之君长咸震怖，乃悉征左右贤王，举引弓之民，一国共攻而围之。"1941年，设在延安的中国医科大学更名后第一期毕业生即将毕业之际，毛泽东同志亲笔书写了"救死扶伤，实行革命的人道主义"的光辉题词。这一题词，把传统医学伦理和无产阶级革命事业结合起来，成为激励广大医务工作者全心全意为人民服务的重要精神力量，成为一代又一代医疗卫生工作者的道德准则和精神动力，成为中华民族争取民族独立和解放斗争中产生的重要精神财富。

"厚德"出自《周易》中的卦辞："天行健，君子以自强不息；地势坤，君子以厚德载物"。天（即自然）的运动刚强劲健，相应于此，君子应刚毅坚卓，奋发图强；大地的气势厚实和顺，君子应增厚美德，容载万物。"精诚"出自《庄子·渔父》："真者，精诚之至也，不精不诚，不能动人。"《后汉书·广陵思王荆传》："精诚所加，金石为开。"唐朝孙思邈所著《大医精诚》之《备急千金要方》第一卷，论述了有关医德的两个问题：第一是精，亦即要求医者要有精湛的医术，认为医道是"至精至微之事"，习医之人必须"博极医源，精勤不倦"。第二是诚，亦即要求医者要有高尚的品德修养，以"见彼苦恼，若己有之"感同身受的心，策发"大慈恻隐之心"，进而发愿立誓"普救含灵之苦"，且不得"自逞俊快，邀射名誉"、"恃己所长，经略财物"。

对于健康，世界卫生组织把健康定义为"健康不仅是躯体上没有疾病，而且还要具备心理健康、社会适应良好和道德健康。"健康是人类的一项基本权利，是社会发展和进步的重要标志。《阿拉木图宣言》指出"健康是基本人权，达到尽可能的健康水平，是世界范围内一项重要的社会性目标。"人们不分富贵贫贱、民族肤色、宗教信仰、男女老少，都享有健康权和医疗权；同时健康也成为现代社会进步和文明的重要标志和动力。随着社会的进步和医学的发展，医学不仅是为了解决医疗危机，更主要的是，人类如何正确对待生老病死的生命现象，改善生命质量。促进健康不仅是卫生部门的责任，而且是全社会的共同责任。

第二节 临床医学道德

临床医学是医学的核心，现代医学模式的临床医学要求以患者为中心，最大限度地减轻患者的痛苦，治愈疾病，促进康复。

一、临床诊疗过程中的医学道德要求

临床诊疗是医学活动最重要的形式，它包括诊断和治疗两个密切相关的过程。医务人员只有把临床诊疗过程和医道要求统一起来，才能更好地完成这一重要形式的医学活动。

（一）临床诊断的道德要求

诊断是医生对患者所患疾病的认识和做出的判断，是医生通过采集病史、体格检查以及各种辅助检查等措施，收集患者的病情资料，然后将资料整理、分析和归纳，从而做出概括性判断的过程[41]。临床诊断的道德要求渗透在询问病史、体格检查、辅助检查的各个环节之中。

1. 询问病史的道德要求

询问病史是医生获得患者病情资料的首要环节和诊断疾病的重要依据之一。其方式主要是通过与患者、患者家属或有关人员的交谈，了解疾病的发生、发展、治疗情况及患者既往的健康状况等。通过询问获得齐全、准确的病史，对下一步的检查、诊断、治疗和护理具有重要意义。询问病史的道德要求包括以下内容：

（1）举止端庄、态度热情，给患者以信任感

医生要想获得完整可靠的病史关键在于取得患者的信任。在医疗活动中患者首先感受到的是医生的仪表、举止、态度等外在表现。因此，医生应以整洁的衣着、端庄的举止、

---

[41] 张金钟，王晓燕. 医学伦理学 [M]. 北京：北京大学医学出版社，2010，68.

和蔼的态度出现在患者面前，这样可以使患者产生信赖感和亲切感，也使患者紧张的心情得以缓解，有利于患者自主地倾诉病情和与疾病有关的隐私，从而获得详细可靠的病史资料。反之衣冠不整、举止轻浮、态度冷漠，容易使患者产生不安全感，不信任感或压抑情绪，使患者不愿意畅所欲言，就有可能丢掉诊断的重要线索，从而影响疾病的诊断，甚至造成误诊或漏诊。

（2）全神贯注、语言得当，真诚与患者交流

医生询问病史时，应全神贯注，语言通俗。医生亲切、温和的语言会使患者乐于接受询问；通俗易懂的语言会使患者感到平易近人；以关注、鼓励或同情的目光注视患者，使患者感受到医生的责任感，从而感到温暖，增强战胜疾病的信心。相反，无精打采、它事干扰过多或漫无边际的反复提问使患者产生不信任感；而专业性强的术语使患者难以理解；高傲的态度、难懂生硬的语言会增加患者的精神负担，使患者感到被疏远，同时，使患者的自尊心受到伤害，产生不安全感，影响病史资料的收集，甚至会引发医患纠纷。

（3）耐心倾听、正确引导，力求病史的真实性

患者是疾病的亲身体验者，他们的主诉常常是疾病因果关系的真实反应，是认识疾病特征、分析与诊断疾病的基础资料。医生要耐心倾听患者的生活经历和主观体验，不要轻易打断患者的陈述或显得不耐烦。从生活经历中，可以分析出患者的心理社会因素与疾病的关系。有些陈述可能是患者因为忧虑或隐私的困扰而做出的宣泄，但患者因此可以缓解紧张的情绪，医生则可能由此找到疾病的根源。但是，询问病史的时间有限，如果患者说得太离谱，医生可以引导患者转到对疾病陈述上来，或抓住关键的问题询问，避免机械地听、记。然而，医生要避免有意识地暗示或诱导患者提供希望出现的资料，以免导致病史失真，造成误诊或漏诊，贻误病情。

2. 体格检查的道德要求

体格检查是医生运用自己的感官和简便的诊断器械对患者的身体状况进行检查的方法[42]。包括视、触、叩、听，是医生形成确定诊断必不可少的重要环节。在体格检查中，医生应遵循以下道德要求：

（1）体贴关心患者，减少患者的痛苦

患者处于疾病状态，心烦体虚、焦虑恐惧，在体检过程中，医生要急患者所急，想患者所想，关心、体贴患者，尽量减少因检查而带给他们的痛苦；要根据患者的病情，尽可能选择舒适的体位，不要让患者频繁更换体位，也不要长时间检查一个部位；对痛苦较大的患者要边检查、边安慰。检查时手法轻柔、动作敏捷，寒冷季节要注意保暖。

（2）全面系统、一丝不苟

医生在体检过程中，要按照查体顺序有条不紊地进行，不遗漏部位和内容，对模棱两

㊷ 张金钟，王晓燕. 医学伦理学 ［M］. 北京：北京大学医学出版社，2010：69.

可的体征，特别是重要器官的体征要反复检查，绝不放过任何疑点或请上级医生核查，做到一丝不苟，并如实写入病历。切忌主观片面、粗枝大叶、草率从事。

（3）尊重患者

在体检过程中，医生要专心致志、行为端庄，对需暴露检查的部位应给予适当遮蔽，以免给患者特别是异性患者造成难堪。检查体位的选择应力求雅观，在记述患者的残疾时用词妥当，防止使用伤患者自尊心等的字样。

（4）重视复诊复查

医生对复诊患者和住院患者都要认真仔细地作必要的复查，切不可想当然地认为问题不大而放弃检查，或者不负责任地走过场。只有在正确诊断的基础上，才能有针对性地采用有效的治疗措施。

3. 辅助检查的道德要求

辅助检查包括实验室检查和特殊检查，这是借助于化学试剂、仪器设备、生物技术等对疾病进行检查和辅助诊断的方法[43]。在一定程度上，对疾病的诊断起重要作用。在辅助检查中，有以下道德要求：

（1）根据需要确定检查项目

辅助检查要根据患者的诊治需要、患者的耐受性等，具体情况有计划、有目的地选择必须的检查项目。既要避免那种怕麻烦图省事，该做检查而不做的失职行为；又要避免不根据需要，盲目地滥做各种检查的不道德行为。盲目过度的检查，不仅会增加患者肉体和精神上的痛苦以及经济负担，而且使医生临床思维僵化，既影响医生诊断水平的提高，又影响患者的康复。

（2）力求做到最优化

医生在做辅助检查时，必须遵循简单的检查先于复杂的检查、无害的检查先于有害的检查、廉价的检查先于昂贵的检查。这样做，既符合医学目的，而且又符合患者的利益。同时，在辅助检查时，力求做到最优化，如：在保证诊疗效果的前提下，正确运用放射性药物，尽量发挥射线的有益作用，而把副作用降低到最低水平。

（3）知情同意，尽职尽责

在确定辅助检查的项目以后，医生必须向患者或家属讲清楚检查的必要性和注意事项，在其理解并表示同意以后，再行检查。特别是对一些比较复杂、费用昂贵或危险性较大的检查，更要得到患者的知情同意。有些患者对某些检查：如腰穿、骨穿、内镜等，因惧怕痛苦而加以拒绝，如果这些检查是必要的，医生应耐心细致地向患者解释，劝其进行检查，从而尽早的确定诊断和治疗方案。绝不能因害怕麻烦而听其自然，这是对患者极不负责任的表现。

㊸ 李本富. 医学伦理学 [M] . 2010，北京：北京大学医学出版社，2010：74.

（4）综合分析，避免片面性

辅助检查受到种种条件的严格限制，结果反映的是局部表现或瞬间变化，因此，它只是临床诊断的辅助手段，其结果也只能是参考性的。轻视病史、忽视一般检查和常规检查，一味盲目依赖辅助检查，仅凭辅助检查结果直接做出诊断结论等做法，不可避免地会造成误诊。为了避免辅助检查的局限性，必须将辅助检查的结果同病史、体检等有关资料结合起来，综合分析，做出正确诊断。

（二）临床治疗的道德要求

临床治疗包括药物治疗、手术治疗、急诊治疗等方面。在正确诊断的基础上，恰当的治疗措施是促进患者康复、减轻疾病痛苦的重要环节[44]。各种治疗方法的效果与医务人员的医学道德有着密切联系，因此，医务人员应自觉遵守临床治疗的道德要求，不断提高自己的治疗技术水平，使各项治疗措施产生最佳效果。

1. 药物治疗的道德要求

药物治疗是临床治疗最常见的手段。在药物治疗中，医生应遵守以下道德要求，以便发挥药物的有利作用，同时防止用药不当或错误给患者造成的危害。

（1）安全有效用药

在药物治疗过程中，医生必须掌握在安全有效的范围内，考虑用药剂量及患者耐受力。特别是对一些效力较高、安全范围较窄、排泄较慢的药物，更要加倍注意。药物治疗疾病的基本要求是做到利大于弊。用药前，医生必须首先明确疾病的诊断和药品性能、适应证和禁忌证，做到有的放矢、对症下药。要根据患者的个体差异和疾病种类以及病程的不同，使用适当的药物及其剂量，将药物的使用控制在安全有效的范围内，切忌盲目追求高效、速效，违背科学规律滥用药物。

（2）合理配伍

在联合用药时，合理配伍可以提高抗病能力，也可以克服或对抗一些药物的副作用，从而使药物发挥更大的疗效。在进行药物配伍时，医生一定要注意合理用药，严守配伍禁忌、限定药位数。那些为了片面追求经济效益而不顾患者病情、盲目乱开大处方的现象，是不符合医学道德要求的。

（3）秉公处方

处方权是人民赋予医生防治疾病的一种基本权力。医生在使用这一权力时，应做到处方公正、维护患者的利益，绝不能以权谋私开大处方、推销药品、拿回扣或开方搭药。由于我国人口众多，卫生经费、医药资源相对不足，因此，必须从防病治病的需要出发，在确保疗效的前提下，尽量节省国家医药资源和患者费用。对一些稀有医药资源，要尽量做到客观公正地分配，使有限的医药资源发挥更大的治疗效果。

---

[44] 张金钟，王晓燕. 医学伦理学 [M]. 北京：北京大学医学出版社，2010：71.

（4）调动患者心理因素，提高药物疗效

现代医学模式的转变促使人们越来越重视心理因素对药物治疗的影响。心理因素不仅是引起疾病的原因之一，也是在治疗中影响疗效的因素。这就要求医生在给患者进行药物治疗期间，随时注意患者的情绪波动，了解患者的心理状态，使患者处于良好的心境中接受治疗，进一步提高药物的治疗效果。

2. 手术治疗的道德要求

手术治疗具有不可避免的损伤性，较大的风险性。手术的准备、实施过程，实质上也是医学道德的选择、判断过程。从实践过程看，手术治疗的道德要求包括：

（1）严格掌握手术适应证

确定手术适应证和选择手术时机是外科治疗的重要环节。任何手术治疗，无论方案设计多么周密，对于人体不可避免都有一定创伤性。这一特点，决定了医生在选择手术治疗时，应严格掌握手术治疗的适应证。对于可做可不做或需要手术而不具备手术条件的或术后会加速病情恶化甚至死亡的，医生都不要盲目施行手术治疗，更不能为了练习和取得临床经验而滥施手术。

（2）优化手术方案

医学道德最优化原则要求根据患者的病情，对手术的近期疗效和远期影响、正负作用、全部治愈和部分治愈等方面进行综合分析、反复比较、权衡利弊、选择技术上最安全可靠、能最大限度实现手术目的，又对患者造成的损害程度最小的最佳治疗方案。此外，还要充分考虑患者对健美的渴望和追求，在设计和实施手术时，尽可能减少患者术后失去人体美的遗憾。

（3）严格执行知情同意

手术一旦确定，医生必须客观地向患者及其家属介绍手术的必要性、手术方式、可能发生的不良情况或意外等，让其充分理解并自主地做出手术与否的决定。在知情同意的前提下，履行书面协议的签字手续。医生不能在患者及家属不知情同意的情况下，擅自对患者进行手术，也不能因个人的目的哄骗患者接受手术。知情同意不仅是医生对患者及家属自主权利的尊重，也表明患者及家属对医生的信任和对手术风险的理解和承担。

（4）态度认真、作风严谨，严格遵守操作规程

任何手术在技术上都有严格的操作程序，要严格执行，如充分做好术前各项准备工作，对术中可能发生的各种情况或意外进行充分讨论和相应准备。手术中要态度认真、作风严谨、严格遵守操作规程。手术后严密观察、减轻痛苦、促进康复等。

3. 急救工作中的道德要求

急诊工作具有病情紧急、时间性强，工作繁忙、复杂紧张，急救紧迫、要求严格，情绪不稳、易发纠纷的特点，根据急危重患者的病情特点和抢救特殊性，应遵循以下道德要求：

（1）争分夺秒，急患者所急

对急、危重患者的抢救，如同一场战斗。如：脑外伤、脑出血所致颅内压增高引起的脑疝和脑缺氧所能耐受的时间是以分、秒计算的；心肌梗死的抢救是分秒必争的；气管异物的患者在数分钟内就会窒息死亡等。急诊患者病情急，诊治要求快。时间就是生命。从事急诊工作的医务人员必须树立严格的时间观念，要突出一个"急"字，要有时间紧迫感，要及时果断地采取有力措施，争分夺秒、有条不紊、全力以赴地进行抢救，赢得时间意味着挽救生命。

（2）敢于负责，承担风险

危险及痛苦中的急诊患者需要医生在很短时间内做完检查，采取合理的抢救措施。危重患者病情凶险、复杂、变化迅速，常常存在一定的危险性。医务人员在抢救工作中，要把患者利益放在首位，敢于负责，勇于承担风险，冷静、敏捷、迅速、果断地组织抢救，决不能为了不出差错而回避责任和风险，置患者生命于不顾。在抢救中虽然有一定风险，但患者只要有一线希望，就要作百分之百地努力抢救。

当遇到一些意外情况，如中毒、车祸、工伤或被伤害等，有时患者家属不在场，在患者亲属尚未赶到之前，除立即向有关部门报告外，要积极进行急救工作，不能以"没钱"、"没亲人签字"等为借口延误抢救时机。在关键时刻，急诊医务人员要挺身而出，果断、勇敢地承担起抢救重任。

（3）密切配合，通力协作

现代急诊医学是一门多专业的综合学科，是处理和研究各类急性疾病发病阶段及其可能发生的急性器官衰竭、慢性病急性变、各种急性创伤以及抢救急危重症患者生命的一门新专业。因此，对一个重症、复杂患者的抢救，单凭急诊科医生广博的知识、丰富的经验和熟练的抢救技术是不够的，为了抢救的成功，往往需要几个临床科室的各类专业人员的通力协作，互相支持。抢救患者协作程度越高，抢救成功的希望就越大，患者就越有可能转危为安，化险为夷。而在抢救中互相推诿、互不服气或寻找借口拒绝支援的做法则会妨碍对患者的抢救，是不道德的行为。

（4）技术精湛，严格遵守规章程序

抢救危重患者是一项科学性、技术性很强的工作，医务人员只凭一颗善良的心，而没有精湛的医术，难以达到救死扶伤的目的。医务人员要有较强的专业素质，在急诊抢救中头脑冷静，行动有条不紊，忙而不乱，急而不慌，险而不惊，紧张有序，缩短抢救时间，尽快解除险情。急诊抢救人员还应具备过硬的抢救基本功，如：气管插管、心脏复苏、心内注射、除颤以至急症开胸等技术要熟练掌握，关键时刻能准确、迅速地操作。同时，还要熟练地操作抢救仪器，并能排除其一般故障。此外，在急诊工作中，医务人员要严格执行规章制度及操作规程。急诊科室要组织严密，井然有序，各尽其职，各负其责。要有严格的交接班制度，真正做到常备不懈，随叫随到，"招之即来，来之能战，战之能胜"。

（5）高度警觉，细致严谨

急诊工作者不仅要有严格的时间观念及熟练的抢救技能，同时，还要有高度的警觉性。警觉性是急诊医务人员特有的职业素质。急诊医务人员应以高度的警觉性严密观察患者的病情变化，发现患者各种症状并做出敏锐、准确的判断，绝不放过任何一个可疑的症状，使疾病得到及时发现和治疗，不放过任何一个时机，使患者及时得到抢救。对急诊留下观察的患者，应随时注意患者主诉和监护仪器的动态，一旦发生突变，应立刻给予相应处置，做好抢救工作。

（6）体贴同情患者疾苦

急诊室的患者多数病情危重，有些处于昏迷或濒死状态，如：晚期癌症、外伤截瘫、重度烧伤、重症心脑血管患者，此外，还常常会有一些特殊的患者，如：自杀患者，打架斗殴致伤的患者等。急诊医生在患者危急时刻，要对患者怀有深厚的同情心，理解家属的痛苦，体贴患者的疾苦，给患者以亲切的关心和细心的照料，以满腔热忱的态度，为患者治疗和护理，使患者在疾病折磨中感到有依靠、有温暖，帮助患者增强战胜疾病的信心，鼓起生活的勇气。

二、特定人群诊治工作中的道德要求

妇产科、儿科、精神科以及老年患者，都有其自身的特殊性，因此，也都给医务人员提出了一些相应的道德要求。

（一）妇产科工作中的道德要求

妇产科的诊治对象均属女性，不仅关系到妇女的健康，而且关系到子孙后代。妇产科工作有其特殊性，诊治内容直接涉及妇女的性器官以及患者的月经、婚姻、男女关系、性生活、生育、家庭等问题。因此，妇产科医务人员的道德要求也有其特殊性。

1. 责任重大，工作繁忙

一方面，妇产科工作社会性强，涉及面广，关系到母子的生命和健康。在提倡一对夫妇只生一个孩子的情况下，妇产科人员肩负着更重的责任。另一方面，妇产科工作繁忙辛苦。产妇分娩不分白天黑夜，夜班医务人员常无法休息；妊娠与分娩容易发生意外，急症患者多；产妇分娩时出血、羊水、便以及抢救新生儿窒息要进行口对口呼吸、产后恶露的观察等，都是医护人员要经常接触并需要谨慎处置的。因此，妇产科医护人员必须具备不怕脏、不怕累、不计较工作时间长短，任劳任怨，勇挑重担的道德情操和奉献精神。

2. 病情复杂，风险性大

妇产科患者病情复杂多变。如在妊娠和分娩过程中，可能突然发生严重意外，危及妇婴生命。妇女妊娠以后全身器官都发生变化，任何器官的功能不全，或者慢性病患者在妊娠或分娩时都有随时发生异常或意外的可能，这要求妇产科医务人员时刻要做好应付突然情况的准备。对每个孕妇要做全面分析，及早预防，准备好应急措施，使抢救顺利进行。

3. 尊重和同情患者

妇女患病或妊娠后，有一些特殊心理状态，如害羞、焦虑、害怕和压抑心理等。尤其是青少年妇女，甚至拒绝做妇科检查。初孕妇女担心胎儿畸形、胎位异常、早产、难产、分娩痛苦或发生意外危及母婴安全等。有的生了女孩担心公婆、丈夫冷淡，生了畸形儿或孩子发生意外而产生抑郁、精神萎靡。这些情况出现后，一方面长期精神不好会影响胎儿的生长发育；另一方面，会使孕妇机体代谢减退，引起子宫收缩无力，发生产后出血。因此，态度和蔼，热情周到、体贴入微的服务，是对产科医务人员的重要道德要求。

妇产科医务人员对患者切不可嘲笑、训斥或不理睬。特别是对未婚怀孕者的态度冷漠、歧视、讽刺、挖苦，这样会使她们身心受到严重的创伤。对一些疼痛难忍大喊大叫的产妇，要安慰、照顾，绝不能训斥；对产妇临产时要进行语言暗示，使其知道正常分娩是不会产生疼痛感的。只要不惧怕，保持良好的心理状态，就会无痛顺利分娩。

4. 严肃认真，动作轻柔，保守秘密

妇产科医生经常要检查患者所忌讳的生殖器官，医生的态度不但要庄重，而且要尊重患者的自尊心，尽量缩小暴露范围，更不能让孕妇当众脱衣服。对未婚妇女做检查时，应尽量保持处女膜完整，男医生做妇科检查，态度要严肃，要有女医务人员或家属在场，动作要轻柔，切忌草率、粗暴。对患者的病史、病情及个人隐私，特别是性生活方面的隐私，必须严格保密，不要泄漏给他人。对婚前检查发现不宜结婚者，应当规劝、说服、如实说明情况和后果。

5. 慎重用药，严格执行手术指征

在妇产科治疗中，如应用影响性功能的药物或孕妇用药，医生要严格掌握适应证和剂量，并向患者或家属交待清楚。手术治疗要遵守操作规程。手术中如要影响或破坏性功能和生育功能时，也必须向患者家属交代清楚，征得同意。特别是切除子宫、卵巢，要严肃慎重对待。对未育的妇女应尽可能保持生育功能和性功能。对于剖宫产和会阴侧切手术要严格执行手术指征，尽量合理，从而减轻产妇的痛苦，防止给患者造成不必要的危害。在为妇女进行人工流产、引产、放环和绝育手术时，医务人员要严格掌握适应证和禁忌证，不能参与非法的流产、引产。

（二）儿科工作中的道德要求

儿科患者与成人相比，无论生理、病理或心理特征上都有所不同，具有病情急、变化快、患儿不会自诉，不能密切配合，缺乏自理能力，耐受性差，并发症多等特点。对儿科医务人员提出了以下特殊的道德要求：

1. 热情亲切、体贴入微

作为直接为儿童健康服务的医务人员应该热爱、关心体贴患儿。患病本来十分痛苦，面对陌生的医院环境和医务人员，患儿会感到紧张恐惧，往往出现各种心理状态：有的大哭大闹；有的抑郁怪癖，不与医务人员合作；有的拒绝诊治。因此，医务人员要有爱心，态度和蔼，热情亲切。应把握儿童心理，善于观察儿童的行为，进行周到的治疗和护理。对不合作患儿，不但不能发脾气，还要多做解释安慰工作，切不能用恐吓语言来威胁患儿，更不能用哄骗的做法，以防儿童染上说谎不诚实的品行。

2. 高度负责、细致观察

患儿不能表达或准确表达病情，因此，儿科医务人员必须具有高度的责任心，仔细耐心地检查可能发现的阳性体征。注意患儿的精神状态、体温、脉搏、呼吸、尿便的变化及啼哭的声音等情况。要仔细询问发病的时间、症状、饮食和周围人接触情况，参考当时的季节特点，做出诊断，提出治疗措施。患儿病情变化快，易恶化，又往往不能自述自己的病痛所在，只会以哭闹表示，如果医护人员的责任心不强，不仔细询问与全面检查，不定时巡视病房，工作中脱岗或干私事，就会导致患儿失去治疗与抢救时机。在对患儿管腔器官进行器械检查治疗时，要谨慎细致，动作准确、轻柔，稍有不慎或用力过大，会误伤组织、器官，甚至发生医疗差错事故。

3. 拥有耐心、不急不躁

孩子身体不舒服，只知哭闹撒娇，作为儿科医务人员，只具有爱心还不够，工作中还应有更大的耐心。不管工作环境有多么的吵闹，多么令人烦躁，他们都应有极大的忍耐力，耐心听取患儿与家长的叙述，耐心地检查患儿，耐心地开导患儿积极地配合检查与治疗，甚至还要耐心地聆听患儿的哭闹。无论周围发生任何不快，医务人员都要持有耐心，不急不躁地有序地完成诊疗工作，只有这样，才能获得患儿与家长的信赖与尊敬。

4. 谨慎用药、有效治疗

儿科医生用药时必须慎重考虑适应证。对于任何治疗不仅要考虑近期效果，更应考虑远期效应。必须反复权衡利弊，采取一切预防保护措施，防止毒副作用，为孩子健康成长和终生着想。在小儿药物的选择上，既要注意年龄特点，针对性要强，种类不宜过多，又要注意某些药物对小儿生长发育的影响；在小儿用药剂量上，要谨慎地计算，避免剂量过小达不到治疗目的，或剂量过大造成中毒。特别是要注意作用于中枢神经系统药物的副作用，滥用链霉素可损害第八对脑神经引起永久性耳聋。又如口服止咳糖浆等可按实际年龄估算，倘若用药量过大，一是增加药物的毒副作用；二是增加肝肾的解毒负担；三是影响小儿的生长发育，甚至危及生命。

5. 态度良好、加强沟通

儿科面对的是一个个脆弱的小生命，儿科医生不仅要医术高，更要懂得如何与他们沟通，对待患儿要和蔼可亲，态度良好。虽然有些时候会遇到很多焦虑的患儿家长口不择言，而医务人员能做的就是宽容。医务人员应该体会患儿家长们的心情，孩子生病，谁的心里都会着急万分的，说一些伤人的话，应该是可以理解的。医务人员能做的就是努力为患者服务，力争做到最好。

（三）老年医疗工作中的道德要求

老年人在生理和心理上都有一些不同于中青年人的特点，老年患者具有生理功能减退，机体抵抗力下降，行动多有不便，多为慢性疾病，同时患多种疾病的特点。医生要高度重视老年患者的特点，在诊治老年患者时应遵循特殊的道德要求：

1. 尊重患者、服务周到

医生要从语言、举止等各个方面体现出对老人的尊重，虚心和诚恳地对待他们提出的意见和建议，尽可能满足其合理要求。医务人员要有良好的服务态度，在就诊、检查、治疗等方面，想患者之所想，尽可能给以方便和帮助，做到尊重患者，给予热情、周到的服务。

2. 诊疗细致、格外重视

医生在诊疗时要细心，格外重视，全面分析病情，审慎做出诊断和提出治疗方案，不容丝毫马虎和大意。老年患者往往活动有困难，有些只能由家属来随诊咨询，仅带来一些病情资料或检验结果。凡是遇到这种情况，医生要尽可能地详细了解病情，慎重诊治。

3. 多设方案、知情同意

医生在选择医疗手段和制定治疗方案时，应根据治疗目标，多设计几种治疗方案，从中选出疗效最好、代价和风险最小的方案实行，同时，必须取得患者和家属的同意和支持。

4. 关注心理、加强沟通

关心老年患者的心理健康是诊治老年疾病过程中不可忽视的道德要求，在诊断过程中要注意观察老年患者的情绪和行为变化，及时发现心理问题并采取相应对策。对悲观失望者要给以安慰、鼓励，启发引导；对性情孤僻者要注意进行交流谈心，加强沟通；对心有疑虑者要耐心解释、诚恳相待，尽可能解除他们的疑虑；对心情烦躁不安者要耐心劝导、缓解情绪；对治疗无效者应请精神科医生或心理医生会诊治疗。

（四）精神疾病治疗的道德要求

精神疾病治疗对象是精神病患者，其行为和正常人心理规律不同，他们不能正确地反映客观现实。因此，精神疾病治疗具有很强的特殊性，医务人员良好的医德尤为重要。精神疾病治疗的道德要求是：

1. 关爱和尊重患者

精神疾病治疗的医生服务对象是有复杂心理变化的精神患者，其疾病的发生、发展、转归受内外环境的影响很大，对信息反馈非常灵敏，医务人员的言语行动都能对其产生正面或负面的医疗效应，因此要求医务人员在日常工作中以极大的热忱去关心爱护患者。用医务人员的言语、行动和良好服务态度发挥有益的效应。精神患者历来备受社会上有些人的歧视偏见，医务人员有责任改变这种状况。消除偏见、勇于关爱，不要歧视、戏弄精神患者，使他们再受到身心创伤，更不允许侮辱他们人格或使他们人身安全受到侵犯。

精神疾病患者由于精神障碍，常常不能有正常人的思维和行为能力。医务人员要理解、尊重他们，医生和患者之间应该做到互相信任、开诚布公、密切合作。医务人员要维护患者的一切正当权利，如知情权、决定权，尊重他们的人格，对患者症状知情应限制在一定范围内，因为病态表现的暴露可能使一些痊愈的患者产生严重的心理伤害。

2. 严格自律、恪守审慎

精神患者由于疾病的影响，不但丧失自我保护的能力，而且过去所接受的道德约束也可能受到损害，因此，作为临床表现的一方面，可能侵犯或冒犯工作人员，面对这种情况医务人员应正确对待，要有非常强的奉献精神。无论在何种情况下，都要一丝不苟地完成医疗护理工作，给患者一个安全可靠的诊疗环境，不能因为患者缺乏自主意识而消极应付患者。对于患者患病期间的冲动行为，如打骂行为等，要克制、忍耐、不予计较，做到打不还手、骂不还口，不对患者进行任何形式的人身侵犯，使患者信任医务人员。

3. 为患者保守秘密

由于社会上还有一部分人对精神病保留着错误的看法，甚至歧视，因此，病史、病情、预后处理等精神科工作者都有为他们保密的责任，实行保护性医疗，不泄露患者隐私与秘密，对病情绝对保密。

4. 廉洁奉公，遵纪守法

由于精神疾病的特殊性，精神病的医疗证明可以在社会上发挥其特有的作用，如法律行为责任能力的问题、劳动能力问题、户口问题、婚姻问题等，所以，精神科的医疗证明必须慎重、实事求是，不以医谋私，不利用职权开不符合实际情况的医疗证明。

5. 合理治疗，严防滥施强制性约束措施

精神疾病患者在发生攻击性、暴力行为时，有很大危险性，可以自伤、他伤及造成严重的财产损失，在这种情况下，为了保护患者和他人安全，医务人员可以立刻进行强迫性治疗。这种治疗不是患者自愿的，而是强迫性的。采取措施的原则是：安全、不伤害患者。强制约束动作要求敏捷和人道，患者不受到伤害。在患者的危险行为消除后，要立刻解除强制性约束措施。医务人员不能把强制措施作以报复、恐吓、威胁患者的手段，这是完全违反医学道德的行为。

三、医技工作中的道德要求

医技工作是运用专门诊疗技术和设备，协同临床各科诊疗疾病的一种医疗技术手段[45]。根据医技科室的工作任务和性质，可以划分为以治疗为主（药剂科等）和以诊断为主（检验科、放射科、病理科等）的两类。而医技人员工作的好坏及医德修养的高低将直接影响着医疗服务的好坏。

（一）检验和病理人员的道德要求

1. 严肃认真，避免差错

检验和病理人员对工作要严肃认真，无论是接收标本还是采集标本都要认真核对，避免出现差错；要珍惜患者的各种标本；操作时要专心致志，仔细认真，严格遵守操作规程。填报检查结果时，不可张冠李戴，发放检查结果时一定要核对清楚，备案备查。

2. 实事求是，确保结果准确、可靠

检验和病理人员对待工作要细致准确、一丝不苟、实事求是，以保证准确可靠的结果。如：采集标本时要按照检查单的要求和操作规程进行；接受标本时认真检查标本的质量、坚持查对，避免错号、漏号或丢失；操作仪器、设备和使用试剂时不能凑合，要注意纠正设备和试剂纯度等方面的误差，规范操作，确保检测结果的准确性。填写检查结果时应如实填写，不能任意涂改检测结果，更不能弄虚作假，谎报结果。一旦发现检验结果可疑，与患者的临床症状不符，应及时与临床医师联系，不可主观臆断，必要时要重新检验。严禁为了自己或他人谋取不正当利益，非法出具假报告单。

3. 报告及时、准确无误

临床医生通常根据检验人员提供的客观指标来判断患者的病情的轻重程度、变化和治疗效果，以便正确的诊断和及时采取相应的治疗方案。因此要求报告要及时、准确。特别是对于急症和手术台上等待结果的患者，应及时报告。否则，拖延诊治时机，轻者造成患者重复来诊，重者耽误了患者的抢救。

（二）医学影像工作者应遵循的道德要求

1. 认真负责，防止差错

放射诊疗时，医学影像工作者对患者要高度负责，一丝不苟。描述图像必须客观真实，结合临床做出正确诊断。报告字迹要工整清晰，言简意赅。仔细核对患者的姓名、性别、年龄、检查号码、检查部位及日期等，防止遗漏和差错。

2. 做好防护，降低损伤

影像检查的放射线不仅有诊断、治疗的作用，又有损害的作用，如果防护不当，会使患者、放射科的医务人员及临近科室受到辐射的损害，严重会患有癌症。影像医务人员必须精心管理、保证安全，工作中既要加强自身的防护工作又要保护好患者。一是不能进行滥用放射检查或不必要的反复的检查；二是必要的放射检查，尽量缩短曝光时间，必要用铅皮遮挡不需要照射的部位；三是加强放射源的管理，防止放射源的丢失，避免造成环境的污染。对于有放射性的废气、废水、污物要严格处理，以保证社会的环境安全。

3. 举止端庄，尊重人格

影像科工作在没有监督的特定情况下，需要在暗室操作，与患者独立相处。工作人员一定要举止端庄，尊重人格，不得随便谈笑戏谑。男医生检查女患者乳房及腹部时要戴手套，并有第三者在场。放射工作人员无权检查妇女会阴部，更不能利用暗室特殊条件玩弄异性。否则，不仅要受道德的谴责，还要受法律的制裁。

（三）药剂工作中的道德要求

医院药学是医疗机构业务工作的组成部分。医疗机构药学部门的主要工作包括调剂、制剂、药品供应、药品质量管理、经济管理以及药品信息管理。随着现代医药卫生事业的发展，医院药学工作模式由单纯供应型逐渐向技术服务型转变，由面向物转而面向患者，开展以患者合理用药为中心的临床药学服务工作。由此对各岗位工作人员的职业道德要求如下：

1. 精心调剂，耐心解释

调剂药学人员的基本工作责任是保证患者在用药过程中的安全、有效、经济，在调配处方过程中做到：审方仔细认真，调配准确无误；配药后配药人与审核人认真核对签字；配好的药物，药剂人员要认真地进行三查三对（三查：操作前、操作中、操作后，三对：姓名、药名、剂量）后发给患者；发药时，要耐心向患者讲清服用方法与注意事项，语言通俗易懂，语气亲切。临床观察的药品要有正式批准手续，要有严密科学的设计，用于临床要征得患者本人同意，临床观察药品不应向患者收取药费或其他相关的检查费用，而应对参与试验研究用药的患者给予适当经济补偿，否则不能给患者用药。

2. 维护患者利益，提高生命质量

药品不良反应是危害人们身体健康的重要因素，医院药师要具有高度的社会道德责任感，从维护人类生命健康的角度，应主动地收集、报告药品不良反应。

临床药师作为医疗团队的重要一员，是合理用药的监督者，在深入临床的过程中，应始终以患者为本，维护患者的利益，真诚、主动、热情、全心全意地为患者服务；有责任和义务与医务人员一起，针对疾病的发病机制、治疗方案、治疗过程进行学术性交流和讨论；应经常与医生沟通，根据临床医学发展的需求，按合理用药原则，发挥本专业的优势和特长，为临床对疾病诊治提供可靠的科学依据；摆正自己的位置，虚心好学，尽职尽责，保持医药良好协作关系，促进医院整体医学诊治水平的快速提高；在开展的临床药学工作中，以优秀的道德品质塑造良好形象，谦虚谨慎，团结协作，遵章守则，履行职责；以渊博、精湛的临床药学知识赢得信誉，帮助临床正确选药，合理用药，指导患者科学服用药物，为患者解除痛苦，提高生命质量。

具体还应注意：

（1）在药剂科领导下进行工作，参加查房和病案讨论时接受所在临床科主任的指导。

（2）善于提出临床用药合理化建议，但不能包办临床医师用药。设计个体化给药方案应尽量做到科学、正确。

（3）不滥用药物，这既是用药原则又是用药的伦理道德。凡是违背医药学原理或不符合患者的病情与生理状况的用药，都属不合理用药或滥用药物。

（4）用药既要看到近期效果又要注意远期不良影响，在用药取得最佳近期效益的同时，还需考虑药物蓄积等对患者带来的长期影响，应从患者的长远利益出发，坚持合理用药。

3. 精益求精，确保质量

　　医院制剂工作人员必须坚持为临床服务的方向，坚持自用的原则，在医院制剂生产中也应遵守、实施 GMP 中的有关规定。在自配药剂时，药剂人员必须符合《中国药典》规定的要求，并做到操作规范、准确称量、质量达标，不能随意更改配方和操作规程，否则必须鉴定合格后方可使用。如果缺少某种药味或药剂量达不到配方要求，绝不能凑合，更不能掺假，以保证药物治疗的有效性、安全性。

　　4. 合法采购，规范进药，廉洁正直，不谋私利

　　医院药品采购工作人员要把好药品质量关，坚持质量第一的原则，按照国家有关规定，从合法有证的单位采购药品，对采购的药品严格执行验收制度；在药效相同情况下，选择质量保证、价格合理的药品。临床药师应坚持医疗原则，在医疗实践中对来自各方面的无理要求，应予拒绝，同时也有责任、义务配合医师向患者宣传、普及用药知识。

　　5. 忠于职守、严格管理

　　药物管理人员要忠于职守，严格管理，廉洁奉公。药剂人员必须保证药物使用符合国家的有关规定，对药物的制剂安全实施全面管理，保证药物的安全。做到：①购进的药品要经常清查；②对各类药品制剂，应根据其物理化学特性及有关规定进行合理保管、防止霉烂、变质和虫蛀鼠咬；③对即将过期的药品要及时进行适当处理，防止过期失效而造成浪费；④对毒、麻药品和限制性药品要严格执行《医疗用毒药、限制性剧毒药管理规定》和《麻醉药品管理条例》，并监督医生使用，以免危害患者和流入社会，造成不应有的危害；⑤对于贵重药、缺乏的药品要公正分配。

　　医院药师要加强职业道德自我修养，应从五个主要方面入手，即养仁爱之根、励敬业之本、练严谨之风、丰沟通之翼、夯药术之基。

四、社区卫生服务工作中的道德要求

　　社区卫生服务的显著特点是不具备一定规模医院的条件，在医疗条件较差的情况下，为患者提供一流服务，这对社区卫生服务医务人员的道德提出更高要求。具体要求是：

　　（一）提供优质、满意的服务

　　社区服务突出特点是及时、定期地为社区群众提供优质的服务。如居民求医，社区卫生服务医务人员必须在最短的时间内迅速赶到、全力以赴，保证居民得到及时医治，充分展示社区卫生服务医务人员救死扶伤的人道主义本质。

　　（二）工作要审慎严谨

　　社区卫生服务不同于医院服务，无高新科技设备、仪器，又要为患者提供全程服务，社区居民对社区医生的信任程度和要求与医院医生相同，这就要求社区医生在诊疗过程中，一定要审慎严谨，不可轻率从事，以免发生误诊、误治，危害居民健康。

　　（三）遵守保密原则

　　社区卫生服务中，医务人员在诊疗过程中，对所辖区内的居民的家庭状况、生活环境、

经济收入甚至有关的隐私都有一定了解，但在任何场合和任何情况下，医务人员都不应向别人透露患者不愿让别人知道的个人情况，特别是个人隐私。医务人员要有较强的维护患者权利的意识，尊重患者权利，为患者保守有关秘密。

第三节　公共卫生与预防医学道德

随着社会发展和人们健康需求的提高，公共卫生与预防医学越来越受到社会的广泛关注，同时也对从事公共卫生与预防医学的医务人员的道德要求越来越高。由于公共卫生与预防医学涉及范围广泛，仅对以下七个方面的公共卫生与预防医学工作的道德要求进行分述。

一、健康教育和健康促进的道德要求

在健康教育与健康促进的道德要求中，要求医疗卫生保健人员做到：

（一）充分行使健康教育与健康促进的权利和义务，积极开展多种形式的健康教育，动员全社会参与健康教育与健康促进，使自然和社会环境更有利于健康。

（二）努力把健康教育与健康促进作为初级卫生保健工作的重要任务和内容，深入社区、农村，开展社区行动，建立有利于促进健康的卫生保健体系，带领大家共同承担健康促进的责任并共同分享高水平健康。

（三）积极开展各种群众喜闻乐见形式的健康教育与健康促进活动，鼓励人们养成积极的社会心理态度，提高自我保健能力，养成健康的生活方式，停止不健康行为，预防疾病，促进健康。

二、环境保护的道德要求

（一）提高全民的环保意识

要大力宣传保护环境对健康的意义，努力提高全民的环保意识，使人们特别是厂矿企业负责人认识到环境污染、生态破坏的严重性和危害性，环境保护的重要性和迫切性，自觉履行道德义务，树立以污染环境和破坏生态为耻、保护生态和维持生态平衡为荣的社会风尚。

（二）争取全社会广泛支持

环境保护是一个系统工程，需要全社会广泛支持和协作，要加强与环境保护部门、社会其他部门及行业的沟通，特别是卫生行政决策部门、交通、医院等部门，取得他们的理解、合作和支持。

（三）严格检测和监督

环境污染的因素很多，环境卫生监督人员要廉洁奉公，不徇私情，有计划地定期进行

预防性检测，如检测中发现污染物超标，要依法监督，限期治理，并进行处罚。

三、职业病损害防制的道德要求

（一）加大卫生管理和监督

我国 1979 年就颁布了《工业企业设计卫生标准》，迄今发布有关化学、粉尘及物理因素的国家职业卫生标准 200 余个，职业病的诊断标准 70 余种，2005 年又颁布了《职业病防治法》和《安全生产法》。医疗卫生保健人员在大力宣传这些法律法规的基础上，要依法开展卫生管理和监督，履行保护职工的健康和安全的责任。

（二）做好维护职工健康的各项工作

1. 开展好职业健康教育，使职工了解职业性有毒有害因素对健康的影响，增强自我保护意识，掌握防护方法，加强对职业性有害因素的防制。

2. 要加强对职业性有害因素监测，开展对职工工作场所职业性有害因素的检测和评价，为改善劳动条件和实施干预措施提供依据。

3. 开展对职工的健康监护，进行健康体检，建立健康监护档案，维护职工的健康。

（三）慎重诊断职业病

医疗保健人员要充分认识到：职业病的诊断是一项科学性和政策性很强的工作，涉及职业人群的职业卫生保护和待遇的落实，更涉及企业和国家的利益。因此，要依据国家的有关法规和诊断标准，做到诊断准确，防止误诊和漏诊。同时，要严格按照《职业病防治法》和《职业病诊断与鉴定管理办法》的规定，即：职业病的诊断要在有诊断权的医疗卫生保健机构进行，由三名以上取得职业病诊断资格的执业医师集体诊断，慎重诊断职业病，以维护职工、企业和国家的利益。

四、食品卫生监督的道德要求

（一）加大食品卫生宣传力度

卫生防疫人员要加大食品卫生宣传力度，提高全体公民的食品卫生意识，使全体公民养成良好的卫生习惯，发挥全体公民对食品卫生监督作用，保证食品卫生安全，维护全体公民的健康。

（二）积极开展食品卫生检查，依法进行处理

卫生防疫人员要深入食品生产经营各环节的单位和个体摊贩进行卫生检查，落实《食品卫生法》和《食品安全法》的各项规定，并依法处理污染、变质食品。对不符合卫生要求或达不到卫生标准的，采取果断措施，防止危害人民健康。

（三）重视食物中毒事件，进行妥善处理

当卫生防疫人员接到食物中毒报案后，应迅速赶到现场，积极配合抢救受害人员，同时要认真进行调查，查明原因后要针对其原因进行处理，以防蔓延而继续危害群众，还要

督促有关部门提出整改措施，防止类似事件再次发生，并对事故责任人依法处理。

五、传染病防制的道德要求

（一）预防传染病的传播

做好预防传染病的传播工作，主要包括传染源管理、切断传播途径、保护易感人群三个方面。一旦暴发疫情，预防工作人员必须积极主动，及早行动，及时控制疫情传播和扩散，稍有疏忽都会带来严重后果。预防工作人员必须在第一时间到达疫区、灾区，采取措施控制传染源，切断其传播途径。预防工作人员在管理传染源的过程中，如对传染患者隔离治疗、查病原携带者、消灭动物传染源等，有因接触传染源而被感染的危险性，因此，要求预防医学工作者要有无私奉献的精神，不顾个人安危，积极及时救助患者，同时做好严格消毒隔离和自身防护工作，避免交叉感染，处理好污水和污物，切断传染病的传播途径，为预防传染病的传播履行好预防工作人员的各项职责。做好预防传染病的另一环节就是保护易感人群。人群易感性的高低取决于该人群中易感个体所占的比例，人群中的免疫个体足够多时，免疫个体构成的"免疫屏障"使易感个体被感染的概率较小，从而阻断传染病的流行，人群中的预防接种可以加强"免疫屏障"。为了做到有效地保护易感人群，预防工作人员要本着对人民群众高度负责的精神，认真确定免疫对象，严格掌握禁忌证，一旦出现接种反应要及时处理。

（二）加强对传染病的检疫和监测

控制传染病的关键在于预防。预防的重要策略就是加强监测传染病的流行动态，分析流行趋势，提前对传染病的暴发或流行做出预测。预防医学工作者要做到：对群体的流行病判断准确可靠，报告和公布疫情要慎重，不能夸大疫情，也不能掩盖真相，充分考虑人民群众的身体健康和心理健康。

（三）尊重关心患者

由于传染病患者成了传染病源，被隔离治疗，不能与正常人交往，一般都会产生各种心理问题。面对被隔离患者的大量思想和心理问题，预防工作人员要尊重患者，态度和蔼、体贴入微，理解、调整患者的心理状态，使他们树立战胜疾病的信心。

六、慢性非传染性疾病防制的道德要求

（一）加强教育，促进人们行为、生活方式的改变

许多慢性非传染性疾病与人们不良行为、生活方式有关，如长期吸烟导致肺癌；长期饮酒导致肝硬化，进而有可能发展为肝癌。因此，医疗卫生保健人员应加强健康教育，并唤起社会的参与和支持，促进人们建立健康的行为、生活方式，对防制慢性非传染性疾病具有重要意义。

（二）注重监测、筛查，做到早发现、早诊断、早治疗

一是要对慢性非传染性疾病监测，特别是心、脑血管疾病和肿瘤监测。二是在此基础上，要对高危人群进行筛查，或定期开展健康体检，早期发现多种慢性非传染性疾病，如高血压、高血脂、冠心病、糖尿病、癌症等。做到早诊断、早治疗，从而有效防制慢性非传染性疾病。

七、突发公共卫生事件防制的道德要求

（一）增强忧患意识，落实预防为主的方针

目前，我国突发性事件时有发生，给公众的健康带来或可能带来严重危害。公共卫生从业人员和临床医务人员要提高忧患意识，落实预防为主，常抓不懈的方针。号召全民参与、全社会参与的卫生观念，积极做好防制工作。同时，做好防制预案，有备无患。加强公共卫生监测，了解疫情，及时发现突发公共卫生事件，并不断提高公共卫生从业人员的应急能力，一旦发生突发公共卫生事件，能及时到位、果断处理。

（二）有效应对突发公共卫生事件

应对突发公共卫生事件的原则是：坚持统一领导、责任到人。公共卫生从业人员和临床医务人员要服从领导的统一指挥，积极参与突发公共卫生事件预防。一旦发生突发公共卫生事件，要迅速到场，救治伤病患者，稳定人心，做好应对突发公共卫生事件的各项工作。

（三）提高公共卫生从业人员应急素质，加强协作

提高公共卫生从业人员应急素质，即：应急意识、应急能力、心理素质等的提高。公共卫生从业人员要加强相关知识的学习，开展相关知识和技能的培训，一旦发生突发公共卫生事件能够从容应对。要加强与各有关部门、学校、科研单位等协作，以便及时有效地控制突发公共卫生事件，将损失降低到最低程度。

第四节　护理职业道德

护理职业道德即护理道德又称护理专业品格，是护理工作者的执业道德，指在护理实践中，调整护患关系、医护关系、护护关系及护理人员与社会关系的行为准则和规范。其实质为：对一切患者提供高质量的护理服务，保护患者生命、尊重患者权利、认真做好护理工作、维护和促进人类健康。

一、护理职业道德要求

（一）热爱本职，要有良好的职业素质

护理人员要做到：热爱护理工作，献身护理事业，树立牢固的专业思想；有崇高的道德品质、高尚的情操和良好的医德修养，发扬救死扶伤的精神，实行革命的人道主义精神，

真诚坦率，精神饱满，谦虚谨慎，认真负责；有高度的组织性、纪律性和集体主义精神，团结协作，爱护集体，爱护公物。

（二）立足本职，要有良好的专业素质

要求护理人员做到：①对患者极端负责，态度诚恳，和蔼热情，关心体贴患者。②严格执行各项规章制度，坚守岗位，正规操作，执行医嘱和从事一切操作要思想集中，技术熟练，做到准确、安全、及时，精益求精。③有敏锐的观察力，善于发现病情变化，遇到病情突变，既能沉着冷静，机智灵活，又能在抢救中敏捷、准确、果断。④做好心理护理，要求语言亲切，解释耐心，有针对性地做患者的思想工作，增强其同疾病做斗争的勇气和信心。⑤保持衣着整齐，仪表端庄，举止稳重，礼貌待人。⑥作风正派，对患者一视同仁，对工作严肃认真。

（三）精益求精，要有良好的科学素质

护理学是一门应用学科，护理人员要注意在实践中积累丰富的临床经验，掌握熟练的技术和过硬的本领，刻苦钻研业务，不断学习和引进国内外先进的护理技术。同时，要善于总结经验，不断探索，开展研究，勇于创新，努力提高业务技术水平，拓宽自己的知识面，努力学习社会学、心理学、伦理学等知识，更好地为患者的身心健康服务。

二、护理工作者的道德素质

（一）热爱护理，忠于职守

热爱护理工作，是护士最基本的道德素养。护士只有真正认识到护理工作是为人类幸福所必需的崇高事业，做好为之献身的一切准备，才会有发自内心的热爱，在工作中才能做到爱岗敬业。

忠于职守，要求护士在护理工作中，认真负责，不敷衍塞责，做事谨慎周到，一丝不苟。因此，要求护士充分认识护理工作的作用和意义，尊重和热爱自己所从事的职业，排除世俗偏见和错误观念对护理工作的干扰，以高度的敬业精神，在护理事业中干出成绩。

（二）尊重患者，热心服务

尊重患者，首先要尊重患者的人格；其次，要尊重患者平等的医疗权；再次，要尊重患者的生命价值。

护士要充分理解、同情和关心患者，热心为患者服务。护士对患者的家属，也要热情相待，并热心提供各项诊疗服务、心理和生活护理。

（三）刻苦钻研，团结协作

现代科学技术不断向深度、广度发展。医学科学的知识和技术、护理学的知识和技术的更新周期在缩短，这对护士的知识结构提出了更高的要求。

团结协作是正确处理医疗人际关系的道德要求。护士与医生之间、护士与其他医务人员之间的配合、通力协作，有助于增强患者的信心，提高诊疗的效果，促进医学科学的发展。

（四）言语谨慎，善于沟通

语言是沟通护患之间感情的桥梁。因此，护士应该注重语言的修养，多使用礼貌性语言、鼓励性语言和治疗性语言。值得注意的是，在繁忙紧张工作的时候，在遇到缺乏修养的患者的时候，护士应用理智战胜感情，控制自己的情绪，从患者的利益着眼，在语言上仍始终给患者以温暖和信心。这是护士道德情操高尚的体现。

三、护理工作的道德要求

护理工作从内容上来讲，有基础护理、系统整体护理、心理护理等，它们都存在着不同的特点和不同的道德要求。

（一）基础护理的道德要求

基础护理是护理工作中带共性的生活服务与技术服务以及有关患者情况的各种护理资料的记录和收集。基础护理对患者健康的恢复有着极其重要的作用。

1. 基础护理的特点

基础护理的特点是由其护理内容和地位决定的，其具体的特点包括：

（1）经常性

基础护理是每天例行的常规工作，而且在时间上都有明确的规定。

（2）连续性

基础护理工作昼夜 24 小时连续进行，护士通过口头交班、床边巡回交班及交班记录来换班而不停岗，时刻都不离开患者。

（3）协调性

为顺利完成对患者的护理任务，医护之间、护士之间、护士与其他科室医务人员之间要相互地配合、协调一致，这也是提高基础护理质量的必要条件。

（4）科学性

基础护理是以医学科学的理论为依据的。护士应科学地采取相应的护理措施才能满足患者的需要，以保证患者的尽快康复。

2. 基础护理的道德要求

根据基础护理的特点，基础护理应遵循以下的道德要求：

（1）提高认识，恪尽职守

护士必须提高对基础护理意义的认识，认识到它是提高医护质量的基础性和广泛性的工作，虽然平凡但是关系到患者的生命安危。在提高认识的基础上，护士应忠心耿耿、兢兢业业、全身心投入到基础护理工作之中去。

（2）热情服务，主动护理

患者入院后，环境生疏，无所适从。护士应主动热情地为患者提供服务，耐心回答患者的询问，及时解决患者的生活困难。

（3）工作严谨，操作过硬

护理工作关系到患者的安危和千家万户的悲欢离合，因此，每个护士都必须对患者的健康、安全和生命高度负责。做好基础护理工作必须具备过硬的技术。工作中，用"准、快、巧"三个字来体现技术过硬。准：即准确无误，如静脉注射达到"一针准"，要从患者及患者家属的面部看到轻松表情。快：即简捷快速，当抢救危重患者时，需要吸氧、吸痰或心内注射等技术操作时，用最短时间，取得最佳效果，要从家属的脸上发现信任与佩服的目光。巧：通过运用巧妙手法，减少患者痛苦，如操作各种注射时，根据年龄、皮肤等个体差异，采取不同进针手法，降低疼痛，要从患者面部见到赞扬的表情。同时，在基础护理工作中，要处处谨慎、认真细致，决不能掉以轻心、草率从事、违规操作，杜绝差错事故的发生。

（4）团结合作，协调一致

护理工作本身是一项协同性很强的工作。护士之间、护士与医生及其他有关人员都要团结协作，才能做好护理工作。首先，护士应尊重医生，在基础护理中与医生默契配合，既要主动、诚恳、友好地互相配合、协调一致地为患者诊治和护理，又不要过分依赖医生而把自己置于被动从属的地位。其次，护士与其他科室的工作人员也要注意团结协作，接洽工作时应平等友善待人，遇到困难和问题时，切忌不要以患者为借口而盛气凌人，即使患者急需也要共同商议来寻求解决办法。再次，要加强与患者家属的联系，取得家属的配合和支持，以促进患者的早日康复。

（二）系统整体护理的道德要求

系统整体护理是以患者为中心，以现代护理观为指导，以护理程序为核心，以护理程序为基本框架，并且把护理程序系统化地运用到临床护理和护理管理中去的思想和方法[46]。

1. 系统整体护理的特点

系统整体护理是以现代护理观为指导，以护理程序为核心，将护理临床业务和护理管理的各个环节系统化的护理工作模式。它具有以下特点：

（1）系统性

系统整体护理是一个系统化的过程，把每个人看成一个系统。

（2）整体性

系统整体护理要求护士要围绕患者这个中心，对患者全面地负责。

（3）全面性

系统整体护理是以患者为中心，视患者为具有生理、心理、社会、文化及发展的多层面需要的综合体，并且各层面又处于动态变化之中。

---

⑥ 李本富. 医学伦理学 ［M］. 北京：北京大学医学出版社，2010：92.

（4）专业性

现有《标准的护理计划》、《标准的教育计划》及一系列表格，从而使系统整体护理工作不仅更加专业化，更趋于科学化、标准化。

2. 系统整体护理的道德要求

从系统整体护理的特点看出，它不仅对护士提出了更高的要求，也对护士的职业道德提出了很高的要求。

（1）认真负责，主动服务

在护理过程中，护士要积极主动地调动一切有利于患者的积极心理因素，促进患者的康复。护士应把高度的责任感和积极主动进取的精神结合起来，把系统整体护理推进到一个新水平。

（2）承担责任，团结协作

护士必须与医生相互配合、团结协作，共同完成医疗和护理任务。在整体护理中，护士从患者的行为表现的角度做出独立的诊断，制订实施计划，采取护理措施等，这意味着护士将独立承担责任。系统整体护理程序是动态的，具有决定和反馈功能，每个步骤都相互关联、互相影响，每个步骤的顺利实施都有赖于前一步骤的正确操作，而每一步骤的正确操作又离不开护士认真负责的工作态度：收集患者资料要及时、全面、准确；要能发现与确认患者的健康问题并做出正确评估；护理诊断要准确、清晰；护理计划要稳妥、完备；要客观、准确地填写护理病例、护理计划单和护理记录单等。因此，护士自觉地承担责任是解决问题的先决条件，对护理工作的顺利进行具有重要意义。

（3）刻苦钻研，精益求精

系统整体护理使护理工作的重点从疾病为中心的护理转向以患者为中心的护理，从而带来了护理领域的一系列变化：①改变了护士的工作任务，护士不再是被动地、单纯地执行医嘱和进行各项护理技术操作，而是更全面、更系统地了解患者的整体状况；②改变了护士的角色，护士不仅是患者的照顾者，而且是教育者、研究者和管理者；③改变了护理管理，使护理管理不能光从护士出发，而且还要从患者出发，并重视个体差异。这些变化为护士提出了新的课题，要求护士刻苦钻研，积极进取，不断更新知识，不仅要熟练掌握护理专业技能，还要增加人文社会科学知识，提高自己的观察、表达、分析、综合和解决问题的能力，以适应护理工作的新变化。

（三）心理护理的道德要求

心理护理是指在护理过程中护士发现有碍于患者康复的心理问题，运用心理学的理论作指导，通过语言、表情、态度、姿态和行为等，去影响或改变患者不正常的心理状态和行为，使之有利于疾病转归和康复的一种护理方法。

1. 心理护理的特点

心理护理集知识、能力和情感于一体，旨在帮助患者解决存在的心理问题和满足患者的心理需求，使之有利于疾病的康复。因此，心理护理具有自身的特点，具体表现在：

（1）程序性

心理护理的程序包括：了解患者的基本需求，观察患者的心理反应，收集并分析患者的心理信息，制订相应的心理护理措施，进行心理护理的效果评价。

（2）艰巨性

患者的心理问题和心理需要是复杂的、多样的，这就决定了心理护理的艰巨性。

（3）严格性

心理护理是一门集科学性、艺术性于一体的工作，由此决定了心理护理严格性的特点，同时也给从事心理护理的护士提出了严格的要求：①要求护士具有较高的心理健康水平；②要求护士具有丰富的知识和能力；③要求护士具有高尚的道德情感。心理护理是要通过良好的护患关系来实现的，而良好的护患关系需要建立在一定的道德情感基础上。这就对护士的道德情感提出了更高的要求。

2. 心理护理的道德要求

根据心理护理的特点，护士在心理护理过程中应遵循以下道德要求：

（1）护士要有同情和帮助患者的诚意

护士应以高度的同情心了解和帮助患者解决心理问题，以减轻或消除患者的痛苦，建立起有利于治疗和康复的最佳心理状态。具体是：①护士要努力促进患者的角色转化；②针对某个患者的具体心理问题开展多样的心理护理活动。

（2）护士要以高度的责任心了解和满足患者的心理需要

人在患病后和诊治过程中，都会有各种各样的心理需要，心理需要的满足将有助于患者的诊治和康复。因此，在护理过程中，护士不仅要关注和照顾好患者的身体；也要了解患者的一般心理需求，以高度的责任心来了解与最大限度满足患者的个性心理需要。

（3）护士要保守患者的秘密和隐私

护士应以高度的信任感积极、主动地给患者进行心理护理，并为患者保守秘密和隐私，这也是患者的心理需要。但是，如果护士发现患者有伤害自己或他人的意图时，在患者事先知道的情况下可以转告家人或他人，以对患者或他人负责，对此患者也往往是能够理解的。

（4）护士要创造和争取一个有利于患者康复的环境

护士应以高度的事业心创造和争取一个良好的病房环境以利于心理护理和患者的康复。①要使病房环境有序、清洁和安静；②保持病房的空气新鲜，并且湿度、温度适中；③注意美化病房。

第五节　医学科研道德

医学科研的目的是揭示人类生命运动的本质和规律，探索生命健康与疾病的相互影响、相互作用的关系，找到防病治病的有效方法，并以此促进和推动医学科学的发展。医学科研必须遵守医学科研道德，即：在医学科研的实践活动中调节科研人员与他人、集体和社会等之间各种关系的行为规范或准则[47]。

一、医学科研中的道德要求

（一）以推动医学发展、促进人类健康为目的

医学科研的目的是为了推进医学科学的发展，使其更好地维护和促进人类的健康。为此，医学科研人员要坚持为人民健康服务的方向，在选择课题、课题设计等方面要首先考虑国家、社会的利益和广大人民的健康需求，医学研究的重点应放在常见病、多发病和严重危害人民生命的疾病，并且研究的干预措施是迄今当地、当时最佳的可得措施。如果研究的药物或其他干预措施证明确实有效，还需参与研究的地区提供药物或其他干预措施的计划，从而提高当地的医疗水平等。

（二）以实事求是为原则

医学科研人员要坚持实事求是，忠于客观事实。在课题的申报和基金的申请，实验设计，实验中数据的采集、统计和分析，得出的结论和发布的研究成果等环节都要始终做到：实事求是、忠于客观事实，绝不能掺杂半点虚假。同时，要承认同事、合作者和其他人的直接或间接帮助，充分尊重他人的劳动，并正确地估价自己。

（三）有敢于怀疑的精神

在遵从一定的规则和立足于一定的科学依据的情况下，医学科研人员可对传统的、现代的知识和医学课题研究中的各种假说持怀疑的态度。怀疑精神不仅是医学科学创新的前提，也是医学发展的动力。医学科研人员要破除迷信、伪科学，从谬论中解脱出来，努力投身到创新实践中，成为站在巨人肩上的创新者。

（四）公正无私

无私是医学科研人员对医学科学的忠诚和献身精神。公证无私既是医学科研团队内相互合作与团队间相互协作的基础，也是团队间维持平等竞争与促进医学科学发展的保证。医学科研人员一方面要对医学科学事业忠诚和具有献身精神；另一方面要在医学科研中量才用人。当获得研究成果时，要肯定前人、合作者、甚至是竞争者的贡献，并且能够按贡献大小分享物质利益和名誉。

---

[47] 李本富. 医学伦理学 ［M］. 北京：北京大学医学出版社，2010：113.

（五）善于与同事合作

现在，医学科研已不再是个人孤军奋战和单科独进的时代，医学科研课题的产生、进程往往都需要众多人、多方面、甚至多学科的团结合作，科研成果是集体智慧和劳动的结晶，也只有善于与同事合作才能早出成果、快出成果。为此，医学科研人员要与同事、他人加强沟通与交流，相互尊重与信任、支持与帮助，要对别人的建议、批评和怀疑坦诚、谦逊地面对，对别人的评价要客观且不带任何私人杂念，不对竞争对手的科研工作进行阻碍，保持密切合作、和谐相处，使最大限度地发挥集体力量，促进医学科研的进步。

（六）公开

医学科学是无国界的，任何发明创造都将造福人类。因此，医学科研计划、项目的目标是为了使研究成果及知识公开发表，促使医学科研的成果和知识向应用转化，以使社会共享，进而促进医学科学的进步。为此，医学科研人员对科研数据的分析必须公开，特别是科研成果一旦发表，如果这些数据不涉及伦理保密或知识产权问题，就应把相关的数据和材料提供给社会上的其他人，同时，只要发现已公布的假说或成果错误，也应勇于将错误公开。

二、人体试验和动物实验的医学道德

医学的进步或发展必然伴随研究，而医学研究最终将部分地依赖人体试验和动物实验。因此，明确和重视有关人体试验和动物实验的道德，是医学研究必须关注的问题。

（一）人体试验的道德要求

人体试验受试对象是健康人或患者，用人为的试验手段而有控制地对受试者进行观察和研究，以判断假说真理性的行为过程。

根据《纽伦堡法典》和《赫尔辛基宣言》的精神，人体试验必须遵循以下道德原则：

1. 维护和提高人类的健康水平以及促进医学科学发展

人体试验的目的是为了研究人体的生理机制，探索疾病的病因和发病机制，改进疾病的诊疗、预防和护理措施等，从而维护和促进人类的健康水平以及促进医学科学发展。违背这一目的，为个人私利或某集团的利益，随便用人体做试验的行为是不道德的。

2. 受试者要知情同意

在人体试验开始以前，必须让预备参加实验的人员知情同意。为此，首先必须让其知情，包括：实验的目的、方法、预期的好处、潜在的危险等信息，并让其理解和回答他们的质疑。在知情的基础上，让其表示自愿同意参加并履行承诺手续，然后才能在其身体上进行人体试验。对缺乏或丧失自主能力的受试者，由家属、监护人或代理人代表。已参加人体试验的受试者，有随时撤销其承诺的权利，并且如果退出的受试者是患者，不能因此影响其正常的治疗和护理。在人体试验中，如采取欺骗、强迫、经济诱惑等手段使人们接受试验，都是违背道德或法律的行为。

3. 必须维护受试者利益

维护受试者的利益是指在人体试验中必须保障受试者的身心安全。为此，首先必须以动物实验为基础，得到充分的科学根据以后，要确认对动物无明显毒害作用，才可以在人体上进行实验。其次，在人体试验的全过程中要有充分的安全防护措施，万一实验中出现了严重危害受试者利益时，无论实验多么重要都必须立即终止，以保障受试者在身心上受到的不良影响减少到最低限度。第三，人体试验必须要有医学研究的专家或临床经验丰富的专家共同参与或在其指导下展开，寻求比较安全的科学途径和方法。

4. 具有严谨的科学态度

在人体试验的全过程，必须遵循医学科学研究的原理，采用试验对照和双盲的方法，确保试验结果的科学性，并经得起重复的验证。同时，人体试验结束后，必须做出实事求是的科学报告，那些篡改数据、编造假象的行为都是不道德的。

（二）动物实验的道德要求

1. 在科学实验工作中应该尽可能地减少活体动物实验，积极寻求其他可以代替动物的实验方法。如果必须进行的医学动物实验，应有明确的实验目的，并且具有深远的科学价值。同时对动物实验做出严格的规定和限制，尽可能将实验动物的数量减少到最低标准。

2. 从事医学动物实验人员应该树立尊重动物的伦理思想，加强与动物保护组织的沟通理解，树立科学的伦理观念，反对和防止虐待动物，避免对动物造成不必要的伤害。人类生命科学的发展进步离不开实验动物，在科学实验中，实验动物成为人类的"替代者"，实验动物默默承受着痛苦和生命的牺牲。

3. 按照动物保护组织伦理规定和实验动物福利法的规定，为实验动物的食宿制定一定的标准，并规定在所有实验中所使用的动物都应保证其适宜的住所环境、充足的食物和水以及保证对其健康福利予以关心和照料。

4. 医学动物实验人员应该加强法律观念。1988 年 10 月 31 日国务院批准《实验动物管理条例》，1988 年 11 月 14 日《实验动物管理条例》颁布实施。多年来，我国先后发布了国家和地方法规 100 余项。对实验动物及其环境设施实行质量合格证制度，对实验动物生产和使用单位使用合格证制度，从事实验动物和动物实验人员实行资格证认可制度。同时，我国的《实验动物管理条例》在修订中规定：实验人员要爱护动物，不得虐待、伤害动物；在符合科学原则的情况下，开展动物替代方法研究；在不影响实验结果的情况下，采取有效措施避免给动物造成不必要的不安、痛苦和伤害。因此，从事科学研究人员要自觉遵守这些法规，通过科学高效、经济和人道主义手段不断改进和提高科学实验的研究方法和质量。要深刻认识到：在科学实践中无科学目的或反复盲目进行动物实验，会给人类的朋友——动物造成极大伤害，违背医学动物实验的伦理道德甚至违反法律。

三、尸体解剖的医学道德

（一）尊重患者生前意愿或获得亲属同意

一个人在健康状态或临终状态，立下生前意愿或遗嘱，自愿同意逝世后进行尸体解剖，并办理合法手续；或一个人生前意愿或遗嘱中没有表示逝世后反对尸体解剖，其亲属又同意尸体解剖，并签署了知情同意书。这两种情况下，医务人员进行尸体解剖是符合医学道德的。如患者生前无意愿且未获得亲属同意而进行尸体解剖或摘取逝者的器官是不道德的，也是违法的。

（二）尸体解剖只能用于医学或法律目的

尸体解剖的目的是为了明确死亡原因，提高临床诊治水平或帮助法医鉴定；或为了摘取器官进行器官移植和其他医学科学研究。这些都是以医学或法律为目的，符合医学道德。如用于非医学或非法律目的的尸体解剖则是违反医学道德的。

（三）对待尸体要敬重、严肃、认真

患者或亲属同意尸体解剖，是对医学发展的无私奉献。在进行尸体解剖时医务人员要以敬重、严肃、认真的态度对待尸体，不能随意摆弄、嬉笑。尸体解剖结束后要使尸体清洁无味、五官端详、肢体舒展、易于鉴别，这是对逝者的尊重和对家属的安慰。

案例与思考

案例

B 医院王医生曾接诊一位年轻患者，主诉：发烧，咳嗽半月，呼吸困难一周。就诊前一天到 A 医院门诊，门诊医生检查：未发现明显阳性体征，让患者做胸部 CT 检查。患者因经济困难未能检查，到 B 医院门诊。王医生检查：患者胸部。视诊：左胸肋间隙饱满，呼吸运动↓。触诊：左胸语颤↓。叩诊：左前三肋以下呈实音，心界右移。听诊：左肺前三肋以下呼吸音明显↓/消失。胸片示左侧胸腔大量积液。诊断：左侧胸腔大量积液（结核性胸膜炎）。治疗：正规抗痨治疗，并先后抽出淡黄色透明胸腔积液 2100ml，泼尼松治疗一个月。九个月后胸片复查：肺部正常，获临床治愈。

讨论与思考

了解上述案例后，试从临床诊疗过程中的医学道德要求分析 B 医院王医生和 A 医院医生的医疗行为？

讨论与思考要点

B 医院王医生医疗行为符合临床诊疗过程中的医学道德要求。对患者体格检查中，认真仔细，及时发现患者典型的胸腔积液体征，并做出明确诊断，给予正确治疗，使患者痊愈，同时避免患者做不必要的检查，减轻了患者的经济负担。A 医院医生对患者体格检查技术素质和医德都有待于提高，在没有一定临床指征的情况下，给患者开取不必要的 CT 检查，增加患者的经济负担，应引起注意。

思考题

1. 医务人员的职业道德要求有哪些?

2. 什么是医德自律?如何做到医德自律?

3. 临床诊疗过程中的医学道德要求有哪些?

4. 公共卫生与预防医学道德有哪些?

5. 护理职业道德要求有哪些?

6. 医学科研中的道德要求有哪些?

第六章　医德评价

医德评价（medical ethics evaluation）是医学道德实践活动的重要形式，是依据一定的医学道德标准，对医务人员或医疗卫生部门的职业行为及各种医学道德现象所作出的道德价值和善恶的判断。它把医德规范、医德理论和医德实践统一起来，以其独特的医德价值判断力和医德性质分辨力直接参与整个医学实践活动。医德评价作为一种无形的精神力量，以独特的方式影响和制约着医务人员的医疗实践。

第一节　评价的概述

一、评价的概念

评价，顾名思义，"评"就是评论、评判，"价"即价值。评价就是"评定价值高低"。评价是日常生活中无时不在的一种精神活动。评价有时是指某人对某人或某事的认同程度，如有时我们说，"你对这件事怎么评价"；也可指某人或某事的社会影响和反响，如我们也常说，"大家对某某评价不错"，"大家对这事评价很好"。人们对某些事物进行价值判断时，会从不同的角度利用明确的或隐含的准则对事物进行是非好坏、喜欢与否的判断。我们生活在一个评价的世界里，任何人都离不开评价，都与评价息息相关。我们随时随地都在评价周围的人、事和物，同时也随时随地都在接受各种各样的评价。

评价并非纯粹主观或客观的活动，而是运用系统化的研究方法围绕评价对象（人、政策、项目、课题等）进行信息整合与价值判断。评价的结论也不是简单取决于事实本身，还受到来自持不同价值取向的利益相关者的深刻影响。我们生活的世界包含着众多的评价标准、准则和观念，文化、经济、政策、制度、法律、法规、信仰、习俗、道德、舆论等相互交叉形成了一个复杂的社会评价系统。人人都置身于一定的社会评价系统中接受评价。面对如此丰富而复杂的社会评价系统，我们应该采取客观的态度、科学地认识、合理地选择，这样才能做到科学的评价。本书讨论的评价强调科学性、规范性、严谨性、系统性，并非广泛意义上的评价。

在评价理论产生和发展过程中，评价综合了一系列不同目标、程序和期望的行动，由于研究领域、应用对象和理解角度不同，对评价概念的定义也不尽相同。

在哲学层次上，评价是价值意识朝向客体的对象性精神活动，即价值意识在主客体价值关系中的现实表现[48]。评价与价值论密切相关，具有广泛的、普遍的、现实的意义。

在方法层次上，评价在目前作为一种社会研究方法、手段已经被广泛地用于分析和解决社会问题。一般将评价定义为根据已定目标来测定对象的属性，并将这种属性变成主观效用的过程[49]。而评价就是人类发现价值、揭示价值的一种根本的方法。

在认知层次上，本杰明·布卢姆（Benjamin S. Bloom）将评价作为人类思考和认知过程的等级结构模型中最基本的因素。根据他的模型，在人类认知处理过程的模型中，评价和思考是最为复杂的两项认知活动。他认为："评价就是对一定的想法（ideas）、方法（methods）和材料（material）等做出的价值判断的过程。它是一个运用标准（criteria）对事物的准确性、实效性、经济性以及满意度等方面进行评估的过程[50]。"

科学评价包括"质"的评价和"量"的评价两个方面。和量性评价方法相比较，质性评价更多地使用自然工具作为一种新的研究范式，质性研究是对量化研究的一种反思批判和革新。尽管二者各有独特价值和适用范围，但并不存在必然对立，反而存在兼容性和互补性。

从世界范围来看，科学评价活动主要在三个层面上展开。第一个层面是哲学层面展开的评价活动，涉及认识、价值和判断等，主要包括价值评价、社会评价、道德评价，主要应用于认识论和价值论领域；第二个层面从各学科层面展开的评价活动，涉及对象的认识与描述、判断与选择、改进与完善等，包括环境与状态评价、过程评价、结果与影响评价、绩效评价等，主要应用于经济、科技、管理和决策等领域；第三个层面是从社会生活层面开展的评价活动，涉及文化、经济、政策、制度、法律、法规、信仰、习俗、道德、舆论和规则等，主要是价值认同和观念选择的问题，伴随人们社会生活的方方面面[51]。

[48] 李德顺. 价值论［M］. 第2版. 北京：中国人民大学出版社，2007：223.

[49] 王金山. 关于评价理论的探讨［J］. 石家庄经济学院学报，1998，（02）：142-143.

[50] 本杰明·布卢姆.《教育目标分类学：第一分册：认知领域》［M］.1956.

[51] 邱均平，文庭孝等. 评价学：理论·方法·实践［M］. 北京：科学出版社，2010：4.

二、评价的产生发展

（一）评价的产生

评价最早出现于 17 世纪 60 年代的英国，它植根于人们当时对社会问题的经验式研究。1833 年，一位叫 A. M. Guerry 的法国人公布了其统计学研究，试图说明教育并不能降低犯罪率，而其他一些统计学家则收集了不同数据资料，并排斥 Guerry 的研究方法，从而给出了和他相反的结论，此后陆续出现了类似的研究。

（二）评价的发展

评价作为一个价值判断过程，与人类社会活动关系密切。现代意义的科学评价活动虽然产生较晚，但影响意义重大而且深远，一般以评价活动进入经济、科研、管理以及决策等社会活动领域为标志。

19 世纪末 20 世纪初的改革者们进行社会科学研究时开展调查只是为了确定现况，他们往往假设社会干预项目具有良好收效，而不实施评价以检验实际效果。

20 世纪 20 年代，美国成立国会服务部（CRS），直接针对各委员会及议员们提出的各类问题进行研究、分析和评估。其中与科技有关的研究、分析和评估即可认为是科研评估的雏形。20 世纪 30 年代许多不同学科的社会科学家都倡导使用严谨的研究方法对社会项目进行评估，Lewin 对于"行为研究"的开创性探索及 Lippit 和 White 关于民主和专制领导风格的研究，都是当时有显著影响力的研究。"霍桑效应"概念也是出自此时期，由哈佛大学心理专家乔治·埃尔顿·梅奥（George Elton Mayo）教授为首的研究小组在美国芝加哥西部电器公司进行的研究工人生产效率的著名实验中提出。

"二战"期间，评价在军事领域也得到广泛应用，如，Stouffer 和他的助手与美国军方合作，开发监测军队士气的程序并评价人事制度和宣传策略。

"二战"之后经济恢复增长，住房、科教、职业培训、公共卫生等领域对评价的需求大大增加，评价进入高速发展期[52]。

到 20 世纪 50 年代，评价研究在美国十分活跃，遍布科技研究、企业经营、教育活动、青少年犯罪预防、公共住房等相关领域。20 世纪 60 年代，有关评价的论文、著作如潮水般涌现，其中就有 Suchman（1967 年）的《评价研究方法评述》、Campbell（1969 年）的《呼唤社会实验》。美国这一时期宣布的"向贫穷开战"（THE WAR ON POVERTY）计划标志着由政府出资的大规模评价开始。评价还进入了诸如环境保护、能源节约、军队征募及移民控制等领域。20 世纪 40~60 年代，法国、德国、加拿大、日本、丹麦等国家也纷纷开始了科技评价工作。20 世纪 60 年代，模糊数学诞生，为处理很多不确定的问题提供了新的工具。20 世纪 70 年代，在美国，负所得税、住房津贴、健康保险、教育绩效合同等试验的

开展标志着评价进入高速发展时期。

20世纪80年代以后，随着信息科技的发展，评价日趋大型化、系统化、数字化、智能化和集成化，评价逐渐脱离单一的方法研究模式，从20世纪80年代的"功效系数法"开始，多元统计评价方法、模糊综合评价方法等在内的多种综合评价方法在各行各业诸如教育培训、生活水平、环境质量、交通安全系统等领域的测评活动中的经济效益综合评价实践中均得到了广泛的应用。瑞士、瑞典、英国、澳大利亚、韩国、西班牙、新西兰、泰国在20世纪80~90年代纷纷开展了科技评价[53]。

20世纪90年代，一大批管理科学、系统工程、决策学、运筹学等研究领域的专家学者进入综合评价领域，从而使得评价的应用呈现出前所未有的"多样化"。诸多学者对综合评价进行了系统性的研究，出版了一大批专著和成果。

21世纪以来，评价已经广泛深入到社会的各个方面，从企业竞争力评价、人员素质评价、经济发展水平评价、高等院校学科建设评价、生态环境状况评价到项目实施效果评价。评价方法从单一属性、单一指标评价，发展到多属性、多指标综合评价；从定性的判定与评价，发展到定量的、模型化评价，评价方法得到迅速的扩展。系统论、信息论、计算机技术、工程技术思想引入评价领域，产生了一系列新的评价方法。不同评价方法的综合和交叉也促进新方法和新思想的产生。

（三）我国科学评价的发展

我国的科学评价活动和研究起步较晚，早期的科学评价活动和研究范围比较狭小，评价方法也较为简单。20世纪80年代以来，科学评价日益丰富和完善起来。1986年，国家自然科学基金委员会成立，一个由科学共同体内专家民主决策决定科学基金分配的同行评议机制才被正式引入我国。同行评审机制在国家社会科学基金会、科技部、教育部等部门的科研项目评审中得到应用。

到20世纪90年代，科学评价问题得到了政府部门、科研管理组织和科研机构的共同关注，我国的一些重大科研项目也建立了相应的评价机制，如"星火"计划和"987"计划等，都形成了配套的评价制度。1994年，中国科学院开始对其下属的各研究所进行评价，并在分类评价蓝皮书的基础上，发布评价蓝皮书，于1999年成立中国科学院评估研究中心，开始对下属的知识创新工程试点研究所进行评价，并形成评价白皮书；2002年，蓝、白皮书两个评价体系合并。中国科学院的科学评价实践活动引起了中国科学院系统乃至中国科学界的广泛关注，为科研机构评价积累了宝贵经验。1997年，我国成立了国家科技评估中心（NCSTE）。2000年以来，我国先后颁布了《国家科研计划课题评估评审暂行办法》等一系列文件；2003年5月，科技部等五部委联合印发了《关于改进科学技术评价工作的决定》；2003年8月，科技部发布了《科学技术评价暂行办法》。这些文件的颁布，标志着

---

[53] 何汶. 国际评估概述 ［J］. 评价与管理，2005，（01）：74.

我国的科学评价工作正在向规范化、法制化方向发展。

国内正式的科学评价研究始于 1980 年前后。在 1980 年召开的全国科学学第二次学术讨论会上，与会者对科研成果评价方面的论文进行了交流。20 世纪 80 年代，邱均平、罗式胜和王崇德等学者将文献计量学方法引入国内，开创了国内的文献计量方法研究。1987 年，赵红洲、蒋国华等人利用 SCI 进行大学排序，并首次公布了"学术榜"，在国内引起了很大反响。之后，广东管理科学研究院武书连（1993～2002 年，7 次）、网大（1990～2002 年，4 次）等先后开展了大学评价研究，并公布了有关评价结果，在国内引起了强烈反响。1988 年，由科技部立项资助、中国科技信息研究所承担的"中国科技论文与引文统计分析"项目正式启动，每年公布统计分析结果，出版研究报告，为科学评价和决策提供了大量数据。到 20 世纪 90 年代，科学评价问题得到了政府部门、科研管理组织和科研机构的高度重视。国家自然科学基金会、国家社会科学基金会、教育部、科技部等单位连续资助了近 20 项文献计量学、科学计量学和科学评价的研究项目。自 20 世纪末到 21 世纪初，我国的科学评价研究取得了突破性进展。在科学评价工具的研制上，中国科技信息研究所研制的"中国科技论文统计与引文分析数据库"（CSTPC）、中国科学院研制的"中国科学引文数据库"（CSCD）、南京大学研制的"中文社会科学引文索引"（CSSCI）以及中国社会科学院文献情报中心研制的"中国人文社会科学引文数据库"等成果相继推出，为我国科学评价提供了全面、系统、科学的工具。层次分析法、DEA 方法、灰色系统方法、人工神经网络方法、TOPSIS 法等在国内也得到了研究和发展。此外，我国学者还提出了加权秩和比法等评价方法，并在实践中得到了应用。"中国科学文献计量评价研究中心"、"中国社会科学评价研究中心"和"武汉大学中国科学评价研究中心"等科学评价机构相继成立。2004 年 9 月，由中国科学学与科技政策研究会、教育部学位与研究生教育发展中心、中国科技信息研究所、中国科学评价研究中心、《中国青年报》社和《科技进步与对策》杂志社联合举办的"第四届大学评价与科研评价国际学术研讨会"在武汉大学召开，来自十多个国家的代表对国内外科学评价界共同关注的问题进行了广泛深入的讨论，对我国科学评价研究的发展起了巨大的推动作用，是我国科学评价研究和发展史上新的里程碑，标志着我国科学评价研究水平跨入了国际先进行列，正在走向成熟[54]。

三、评价的方法

评价方法是实现评价目的的技术手段，评价目的与方法的匹配是体现评价科学性的重要方面，正确理解和认识评价目的与方法的匹配关系是正确选择评价方法的基本前提。实践表明，评价目的与评价方法之间的匹配关系，并不是说评价的特定目的与特定一种评价

---

[54] 文庭孝，侯经川. 国内科学评价研究进展 [J]. 图书情报工作，2005，（10）：55-56.

方法之间的一一对应，而是指对于特定的评价目的，选择高效、相对准确合理的评价方法。评价方法有广义和狭义两种概念，广义概念包括评价准备、评价设计、信息获取、评价分析与综合、撰写评价报告等评价活动全过程的方法，狭义概念特指评价分析与综合的方法⑤。本节所指的评价方法为狭义的概念。

（一）从对比思维角度：主要分为前后对比、对照组比较、多角度比较

前后对比是通过大量的参数比较，将被评对象（政策、计划、项目等）执行前后的有关情况进行对比，从中获得评估的依据。

对照组比较是控制对象、实验对象的对比分析方法，是社会实验法在评价中的具体运用。

多角度比较是指针对一个问题，通过多渠道、多角度、多种类型的信息的比较分析，综合评价，获得评价的结论。

（二）从评价时间维度：前评价、跟踪评价和后评价

前评价是在具有很多假设前提条件下（不确定性因素）使用预测数据对于其可行性和各个备选方案所作的可行性研究。

跟踪评价是在相对比较确定的情况下，使用预测和实际数据针对实施情况所作的评价。

后评价则是在投入使用以后使用实际数据和一定的预测数据对评价对象的前期决策所作的评价。

（三）从评价内容维度：单项评价和多指标综合评价

单项评价是仅依据一项指标，通过适当对比就可以从某一侧面作出判断，在实际的评价活动应用范围比较窄。

多指标综合评价是根据多项指标，从多个不同侧面对有关现象进行全面的综合判断。按照权数（权重体现了单项指标在评价指标体系中的重要性，反映了评价者对不同指标价值的认识程度）产生方法的不同，多指标综合评价方法可分为主观赋权评价法和客观赋权评价法两大类。其中主观赋权评价法采取定性的方法，由专家根据经验进行主观判断而得到权数，然后再对指标进行综合评价。如层次分析法、综合评分法、模糊评价法、指数加权法和功效系数法等，有一定的主观随意性。客观赋权评价法则根据指标之间的相关关系或各项指标的变异系数来确定权数进行综合评价。如熵值法、神经网络分析法、灰色关联分析法、主成分分析法、变异系数法、聚类分析法、判别分析法等。由于评价活动的普遍性和复杂性，评价可用的方法技术有很多，受篇幅限制，在此只作简单列举。

---

⑤ 侯海东，李金海，王瑞杰. 科技成果的源泉：中国专利申请比较分析及对策研究 [J]. 中国科技成果，2003，7：15-19.

第二节 医德评价的内涵及其意义

一、医德评价的内涵

评价是指对人或事物的价值判断。医德评价是指患者、社会其他成员以及医务人员依据一定的医德原则、规范和准则，对医务人员、医疗卫生保健单位的行为和活动的道德价值所作出的评判，表明褒贬态度。人们依据一定的道德标准，对医疗行为进行道德评价，也是对自己或他人的医疗行为在履行道德规范和体现道德品质之后进行善恶的判断，表明褒贬的态度，进行道德的评价。医德评价是道德的善恶评价标准在医疗卫生服务实践活动中的具体考量与体现，又是构成医德实践活动的重要形式，渗透于医疗实践全过程，在医德医风建设管理中至关重要。医德评价是人们根据一定的医德标准，对他人或自己的医德行为所作的善恶判断。

医德评价有两种类型：一是社会评价，即患者和社会其他成员对医务人员、医疗卫生保健单位的行为和活动的道德评价，通过各种形式对医务人员的职业行为进行善恶判断并表明倾向性态度；二是自我评价，即医务人员自身对其医疗卫生保健行为和活动在内心深处进行道德评价。在医疗实践中，人们总是通过社会评价和自我评价，支持、鼓励和赞扬对社会、对他人有利的行为；批评、抵制和谴责对社会、对他人有害的行为；鼓励医务人员择善而行，扬善避恶，在医疗卫生保健行为中坚持医德原则和规范。医德评价评判了医务人员行为善恶，帮助医务人员明辨是非，利于医务人员行为选择。这个过程既有助于医德品质的形成和完善，也起到了生动的医德教育作用，从而促进医德医风和医学科学的发展。医务人员经过自己的努力和付出，解除了病患的痛苦，心理就会感到愉快和满足；在医疗过程中如果出现了对患者不利的行为或言语，就会感到内疚和不安，在良心上会自我谴责。患者、社会其他人员对医务人员工作态度和服务水平的肯定，也会相应地提升医务人员工作的积极性。

二、医德评价的现实意义

（一）有助于提高医务人员的医德水平

医德评价有助于提高医务人员的医德认识。这是医德修养的第一步，也是医德评价的基础。医德评价的首要任务就在于判明人们行为的善恶属性，唤起人们普遍的道德良知和社会责任感。这里可以把医德评价比作"道德法庭"，通过社会评价对行为道德进行裁决，可以看作是"公审"，而自我评价对行为道德裁决，可以看作是"自审"。通过"道德法庭"中"公审"与"自审"相结合，谴责不道德行为，赞扬高尚行为。现实生活告诉我们这个无形的法庭常常比有形的法庭更有震撼力，因为它所触及的是人的灵魂。通过医德评价，使医务人员褒善贬恶，就是医德原则规范的具体化，这本身是对医务人员进行教育的有效方法。实践证明，通过医德评价，对医务人员道德品质的形成和完善，对医德医风的形成和发展，具有极其生动而形象的道德教育作用，有助于引导和规范人们的行为，有效地克服医德滑坡现象，提高医务人员的医德水平。

（二）对医务人员医德行为起调节作用

医德评价将有助于提高医务人员的职业道德素质，强化"以患者为中心"的信念和"诚信"为本的理念，激发他们的尊严感、责任感和成就感。医务人员违背医德要求的行为是导致医疗事故和医疗纠纷的重要原因之一。只有医务人员时刻为患者着想，千方百计为患者解除病痛，增强责任感，对技术精益求精，最大限度地减少医疗服务的风险性，才能确保医疗质量。根据医德标准来评价影响其行为选择，支持和赞扬符合医德的行为，谴责不符合医德的行为。对医德行为作出裁决，就会使医务人员从善避恶，杜绝不正之风，维护医德原则、规范的实施。从而激励医务人员按社会主义医德原则、规范去处理医学领域中的人际关系，使之更加协调与和谐。

（三）促进医院管理质量的改进和提高

对医院管理者来说，通过医德评价，尤其是社会评价，可以使他们明了自己在医院管理中存在的医德医风问题，从而改进工作方法，注重社会效益与经济效益的统一。医德评价是规范服务行为，保障医疗质量，不断提高患者和社会对医疗服务的满意度的有效手段。通过医德规范，促进医务人员遵守医疗规范，在医疗活动中对基础质量和环节质量层层把关，随时对自己工作和质量情况进行评价，达到自我调整、自我控制的目的，同时为医院和科室对医务人员的工作实绩进行评价提供依据。由以往的被动服务转变为主动服务，提高了为患者解决问题的能力，降低了医疗纠纷发生率，为加强医院医疗内涵质量建设打下坚实基础。

（四）有利于患者的利益

医德评价的客观标准，其核心就是维护人民的健康和利益。医德评价的目的是为了加强医德医风建设，提高医务人员职业道德素质和医疗服务水平，评价的主要内容涉及医疗行为的方方面面，其出发点就是有利于患者的利益。对患者来说，医德评价可以使他们花最少的钱得到最好的服务，避免一些可以避免的伤害，有利于身心健康。

（五）对医学科技的发展起促进作用

当代医学科学技术发展带来的伦理难题主要表现在新技术的研究、发展和运用中，如器官移植、生殖技术、安乐死、基因技术等。21世纪现代医学的飞速发展，将使很多原来不可想象的事情有实现的可能，由技术进步引发的思想传统的冲击也越来越突出。如果能在进步的医德观念指导下，作出正确的医德评价，就会推动医学科学和医疗卫生事业的发展。医德高尚的医学科学工作者，总是根据社会发展的要求与人民健康的利益，选择研究课题，并与同道亲密合作，切磋琢磨，沿着正确的方向促进医学科学的发展。

（六）有利于社会主义精神文明建设

对国家来说，科学地开展医德评价，有利于我国卫生政策的制定和卫生体制改革的实施，有利于提高卫生投资的经济效益，而且有利于我国的社会主义精神文明建设，促进社会主义市场经济的健全发展。在社会经济转型的新历史时期，我国正经历着一场以市场为导向的深刻的社会变革，现实生活错综复杂，医院医德医风建设与传统的医德观念也将面临着新的挑战和经受严峻的检验。通过构建具有时代特征的医德价值体系，确立科学的价值取向，引导广大医务工作者把价值取向转化为内心信念并进而转化为自己高尚的医德行为，将大大推进我国社会主义精神文明建设。

第三节　医德评价的标准与依据

一、医德评价的标准

医德评价标准是指衡量医务人员的医德行为的善恶以及其社会效果优劣的尺度和依据。在社会主义市场经济中，生产力标准是最根本的价值标准，是我们考虑一切问题的根本出发点和检验一切工作的实践标准。生产力标准的具体化，就是邓小平同志提出的著名的三个"有利于"标准：是否有利于发展社会主义社会的生产力，是否有利于增强社会主义国家的综合国力，是否有利于提高人民的生活水平。这对于社会主义社会各个领域的价值判断均具有价值论和方法论的意义。三个"有利于"标准从根本上说，是以人民为价值主体的评价标准。由这一根本价值标准所决定，当前医德价值评判标准理所当然应以广大民众为价值主体。社会主义医德评价标准，应以是否有利于人民身心健康和社会进步为前提，来区别行为善恶。社会主义医德的基本原则，即救死扶伤，防病治病，实行社会主义人道主义，全心全意为人民的身心健康服务，体现了人民群众身心利益要求，是医务人员的行为准则。

（一）医疗行为是否有利于患者疾病的缓解与健康、长寿。这是衡量、评价医务人员临床医疗实践的主要标准

救死扶伤、防病治病，维护患者的身心健康，是医学科学的根本目的之一，是医务人员基本的道德义务和职责，也是评价和衡量医务人员医疗行为是否符合道德以及道德水平高低的主要标志。如果医务人员采取了不利于患者疾病的缓解和根除的治疗措施，不论主客观原因如何都是不道德的。

在实际评价医疗行为过程中，"患者的健康利益"不是单纯建立在满足周到服务态度上，而要建立在医学科学的基础上。一般情况下，患者的赞扬或批评反映医务人员的服务态度，在我们衡量一个医务人员的医德高尚还是低劣的时只能作为参考。由于种种原因，患者很难从医学科学的角度真正理解自己的健康利益。如果医务人员采取了某些能意识到

的对疾病的缓解和根除不利的治病措施，而患者一时未能察觉，在这种情况下，不论其主、客观原因如何，都是不道德的。此外，由于社会不良风气的影响，"授意表扬"、"假表扬"等也不是没有的。因此，在评价某种医疗行为是否有利于患者的健康利益这一基本原则上，必须综合患者、医务人员等多方面的意见，要有科学的依据，不能把"服务态度"当作评价医德好坏的唯一标准。

在医德评价中，服务态度很重要，医疗技术也是患者恢复的重要条件之一，只有把"服务态度"与"医疗技术"统一到患者健康恢复这一原则之中，才能对医疗行为作出客观的恰当的评价。作为一个有道德责任感的医生，应该根据实际情况制定对患者最有利、经济合理，疗效良好、副作用小的治疗方案。在治疗过程中，需充分考虑患者个体差异及以往情况，既要看到近期效果，又要注意到远期的不良影响，切忌为了快速的近期效益而为日后的治疗设置障碍。如一些贵重药物的滥用，使本来有效的普通药物失效，这显然是不道德的。

疗效标准还要求医务人员适应医学科学的发展和医学模式转变需求，医务人员技术上要精益求精；在交流上要和患者加强沟通，确保患者的知情权、选择权、隐私权等不受侵犯，在治疗过程中要有同情心，爱护患者、尊重患者的人格，以唤起患者战胜疾病的信心和乐观的情绪。

（二）医疗行为是否有利于人类生存环境的保护、改善，是否有利于人群的健康、长寿和优生

随着社会的进步和医学科学及医疗卫生事业的发展，现代医学向"生物—心理—社会"医学模式转变和大卫生观的提出，医学科学的发展呈现出整体化趋势，其社会性日益增强。医疗行为是否有利于人类生存环境的保护和改善，是否有利于优生优育、促进社会发展和提高人类的健康标准，这是衡量和评价医疗行为的社会标准。医学事业的目的一方面是关注个体健康、医治疾病；另一方面则是维护人群的健康和长寿，促进优生、优育，让后代的智力、体力有更理想的发展，提高整个人群的身体素质。这就表明，医务人员不仅要治病，而且要防病，必须不仅要有利于个体患者和健康人，而且还要有利于人类生存环境的保护和改善，有利于提高人们的身体素质。

在有利于人类生存环境的保护和改善方面，医务工作者同样承担着义不容辞的道德责任。是否公平合理地分配卫生资源，科学地处理医疗垃圾和废物也是衡量医学行为的重要标准。医院必须采取措施，防止疾病的传染和扩散，同时必须加强管理，重视对医院的废水、废气、废物及化学、放射性遗弃物质的处理，采取有效措施净化医院的污水污物，防止造成环境污染，危害社会，危害人群身体健康。不经无害化处理，把各种带有传染源及放射性的毒物排入周围环境中是不道德的。

（三）医疗行为是否有利于促进医学科学的进展和社会的进步

医学的主要目的是维护人类的生命和增进人类的健康，其任务是揭示生命运动的本质

和规律，揭示疾病发生发展的原因和客观规律，研究战胜疾病、增进人类身心健康的途径和方法。这就需要开展科学研究，促进医学科学的不断发展来为人类造福。面对现代科学技术和医学科学迅猛发展的挑战，这就需要积极地开展科学研究，促进医学科学的不断发展，为人类造福。医务工作者要认真进行医学科研，不断揭示生命运动的本质规律，包括疾病发生、发展的客观进程以及战胜疾病增进人类身心健康的途径和方法等。医学工作者要树立实事求是的科学态度，一丝不苟的治学精神，团结协作的高尚品德，为医学发展和社会进步做出贡献。医学科学研究是一项艰苦细致的工作，在医学科研活动中要求具有不怕艰苦、勇闯难关的坚强毅力，不图名利、互相帮助的协作精神和实事求是、一丝不苟的治学态度，这样才能完成科研任务，为医学的发展、社会的进步作出贡献。医学道德是医学发展的过滤器，做到互相支持、协作与帮助则为善，反之则为恶。只有善才能保证医学不被异化，才能促进医疗卫生保健工作和医学科学在正确的轨道内发展。

在科学技术发展日新月异的今天，很多新技术、新方法，如器官移植、遗传工程、X射线体层摄影术等不断涌现，可能会遇到某些传统观念的抵制。但如果这些技术方法有利于挽救患者的生命，有利于人类健康，有利于医学科学发展，就应当认为是道德的，应该受到社会舆论的支持，国家也应给予法律的保护。

以上三条标准总的目的是为了维护人类的健康和幸福，促进医学科学的发展和社会的进步。坚持医德评价的三项客观标准，就能对医务人员千差万别的医疗行为，进行善恶评判，作出比较公正的评价。

二、医德评价的依据

医德评价的依据指评价对象提供给评价主体用以和评价标准比较对照的根据。评价标准对于行为者来说是外在的，而评价依据则是内在于行为之中的，是人们行为的构成要素。医务人员的行为总是在一定动机、目的支持下采用相应的手段进行的，并产生一定的行为效果。因此在评价医务人员行为时就可以根据动机与效果、目的与手段作出判断。

（一）动机与效果的辩证统一

医学动机是指医务人员在医学活动中，追求一定目的的自觉愿望和意图；医学效果则是指医务人员的医学行为造成的客观实际状况。在伦理学史上，惟动机论者强调动机否认效果，惟效果论者强调效果否认动机。我们坚持马克思主义的动机和效果辩证统一的观点，即必须从效果上检验动机，又从动机上看待效果，并把动机和效果统一到客观实践中。动机和效果既相互对立，又相互联系、相互转化。在一般情况下，两者是一致的，即好的医学动机产生好的医学效果，坏的医学动机产生坏的医学效果。此时，无论是根据动机还是根据效果，对医德行为做出评价的结果都是统一的。但是，由于医德行为总是受各种因素的影响，同时，也由于人们对医务人员医德行为的认识需要有一个过程，因此，在医学实践中，动机与效果并不是完全一致的。而在动机和效果不一致情况下，进行道德评价就要既看动机又看效果，以道德实践的全过程为依据，作出正确判断。动机和效果辩证统一的理论，为评价医务人员的行为提供了重要依据。医务人员在行为之前，有不同的主观愿望，也就有不同的动机。这些主观愿望是支配一系列行为的动因。多种多样的动机可以分为两类：一类是符合社会主义医德原则的动机，称为道德动机，这类动机以救死扶伤，防病治病，实行社会主义人道主义，全心全意为人民的身心健康服务为出发点；反之，则称为非医德动机，如以医谋私等。现实生活是复杂的，对待医疗动机也不能简单化。在医务人员中，有不少人主要动机是为了治病救人，但也掺杂着求名利、学技术和图报答的思想。双重动机或多重动机是经常存在的。在医德评价时找出主要动机，注意各种动机的变化发展；颂扬好的动机，抵制不好的动机，并给予正确的引导。医疗效果就是指医务人员的医疗行为所产生的客观结果。马克思主义哲学认为：只看动机不看效果的动机论者或只看效果不看动机的效果论者都是错误的，只有既看动机，又看效果，坚持动机和效果的辩证统一，才能做出真正客观公正的评价。医务人员行为动机与效果的统一的基础是全部的医疗实践，好的动机产生坏的结果，可以在以后的医疗实践中总结经验，不断改进，得以纠正，最终达到动机与效果的统一；坏的动机产生好的结果，也可以在继续医疗实践中得到澄清和验证，从而使动机与效果一致起来。

（二）手段与目的的辩证统一

所谓目的是指医务人员在经过自己的努力之后，希望达到的既定目标；手段是指医务人员为达到医学目的所采取的措施、方法和途径。目的与手段是对立统一的，目的决定手段，手段服从目的，没有目的的手段是毫无意义的。同时，目的也不能脱离一定的手段，目的总是通过手段而实现的。因此，坚持目的与手段的一致性，是医学行为选择的出发点和要求。在评价医务人员的行为是否符合医德要求时，不但要看其是否有正确的目的，而且要看其是否选择了恰当的手段，使正确的目的能够得以实现。就目的而言，绝大多数医务人员是希望把患者的病治好，使之早日康复的，这是一种符合道德要求的医学目的。但是，也不排除极少数医务人员在医疗实践中会产生不符合道德要求的非医学目的。有了正确的目的，还必须认真选择手段，如果发现手段选择不当，没有正确体现医学目的的要求，则需改变手段，以免造成不良后果。从医德原则出发依据医学目的，选择医学手段，应遵循以下四条原则：

1. 有效原则，即选择的诊疗手段经过实践检验证明是有效的。临床应用的一切诊疗手段，包括各种新技术、新设备和新药品，必须经过严格的动物实验和临床试验，证明是行之有效的，否则均不能使用。

2. 最佳原则，即选择的诊疗手段应该是最佳的。①疗效最佳，即在当时当地技术水平和其他条件下达到最佳的疗效。②安全性高，毒副作用和损伤最小。③痛苦小，即诊疗过程尽量减轻患者的痛苦。④耗费最少，尽可能减轻患者的经济负担，节省资源。

3. 求实原则，即一切从患者实际出发，诊疗手段的选择应与病情的发展相一致，根据病情发展各个阶段的特点给予相应的有效的治疗和护理。任何大病小治或小病大治的行为都是违反这一原则的。

4. 社会原则，即治疗手段的选择应考虑社会后果。一切会给社会带来不良后果的诊疗手段都不能采用，包括滥用麻醉药品、滥用抗生素、环境污染、细菌扩散等。

（三）个人与集体的辩证统一

个人是指组成社会的最小单位，是社会的一个分子。而集体是组成社会的一个元素，它由多个分子，即个人组成，不同的集体，又构成整个社会。从个人与集体的关系出发，个人利益应该服从于集体利益、局部利益应该服从于整体利益。这是医德评价过程中应该重视的一个问题㊿。

1. 团结协作是医学科学发展的需要。伴随人类文明的进步，医学模式的转变，医学科学的发展呈现出整体化趋势，其社会性日益增强。在医疗、科研等方面的团结协作越来越重要，而由于卫生资源的有限，这种团结协作不仅是医学发展的需要，而且也是节约人力、物力、财力，尽快实现成果转化的有效手段。以个体为本位的医务导向模式向以集体为本位的义务导向模式转变，要求将维护被防治者的个体利益与维护群体、国家和社会的整体利益有机地结合起来，把实现人人享有健康权和有利于社会的发展进步置于首位。

2. 倡导以集体为本位的价值取向是社会主义的内在要求。我国的社会主义市场经济是与社会主义基本制度结合在一起的，它建立在公有制和按劳分配为主体的基础之上，所调节的经济关系以集体为本位，兼顾效率与公平，最终实现民富国强。包括医务工作者在内的任何人，都不可回避社会道德和社会责任。倡导以集体为本位的医德价值取向，与发展社会主义市场经济是完全一致的。医务人员作为个体来说，力量是有限的，而为保障人民健康而进行防病治病工作是无限的。医学科学发展日新月异，学科划分得越来越细，研究也越来越深入，医务人员很难面面俱到，很多时候需要依靠集体的智慧去为患者选择最佳有效的诊疗手段。有时如果为了个人的尊严和荣辱，不利用集体的智慧，很可能延误患者的治疗，这也是不道德的。

3. 正确处理个人与集体的关系，个人总是集体中的个人，集体总是由个人组成的集体，个人利益与集体利益总是息息相关，集体是个人生存的依靠，是个人成长的园地，个人的学习、生活、工作都离不开集体，个人是组成集体的细胞，集体的发展离不开每个成员的努力。每位医务工作者都应该依靠集体更好地成长，同时在个人利益与集体利益相冲突时，服从集体的利益。集体也需要充分发挥个人的力量，尊重个人的作用，关心个人的正当利益。有的医务工作者以个人为中心，不顾集体的利益，不尊重他人的利益，不团结同事和吸收别人的长处，把个人的利益置于集体利益之上，不顾患者的利益，以医疗为谋

㊿ 高桂云，郭琦. 医学伦理学概论［M］. 北京：中国社会科学出版社，2009，10：143-144.

取私利的手段，这是不符合集体主义原则的，不符合社会主义医德的基本原则的。因此必须重视个人与集体的统一性，在医德评价时需要以此为准绳，任何时候都不能背离这一原则。

第四节　医德评价的方式、方法及我国医德评价现状

一、医德评价的方式

医德评价方式是对医学工作者的医学道德状况进行判断的特有方式，除了要明确医德评价的重要意义、标准、依据、原则外，还需要一定的方式方法，才能将医德评价的原则和标准内化为医务工作者的行为，从而树立良好的医德医风。其力量发挥作用是通过社会舆论、传统习俗和内心信念等三种无形而深刻的伦理方式来实现的。前两者是来自社会的评价，属于客观评价；后者是自我评价，属于主观评价。在医德评价时三者相互补充，相辅相成，都起着评判裁决的作用。

（一）社会舆论评价

社会舆论评价是指一定社会群体或一定数量的群众依据道德观念对人的行为和组织的活动施加精神影响的道德评价手段。社会舆论是一种无形的精神力量，是道德评价的重要标尺，通过社会成员的谈话、议论或举止表现反映出来。人们依据一定的医学道德原则规范，对医务人员的思想行为作出肯定与否定、赞扬与谴责的判断议论，反映来自一定人群和整个社会对医疗服务的内在要求，具有广泛的影响力、感染力和强制力，深刻地影响医务工作者的医学道德行为，抑恶扬善。

社会舆论常常是人与人之间关系的一种客观存在的反映。任何一种社会舆论，都是一定的道德观念长期熏陶和支配下形成的。在一定的历史条件下，不同的阶级、集团及人群，对同一件事、同一个人，往往有不同的舆论。社会舆论必须具备两个基本的条件：一是要有一定的人群，代表多数人的看法，一个或极少数人的看法难以形成舆论；二是这些舆论基本上是一致的。从不同的角度，社会舆论也分为不同的类别。

从职业角度来看，社会舆论可以分为两类：一类是社会型舆论评价，即无形的精神力量；另一类是医学领域内自身的评价，即职业范围内的善恶判断。

从发布对象来看，社会舆论也可以分为两类：一类是民间舆论，是指人们在一定范围内自觉或不自觉地对周围的人和事形成议论和交流，不一定有明确的意图和目的；另一类是官方舆论，是指有领导、有组织、有目的地形成的舆论，它由国家机关或社会集团的舆论机构和工具进行传播，如广播、电视、报纸、杂志等，通过宣传，赞扬和肯定一些行为，谴责和否定另一些行为，引导道德行为。

社会舆论作为医德评价中最普遍、最重要的一种方式和无孔不入的伦理力量，能形成

强大的舆论压力和精神力量。正确的社会舆论体现着社会主义医德的内在要求，表达着社会或集体中绝大多数人的愿望和意志，能够帮助医务人员认识自己行为的善与恶，从而确定和选择正确的医德行为。当某一医德行为普遍受到人们的赞誉，并得到社会的肯定时，应当继续保持和发扬；相反，不健康的社会舆论和它所带来的道德气氛则动摇医德原则，抑制人们的进取心，保护错误和落后的东西。这两方面的作用和影响都是巨大的。所以，面对社会舆论，医务人员必须理智冷静地加以区别，以明辨是非、善恶、荣辱，坚持真理，纠正错误，改进工作。

（二）传统习俗评价

传统习俗是指人们从历史上沿袭下来的对某一问题的一种惯例和常识性的看法。它源远流长，世代沿袭，并与社会心理、民族感情交织在一起，形成了持久性、稳定性和群众性特点。传统习俗往往被人们视为一种不言自明的行为常规，根深蒂固地存在于人们的观念中，影响并支配着医务人员的行为。作为医学道德评价的传统习俗是医务人员在长期的医疗实践中形成稳定的、习以为常的医学道德行为方式。

传统习俗的形成是以一定历史条件为背景的，因此，它在道德评价中的作用并不都是积极的，依然有着新与旧、进步与落后的对立和冲突，存在着积极和消极两方面的作用。也就是说，对于传统习俗在道德评价中的作用，要具体问题具体分析，"全盘继承"或"一概否定"都是错误的。一般说来，在医疗卫生工作中，良好的医德传统习俗，如祖国传统医德中的"一心赴救"、"普同一等"和"清廉正直"等，有利于医学科学的发展，有利于医疗质量的提高，有利于医务人员医德修养的加强；而消极的医德传统习俗，如过度的孝亲观念所引起的对尸体解剖的反对和非议等，则阻碍医学科学的进步，影响医疗质量，对医务人员的医德修养起消极作用。因此，在运用传统习俗进行医学道德评价过程中，必须做辩证的、具体的、历史的分析，即要从人民群众和广大患者的根本利益出发，依据医学道德评价的标准，取其精华，去其糟粕，批判继承，尊重传统又不把传统神圣化；提倡创新，顺应社会进步，树立新的医德风尚。

（三）内心信念的自我评价

内心信念是指医务人员发自内心的对医德义务的深刻认识和强烈的责任感，是把医德原则内化为高度自觉的思想品质，是医务人员对自己进行善恶评价的精神力量，它以良心的形式进行的道德评判。内心信念的自我评价是医学道德评价的一种重要的内在方式，是通过学习和实践形成的，是建立在对人生、事业、社会认识基础上产生的一种精神力量。人们的内心信念，主要通过职业良心发挥作用，是判断自己全部行为的尺子，并成为评价自己道德品质的内在动力。在医疗实践中，医务人员的医疗行为并不是都能及时得到患者和社会的监督，也并不是每一行为都能受到社会的公正评价，这时候就需要医务工作者内心信念的自我评价，不断调整自己的心态、行为，以合乎医学道德的要求。当医学工作者竭尽全力履行自己的职责，为病患解除病痛时，就会对自己合乎医学道德要求的行为过程和结果感到满足和欣慰，得到精神满足和享受，体验到从事医疗工作的快乐，形成一种信心和力量并延续到今后的医疗实践工作中去。当自己的行为背离内心信念时，就会感到惭愧和内疚。内心信念在增强医务人员个人的医德修养、提高"慎独"能力方面有着独特的不可替代的作用。

内心信念在医德评价中之所以重要，这是因为它具有三个显著特点：其一是深刻性。医务人员内心信念并非一朝一夕形成，而是经过长期医疗实践、医德认识和医德修养的结果。内心信念是深刻的医德认识、炽热的医德情感和坚强的医德信念的统一，直入心灵深处。其二是稳定性。医务人员的内心信念一旦形成，就不会轻易改变；并在相当长的时期内影响并支配着自身的医德行为。其三是监督性。内心信念作为一种强烈的道德责任感，推动医务人员进行道德评价和行为选择，具有很强的约束监督作用。内心信念能发挥任何外力无法比拟的作用。

二、医德评价的方法

（一）社会调查

社会评价是指医疗机构设置医德医风监督岗，聘请社会监督员，设立意见簿、举报箱、监督电话，开展普遍调查；选择一个或若干个具代表性的单位做全面、系统、周密的调查；对社会的某个个人，某个人群，或某个事件，某个单位所做的调查开展个案调查；通过问卷调查、访谈、观察等形式收集信息，归纳、分析、整理，从而客观、全面地对医学工作者的医学道德行为作出正确的评价。

（二）患者意见

这是最直接、最普通、最具体的一种方法，如发放满意度调查问卷或者公开信箱，通过患者亲身体会评价医学领域或某位医务工作者道德行为的好与坏。好的提出表扬，坏的提出批评，促使医务工作者的进行反思、醒悟，从而有效提高医务人员的医学道德水平。但是，由于患者及其家属的素质、水平不同，利益关系不同等多种因素的影响，这种评价结论不一定都是科学、真实和客观的，因此，对于患者及其家属的评价结论要做认真的科学的分析。

（三）同行评议

同行评议即从事同一种专业或同在一个工作环境，对同一医学技术的使用比较熟悉，能站在专业的角度去分析医务工作者的某种医学道德行为是否符合医学道德要求。同行是开展医德评价的最好人选，他们可以充分利用在一起工作，从事同一种专业，与分管的患者在同一个环境，或者是（特别是外科学）经常合作救治患者的有利条件，真实准确地反映出某一名医务人员的医德状况。这种方法能站在专业的角度具体分析医务人员的某种医疗行为是否符合医德要求。但要注意到青年与老年、上级与下级医生之间的差别。要注意防止掺入某些成见和感情因素等⑤。

三、我国医德评价状况

随着社会的进步，教育水平的提高以及健康、医学知识的普及，现代人就医观念和既往相比已经有了很大程度的改变。其中最显著的思想改变就是由既往的"以疾病为中心"向"以患者为中心"转变。面对社会价值观、道德准则和行为取向的变化，医务人员在医德医风中也出现的新情况、新问题，医患关系成为社会关注的热点与焦点。

（一）政府对医德评价的重视

随着国家新一轮医疗体制改革和党风廉政、行业作风建设的不断深入，广大群众对医务人员的职业道德提出了更高的要求。在新形势下，做好医德评价工作，尊重患者的观点和价值观，提升医务工作者的医学道德水平，成为当今社会的必然要求。2007年底，卫生部、国家中医药管理局印发的《关于建立医务人员医德考评制度的指导意见（试行）》就是在这样的背景下出台的，其目的就是引起所有医务人员对医德问题的足够重视，以促进医德医风的进一步改善。

（二）医德评价体制机制的建立

医德医风建设与人民群众健康密切相关，是医院提高医疗服务水平、树立窗口形象的基础。随着医疗制度的改革和发展，医德医风建设问题，既是社会议论的热点，又是纠正行业不正之风的难点，更是医院工作的重点。而医德评价对于加强医院医德医风建设、提高医疗服务水平、纠正行业不正之风、构建和谐医患关系具有重要意义，它是医院行风建设的重要制度。近年来，国内医院开始认识到医德评价的重要意义，把医德评价作为提升医院医疗质量，促进自身发展的重要手段。医院纷纷成立医院医德考评领导小组与科室考评小组，并结合医院工作实际，制定出医院自身《医务人员医德考评实施方案》，制定医德考评内容及评分标准和实施细则，进行医德评价的实践性摸索。

（三）医疗机构的具体实施办法

1. 医德考评表

大多数各级医院对医务人员制定了医德考评表，内容包括自我评价、科室评价、单位评价。自我评价是指医务人员各自根据考核的标准内容和加分、扣分项，结合自己的实际表现，实事求是地进行自我评分。科室评价是指在医务人员自我评价的基础上，以科室为单位，由科室考评小组根据每个人日常的医德行为进行评价打分。单位评价是由单位医德考评领导小组组织进行。个别大单位可分部门进行，单位考评小组派人参加。根据自我评价、科室评价及日常的行为纪实，对每个工作人员进行逐个评价，并填写考评组综合评语。

2. 社会监督

---

⑤ 王明旭. 医德评价方法的研究［J］. 中国医学伦理学，2005，（01）：19.

各级医院通过对患者进行满意度调查、建立意见箱、公布投诉电话；定期邀请社会行风监督员来医院进行医德医风评议；还有的医院让患者、家属和本院工作人员通过电话、手机短信、触摸屏（放置在门诊大厅和住院大厅）、医院网站等多种形式，直接把意见、建议和表扬的信息以快速简便的方式输入到信息系统，由医院工作人员对反馈信息进行归类、整理后，根据情况在1~3个工作日内回复投诉/表扬及提意见人，缩短了以往靠信件、意见表、调查问卷等形式处理问题的时间。对医务人员建立电子档案跟踪记录；对医务人员进行积分管理办理。

3. 伦理查房

上海曙光医院医学伦理委员会在2003年首先推出了"伦理查房"。查房的伦理委员会人员有医学伦理学专家、医学专家、科研和管理人员、律师、居委会主任等。伦理查房主要从患者的知情同意权、隐私权保护，医务人员的敬业守职、钻研求新、平等待患、廉洁守纪，员工之间相互尊重及文明用语等方面进行综合评价和检查。通过旁听病房医师查房、观察医护人员治疗、检查等医疗行为和病区的医疗环境、分组进行访谈及察看病历资料等方式，再由伦理委员会进行综合评价，并向医务人员提出适当的建议。"伦理查房"使他们和医生一起走进了病房，从伦理学角度去促进、完善医疗服务，在医患之间逐渐建起了一道宽阔的桥梁。医学伦理查房强化了医务人员在救死扶伤的同时更应充分尊重患者的权利，克服重"病"不重"人"的现象，充分调动患者的主动性，平等协作，努力构建新型的健康的医患关系，真正体现出对患者的人文关怀[58]。

4. 医德医风评价系统

"医德医风评价系统"是一种创新性的管理方法。它是利用现代计算机、通讯、网络技术，在医院与患者之间搭起沟通的桥梁，患者可以通过评价系统对医院的服务进行投诉及总体评价，同时医院通过平台也能及时收到患者的投诉信息，并对信息进行自动分类、整理以及分析，并可通过平台对投诉进行处理。同时患者还可以通过满意率评价系统对医院的服务及建设等提出意见建议。总体评价：分为服务态度、服务作风、环境卫生、就诊流程功能、患者可以通过以上系统各项功能对医院的医护人员或各科室的服务态度进行评价；对医院的医疗质量、医生的诊断水平、对医生的治疗方案、护士的操作技术等服务质量进行评价；对科室或诊室的环境卫生、医院公共环境卫生等进行评价，并对医院的取药过程、候诊过程、急诊治疗过程、就医是否方便等进行评价。个体评价：患者也可以对就诊科室或具体某位医护人员进行服务态度、技术水平、廉洁行医等进行表扬或批评。医德医风评价系统自上线以来逐步取代了向患者发放纸质问卷并由人工收集汇总的模式，提升了全院医德医风建设的质量和效率。医院管理人员通过桌面查询系统了解医德医风评价现状，及时处理就诊患者反映的问题。医德医风评价系统有助于树立医院的良好形象，构建和谐的

---

⑧ 孙乃强. 伦理查房：彰显人文关怀［J］. 中国卫生产业，2005，（06）：65-67.

医患关系，具有较高的推广应用价值。

当然，目前在医疗实践中，医德评价指标体系尚不完善；对医德医风状况及其显现的医疗服务行为，往往是定性式的评价，尚不够全面、客观。特别是对在院患者进行满意度调查时，患者顾虑较多，担心说真话影响后期治疗。这些都需要结合新形势，不断创新工作思路，在实践中逐渐完善和丰富。

案例与思考

案例 1

一日下午，13 岁男孩陈某放学回家，不小心摔了一跤，肛门和直肠被柳条根刺破。孩子因怕父亲责罚，谎说肚子疼，腹泻。第二天他父亲才发现孩子屁股被刺破，问清原因后立即带孩子去医院看医生。一冯姓外科医生让陈父把孩子屁股扒开，他在远处看了一眼，就开了六支抗菌针剂。陈父两次提醒冯医生孩子直肠可能被刺破，请他做检查，可冯医生极不耐烦地说："等打了针再说"。所做出的诊断结论是：臀部外伤。

一天后，陈父见孩子不但屁股疼痛，腹部也开始疼起来。又带孩子去那家医院。赵医生了解病情后，立即戴上手套检查。由于孩子肛门失控，粪便和血一起喷了出来，溅了赵医生一身。赵医生脱下脏衣，擦净病床上的粪便，又继续做肛检。诊断结果：直肠穿孔并引起腹膜炎。立即在转院单上写上大大的"急"字，送往另一家医院手术治疗。

讨论与思考

我们怎样评价冯医生和赵医生的行为善恶？依据什么理论，采取什么标准，通过什么方式来评价两者的医德行为？

讨论与思考要点

医疗行为是否有利于患者疾病的缓解与健康、长寿。这是衡量、评价医务人员临床医疗实践的主要标准。如果医务人员采取了某些能意识到的对疾病的缓解和根除不利的治病措施，而患者一时未能察觉，在这种情况下，不论其主、客观原因如何，都是不道德的。冯医生的所作所为说明其医德是低下的，而赵医生竭尽全力履行自己的职责，为病患解除病痛说明他有着高尚的医德。同时，赵医生会对自己合乎医学道德要求的行为过程和结果感到满足和欣慰，得到精神满足和享受，体验到从事医疗工作的快乐，形成一种信心和力量并延续到今后的医疗实践工作中去。

案例 2

一位高中女生，女，18 岁，患口腔颌面部恶性肿瘤，并有颈淋巴结转移，医生认为需要做根治术。因手术后外观和功能有一定损伤，家长拒绝做根治术，要求医生选择术式既达到根治的目的又不给孩子留下伤残。医生讲：只能尽最大努力，不能担保尽善尽美。家长同意签字后实施手术，术后一切顺利，家长致谢。半年后，肿瘤复发，需要第二次手术，且难度加大，家长认定是医生第一次手术切除不彻底，要求追究医生责任。

讨论与思考

请问，医生是否负道德责任，请做伦理评价。

讨论与思考要点

医疗行为的评价依据是动机与效果、目的与手段的统一，具体讲术式最佳、疗效最好、损害最小，体现最优化原则，该医生的做法符合这一原则。在医疗行为道德评价中，一般来讲，从动机看效果，又从效果上看动机，将两者有机统一起来。但在临床实践中，由于医生动机再好也不可能十全十美，不能由此推断医生道德上负责任，此案例医生不负责任。

思考题

1. 什么是医德评价？为什么要进行医德评价？
2. 医德评价的标准和依据有哪些？
3. 医德评价的方式和方法有哪些？
4. 谈谈你对我国医德评价机制建立的看法？

附：关于印发《关于建立医务人员医德考评制度的指导意见（试行）》的通知
卫办发〔2007〕296 号

各省、自治区、直辖市卫生厅局、中医药管理局，新疆生产建设兵团卫生局：

《关于建立医务人员医德考评制度的指导意见（试行）》（以下简称《指导意见》）已经卫生部部务会同意，现印发给你们，请遵照执行。各地要按照《指导意见》的要求，认真组织实施，加强检查指导，不断完善考评工作。在《指导意见》执行过程中有什么问题和建议，请及时向卫生部、国家中医药管理局反映。

附件：关于建立医务人员医德考评制度的指导意见（试行）

二〇〇七年十二月七日

关于建立医务人员医德考评制度的指导意见（试行）

为加强医德医风建设，提高医务人员职业道德素质和医疗服务水平，建立对医务人员规范有效的激励和约束机制，依据有关法律、法规和规章的规定，制定本指导意见。

一、指导思想

以邓小平理论和"三个代表"重要思想为指导，贯彻落实科学发展观，以树立社会主义荣辱观、加强医德医风建设、提高医务人员职业道德素质为目标，以考核记录医务人员的医德医风状况为内容，以规范医疗服务行为、提高医疗服务质量、改善医疗服务态度、优化医疗环境为重点，强化教育，完善制度，加强监督，严肃纪律，树立行业新风，构建和谐医患关系，更好地为广大人民群众的健康服务。

二、考评范围

全国各级各类医疗机构中的医师、护士及其他卫生专业技术人员（以下统称医务人员）。

三、考评的主要内容

（一）救死扶伤，全心全意为人民服务

1. 加强政治理论和职业道德学习，树立救死扶伤、以患者为中心、全心全意为人民服务的宗旨意识和服务意识，大力弘扬白求恩精神。

2. 增强工作责任心，热爱本职工作，坚守岗位，尽职尽责。

（二）尊重患者的权利，为患者保守医疗秘密

1. 对患者不分民族、性别、职业、地位、贫富都平等对待，不得歧视。

2. 维护患者的合法权益，尊重患者的知情权、选择权和隐私权，为患者保守医疗秘密。

3. 在开展临床药物或医疗器械试验、应用新技术和有创诊疗活动中，遵守医学伦理道德，尊重患者的知情同意权。

（三）文明礼貌，优质服务，构建和谐医患关系

1. 关心、体贴患者，做到热心、耐心、爱心、细心。

2. 着装整齐，举止端庄，服务用语文明规范，服务态度好，无"生、冷、硬、顶、推、拖"现象。

3. 认真践行医疗服务承诺，加强与患者的交流和沟通，自觉接受监督，构建和谐医患关系。

（四）遵纪守法，廉洁行医

1. 严格遵守卫生法律法规、卫生行政规章制度和医学伦理道德，严格执行各项医疗护理工作制度，坚持依法执业，廉洁行医，保证医疗质量和安全。

2. 在医疗服务活动中，不收受、不索要患者及其亲友的财物。

3. 不利用工作之便谋取私利，不收受药品、医用设备、医用耗材等生产、经营企业或经销人员给予的财物、回扣以及其他不正当利益，不以介绍患者到其他单位检查、治疗和购买药品、医疗器械等为由，从中牟取不正当利益。

4. 不开具虚假医学证明，不参与虚假医疗广告宣传和药品医疗器械促销，不隐匿、伪造或违反规定涂改、销毁医学文书及有关资料。

5. 不违反规定外出行医，不违反规定鉴定胎儿性别。

（五）因病施治，规范医疗服务行为

1. 严格执行诊疗规范和用药指南，坚持合理检查、合理治疗、合理用药。

2. 认真落实有关控制医药费用的制度和措施。

3. 严格执行医疗服务和药品价格政策，不多收、乱收和私自收取费用。

（六）顾全大局，团结协作，和谐共事

1．积极参加上级安排的指令性医疗任务和社会公益性的扶贫、义诊、助残、支农、援外等医疗活动。

2．正确处理同行、同事间的关系，互相尊重，互相配合，取长补短，共同进步。

（七）严谨求实，努力提高专业技术水平

1．积极参加在职培训，刻苦钻研业务技术，努力学习新知识、新技术，提高专业技术水平。

2．增强责任意识，防范医疗差错、医疗事故的发生。

四、考评的主要方法

医德考评要坚持实事求是、客观公正的原则，坚持定性考评与量化考核相结合，与医务人员的年度考核、定期考核等工作相结合，纳入医院管理体系，每年进行一次。各医疗机构要为每位医务人员建立医德档案，考评结果要记入医务人员医德档案。考评工作分为三个步骤：

（一）自我评价。医务人员各自根据医德考评的内容和标准，结合自己的实际工作表现，实事求是地进行自我评价。

（二）科室评价。在医务人员自我评价的基础上，以科室为单位，由科室考评小组根据每个人日常的医德行为进行评价。

（三）单位评价。由医疗机构的医德考评机构组织实施，根据自我评价和科室评价的结果，将日常检查、问卷调查、患者反映、投诉举报、表扬奖励等记录反映出来的具体情况作为重要参考依据，对每个医务人员进行评价，作出医德考评结论并填写综合评语。

五、医德考评结果及其应用

医德考评结果分为四个等级：优秀、良好、一般、较差。

医德考评要严格坚持标准，被确定为优秀等次的人数，一般在本单位考评总人数的百分之十，最多不超过百分之十五。

医务人员在考评周期内有下列情形之一的，医德考评结果应当认定为较差：

（一）在医疗服务活动中索要患者及其亲友财物或者牟取其他不正当利益的；

（二）在临床诊疗活动中，收受药品、医用设备、医用耗材等生产、经营企业或经销人员以各种名义给予的财物或提成的；

（三）违反医疗服务和药品价格政策，多记费、多收费或者私自收取费用，情节严重的；

（四）隐匿、伪造或擅自销毁医学文书及有关资料的；

（五）不认真履行职责，导致发生医疗事故或严重医疗差错的；

（六）出具虚假医学证明文件或参与虚假医疗广告宣传和药品医疗器械促销的；

（七）医疗服务态度恶劣，造成恶劣影响或者严重后果的；

（八）其他严重违反职业道德和医学伦理道德的情形。考评结果要在本单位内进行公示，并与医务人员的晋职晋级、岗位聘用、评先评优、绩效工资、定期考核等直接挂钩。

医疗机构对本单位的医务人员进行年度考核时，职业道德考评应作为一项重要内容，医德考评结果为优秀或良好的，年度考核方有资格评选优秀；医德考评结果为较差的，年度考核为不称职或不合格。

医务人员定期考核中的职业道德评定，以医德考评结果为依据。考核周期内，有一次以上医德考评结果为较差的，认定为考核不合格，按照有关法律、法规和规章的规定处理。

执业医师的医德考评结果，医疗机构应当按照《医师定期考核管理办法》的规定报送执业医师定期考核机构，同时报送医师执业注册的卫生行政部门。

六、工作要求

（一）加强领导，认真组织实施

各级卫生、中医药行政部门要充分认识医德考评制度对于加强医德医风建设、提高医疗服务水平、纠正行业不正之风的重要意义，将此项工作与医院管理工作紧密结合起来，加强领导、精心组织、明确分工、落实责任。各级医疗机构要认真组织实施，层层落实责任，医德考评工作应当有医院领导和医政、人事、纪检监察等职能部门负责人参加，确保医德考评工作顺利进行。

（二）紧密结合实际，制订考评工作方案

各省（区、市）卫生厅（局）、中医药管理局，要根据《指导意见》，结合实际，针对医德医风方面存在的突出问题，制定具体实施办法，细化、量化考评内容和标准，增强考评的针对性和实效性，并报卫生部、国家中医药管理局备案。

（三）加强监督检查，保证考评工作落实

各级卫生、中医药行政部门要加强对所辖医疗机构落实医德考评制度工作情况的监督、检查、指导，总结经验，不断完善，确保考评工作取得实效。卫生部、国家中医药管理局要对各级卫生、中医药行政部门和医疗机构贯彻落实《指导意见》的情况进行督导检查，促进工作落实。

第七章　卫生法律法规

本章要点

1. 法的特征；

2. 法与道德的关系；

3. 法与道德的冲突表现；

4. 医疗实践中常见的法律问题。

　　法与道德都是调整人与人之间的社会规范，两者的关系问题是法学理论的一个永恒的话题。二者有内在的必然联系，又有明显的区别。随着社会经济发展，法律体系越来越健全，法律与医学的联系也越来越密切，作为独立的卫生法学也越来越受到社会的重视。

第一节　法和道德的关系

一、法的概述

（一）法的概念

　　法是法学领域中使用频率最高的概念，是法学的起点。对于法的概念，古今中外无数法学家都试图做出准确的回答，对法提出了各种各样的定义。有的法学家试图从立法者的角度对法加以定义，认为法是一种意志或者命令。比如，英国法学家霍布斯认为："法是国家对人民的命令，用口头说明，或者用书面文字，或者用其他方法所表示的规则或意志，用以辨别是非、指示从违。"有的法学家从司法的角度对法加以定义，认为法是法官的判决。正如美国法学家弗兰克所说："就任何具体而言，法或者是实际的法，即关于这一情况的一个过去的判决；或者是大概的法，即关于一个未来判决的预测。"有的法学家从法的作用的角度阐释法，从法的功能性的角度对法加以定义，如美国法学家庞德认为："我把法理解为发达的政治上组织起来的社会高度专门化的社会控制形式——一种通过有系统的有秩序的适用社会强力的社会控制。"有的法学家从守法的角度对法加以定义，认为法律是一种约束行为的社会规范。正如美国法学家霍贝尔认为，法律是这样一种社会规范，即如果有人对它置之不理或违反，拥有社会承认的权力的个人或集团就会以使用武力相威胁或实际使用武力。

这些理论都从不同的角度阐释了法的某些属性，但并没能深入揭示法的本质，根据马克思主义经典作家对法的概念的理论阐释，我们把法定义为：法是国家制定、认可并由国家保证实施的，反映由特定物质生活条件所决定的统治阶级意志，以权利和义务为内容，以确认、保护和发展统治阶级所期望的社会关系和社会秩序为目的的行为规范体系⑤。

（二）法的基本特征

要揭示法的特征就要将法和其他与法相近的社会现象（如道德、政策等）加以比较，揭示其不同于这些社会现象的特殊性。根据马克思主义法学的理论，法的特征包括以下四个方面：

1. 法是调整人行为的社会规范

首先，法属于社会规范的范畴。作为社会规范，就意味着法不同于思想意识，同时也有异于非规范性的决定、命令。法的规范性主要体现在三个方面：第一，法对人们的行为作出明确的指示，通过告诉人们可以做什么和禁止做什么对人们的行为进行规范性指引。第二，法的内容并不是针对某个人或者某类事的，法具有一般性，法对社会的调整属于规范性调整而不是个别性调整。第三，法可以被反复适用，法并不是一次性的，只要在生效期限内就可以对其调整对象反复适用。

其次，法以人的行为为调整对象。这句话也可以理解为，法以社会关系为调整对象。社会关系是基于人的行为产生的，没有人之间的交互行为就不会有社会关系。法调整人的行为也就是在调整社会关系。但需要注意的是，法与道德、舆论等社会调整手段的一个重要区别在于，法仅仅调整人的外部行为，而不调整约束人的内心想法。但这并不是说法对人们的内心想法毫无作用，因为法通过规范约束人的外在行为影响着人的内心思想，比如婚姻法中关于一夫一妻制的规定就对我们的婚姻观念产生重要的影响。

2. 法具有国家性

社会规范有很多种，如道德规范、宗教规范、风俗习惯以及社会组织规章等等。法区别于其他这些规范的重要之处在于，法具有国家性，法的国家性主要体现在法是由国家创立出的规范。国家创立法的方式主要有两种：第一是制定，即国家通过立法机关的立法活动创制出新的法律规范。国家制定的法律规范一般以一定的规范性文件表述出来，称之为"成文法"。第二是认可，即国家机关赋予某些既存的社会规范以法律的效力，或者赋予先前的判决所确认的规范以法律的效力。前者例如在国家没有相应法律的情况下，依据风俗习惯来判案，实际上就是将这些习惯认定为法。后一种情况主要是在英国、美国等判例法国家中，司法机关在审理案件时要遵循上级司法机关或者本级司法机关先前判例中所确认

---

⑤ 张文显. 法理学［M］. 北京：高等教育出版社，2007：75.

的规范，也就是将这种先前判例中所确认的规范认定为法。

法因为是由国家制定或者认可的，就意味着法具有国家性，体现了国家的意志，也因此赋予法以高度的统一性和普遍适用性。这种统一性是建立在国家权力和国家意志统一性的基础之上。法的统一性首先要求各个法律之间的根本原则一致性，一个国家只能有一个法律体系，并且该法律体系内部不能有冲突。其他社会规范就不具备这种统一性，在每个国家中都存在着不同的道德规范、宗教规范以及风俗习惯等等。而法的统一性又可以引申出法的普遍适用性，也就是说法在一个主权国家范围内具有普遍的约束力，所有的国家机关、社会组织和个人都必须遵守，任何人都受到法律的保护同时也受法律的拘束。

3. 法是规定权利和义务的社会规范

法是通过规定权利义务的方式影响人的行为，从而对社会关系进行调整的。所谓权利就意味着人们可以作一定行为或者不作一定行为，同时可以要求他人作一定行为或者不作一定行为。而义务意味着人们必须作或者不作一定行为。义务分为作为的义务和不作为的义务，作为的义务要求人们必须作一定行为，而不作为的义务则意味着禁止人们作一定行为。法就是通过这种权利义务的方式调整人的行为，所以人们在法律上的地位体现为一系列的法定权利和法定义务。比如说虽然父亲在生活中形形色色，但是在法律上父亲的地位却很简单，体现为一系列的法定权利和法定义务。

法的这种调整方式就将其与其他社会规范如道德、宗教等区分出来。道德和宗教主要强调的是人对神明的义务或者人对人的义务，而与之相比法不但强调义务还同时注重权利，因此法的这种调整方式就给人提供了比道德和宗教更加广泛的选择自由和机会，有助于发挥人的积极性、创造性和主动性。而法与习惯相比也有所区别，习惯主要是人们长期生活中形成的并且世代沿袭的改变人内在需要的行为模式，因此依习惯行事是无所谓权利和义务的。另外，虽然有的社会规范，比如党章、团章等也会规定其成员的某些权利和义务，但是这种权利义务在内容、范围和保证实施的方式等方面，与法律上的权利义务是有很大区别的。

4. 法是由国家保证实施的社会规范

任何一种社会规范都有一定的强制性，都有一定的社会力量保障其实施，但是不同的社会规范在强制性的性质、范围、程度和方式上都不尽相同。比如道德主要是依靠人们的内心信念以及社会舆论保证其实施的，违反道德的人会受到社会舆论的批评谴责，同时也会受到来自内心的谴责，从而以这种精神强制的方式保证道德的实施。但是法的强制性就有所不同，法具有国家强制性。法是以国家强制力为后盾，由国家保证其实施的。法的国家强制性既表现在国家对违法行为的否定和制裁，也表现为国家对合法行为的肯定和保护；既表现为国家机关依法行使权力，也表现为公民可以依法请求国家保护其权利。是否具有国家强制性是衡量是不是法的一项重要的标准。即使一部规范是由国家立法机关制定的，但如果违反他的人不会受到任何国家的制裁，那么也不能称其为法。

需要明确的一点是，依靠国家强制力保证实施是指国家强制力是保证法实施的最后一道防线，而并不是说法的每一个实施过程都必须依赖国家强制力。也不是说国家强制力是保证法实施的唯一力量。

（三）法的本质

1. 法是统治阶级意志的体现

法是人们有意识活动的产物，就必然会体现出人们的一定的意志。意志作为一种人的精神以及心理的状态，本身并不是法。所以说法是意志的反应、意志的结果，是人们意志的产物。根据马克思主义经典作家的理论，法并不是所有阶级意志的产物，而仅仅是统治阶级意志的反映。所谓统治阶级就是指掌握国家政权的阶级。马克思主义创始人首次指出法是统治阶级意志的体现，是被奉为法律的统治阶级的意志。这就揭示了在阶级对立社会中法的本质，首次明确了法的本质的真正属性。正如共产党宣言所说："你们的观念本身是资产阶级的生产关系和所有制关系的产物，正像你们的法不过是被奉为法律的你们这个阶级的意志一样，而这种意志的内容是由你们这个阶级的物质生活条件来决定的⑥。"但需要注意的是，虽然统治阶级的意志是由统治阶级的根本利益和整体利益所决定，但是在这形成的过程中也受到被统治阶级的制约和影响。统治阶级在制定法律的时候不能不考虑被统治阶级的承受能力和现实的阶级力量对比。统治阶级的意志在上升为法律的过程中以及法律在实施的过程中必然会受到来自被统治阶级的阻力，这种阻力也会被统治阶级作为一种信息反馈来调节和改变将来的立法。

马克思主义法学认为，法不论是统治阶级的代表集体制定的，还是由最高政治权威个人发布的，所反映的都是统治阶级的阶级意志，代表着统治阶级的整体利益而不是纯粹的个人的利益。而统治阶级整体的利益也不是统治阶级内部成员利益的简单相加，而是由统治阶级的正式代表以这个阶级的共同根本利益为基础所集中起来的一般意志。最后，我们还应当明确的是，统治阶级意志本身也并不是法，只有被奉为法律才是法。这就意味着必须经过国家机关把统治阶级的意志上升为国家意志，并客观化为法律规定。也就是说，统治阶级的意志只有表现为国家机关制定的规范性文件，才能够被称之为法，才能具有法的效力。

2. 法的内容是由统治阶级物质生活条件决定的

仅仅说法的本质是统治阶级的意志仍然不能真正彻底的认识到法的本质。根据马克思主义法学的理念，要认识法的产生规律，必须深入到决定统治阶级意志的社会物质生活条件中去，社会物质生活条件决定着人们的法律需要，同时也决定着法的本质。

社会物质生活条件是指与人类生存环境相关的地理环境、人口和物质资料的生产方式，其中物质资料的生产方式是决定性的内容。马克思主义理论的一项伟大功绩就是发现了社

---

⑥ 中共中央马克思恩格斯列宁斯大林著作编译局. 马克思恩格斯选集［M］. 北京：人民出版社，1995：145.

会物质生活条件，特别是生产方式的决定意义。法与其他上层建筑一样，都是由物质生活条件所决定的，这是法的最深层次的本质。一定的物质生活条件决定着一定的法。不可能存在超越或者滞后于一定社会物质生活条件的法，物质生活条件是法的根本所在。

但是我们同样应当注意的是，物质生活条件对于法有最终的决定意义，而除了物质生活条件之外的其他因素，比如政治、思想、文化、道德以及历史传统等都会对统治阶级的意志和法产生不同程度的影响。所以在研究法的本质的时候也不能忽略这些因素的作用。

（四）法的作用

1. 告示作用

法代表了国家关于人们应当如何行为的意见和态度。这种意见和态度通过成文法的方式公布，向人们传达可能或者必须如何行为的方式，起到告示的作用。通过法人们可以知道什么是国家赞成做的、应当做的；什么是国家反对的，不可以做的；可以知道国家的发展目标、价值取向。法的这种告示作用也可以说是法的意识形态的作用，通过这种对人们意识的影响而为法的指引作用提供必要前提。

2. 指引作用

法是通过规定人们在法律上的权利和义务以及违法承担的责任来调整人们的行为。这种调整其实就是法对人们指引作用的体现。法的指引作用主要有两种方式，第一种是确定的指引，就是通过规定一定的义务，要求人们作出或者不作出某种行为；第二种是不确定的指引，即通过授予法律上的权利，给人们创造选择的机会。法的这种指引是一种一般性的指引，要比其他的个别性调整更加具有稳定性和持续性。

3. 评价作用

法作为一种行为的标准，具有判断评价人们行为的作用。法不仅能够判断人们的行为是否合法，而且由于法是建立在道德理性的基础之上，所以也能够衡量和评价人们的行为是正确的善良的，还是错误的邪恶的。法通过这种评价影响人们的价值观念和是非标准，从而达到指引人们行为的作用。

4. 预测作用

预测作用是指通过法的规定，人们可以事先预测或者估计到人们之间的相互行为，特别是国家机关及其工作人员将如何对待人们的行为，进而根据这种预测安排自己的计划。在社会生活中每个人的行为都会对他人造成影响，同时别人的行为也都会影响每个人自己的行为。在这种复杂的社会生活中，如果没有一定的公认的法规，去安排自己的行为和计划，社会就会陷入一种混乱的情况之中。法的预测作用可以减少行动的偶然性，提高行动的实际效果。

5. 教育作用

法的教育作用表现为通过法的形式将国家或者社会的价值观念和价值标准凝结为一定的行为模式向人们灌输占统治地位的意识形态，使之内化在人们心中。同时可以通过法的实施对本人和一般人今后的行为发生影响，比如对违法行为的制裁不仅对违法者起到教育的作用，而且可以教育人们今后谁再做出类似行为也将受到同样的惩罚。

6. 强制作用

法的强制作用在于制裁违法行为，是其他作用的重要保障。通过制裁可以加强法的权威性，保护人们的正当权利，增强人们的安全感[61]。

二、法与道德的关系

道德是一种特殊的社会意识形态，属于上层建筑的范畴。它通过社会舆论、传统习俗和人们的内心信念来维系，是对人们的行为进行善恶评价的心理意识、原则规范和行为活动的总和。[62] 由于道德是以善与恶、正义与非正义、光荣与耻辱、公正与偏私等标准来评价人们的言行举止，故它和法律有着密切的联系。法律与道德的关系问题是法学理论的一个永恒的话题，二者有内在的必然联系，又有明显的区别。了解这个问题，对我们理解法的概念有助益，同时，对我们制定良好的、符合民心、民意的法律是必不可少的。

（一）法律与道德的关系

道德是人类社会特有的现象，经历了漫长的历史过程，而社会关系是其产生和发展的客观条件。道德是社会关系的产物，与他人无关的、孤立的、个人的行为，并不构成道德问题。只涉及个人、个人之间、家庭等的私人关系的道德，称私德；涉及社会公共部分的道德，称为社会公德。一个社会一般都有社会公认的道德规范。

人类的一切活动都是在社会中进行的，人类区别于动物的显著特点是他们的社会性，任何个人的生存和发展，总是以社会为前提。在社会生活中，由于生产和生活的需要，人与人之间形成了复杂的社会关系。每个社会成员的行为，都要对他人及社会产生这样或那样的影响，有些行为促进了社会的繁荣和发展，给他人带来了幸福和安宁，也有些行为引起了别人的痛苦和不宁，更有些行为甚至给整个社会造成了动荡和灾难。为了调整人与人之间的关系，使人们对自己的行为加以必要的约束，引导人的行为向着积极的方面发展，这就产生了对道德的需要。可见，道德不是天生的，人类的道德观念是受到后天一定的生产关系和社会舆论的影响而逐渐形成的。

道德是一种社会意识形态，不同的时代、不同的阶级有不同的道德观念，没有任何一种道德是永恒不变的。一个道德沦丧、缺失的国度，不可能有快速、持续、健康发展的经济，也不可能有社会的正常发展、基本社会秩序的存在。

道德的作用总结起来有以下几点：①道德对其赖以产生的经济基础的形成、巩固和发展具有促进作用；②道德是影响社会生产力发展的重要精神力量；③在阶级社会里，道德是进行阶级斗争的重要武器；④道德通过对其他社会意识形态和上层建筑的其他部分发生

---

⑥ 张文显. 法理学 [M]. 北京：高等教育出版社，2007：85.

⑥ 罗国杰等. 思想道德修养与法律基础 [M]. 北京：高等教育出版社. 2010：90.

影响，从而间接地为经济基础服务；⑤道德对社会稳定和人们日常生活及交往的正常进行具有重要的维护和保证作用。

1. 法与道德的联系

法与道德有着十分紧密的联系。这种联系首先表现为一种纵向的联系，所谓纵向的联系是指它们和其他社会关系之间的共同关系。法和道德都是由社会物质生活条件决定的，都是为经济基础服务的。同时也都受到一定阶级的政治和社会意识形态的直接影响，并为实现一定阶级的政治和社会意识形态服务。由此法与统治阶级的道德的总的联系决定它们的社会阶级本质和服务方向必然是共同的，因而他们的基本原则和主要内容必然是一致的。法与道德的联系还表现为一种横向的联系，也就是一种相互影响和相互作用的关系。主要体现在三个方面：①相互渗透。法贯穿着道德精神，它的许许多多的规范是根据道德原则或规范制定的。而道德的许多内容又是从法律当中汲取的。②相互制约。道德通过法的某些规定的公正性和公正程度的评价，促使法的修改、废立，使其符合统治阶级的利益，保持法的伦理方向。法则通过立法和司法，促使某些道德规范的完善和发展，制约不道德的行为不得越出法律许可的范围。如人人都应当见义勇为，但不能义愤杀人，公民在遭受到一定侵害的时候可以防卫但不得超过正当限度。③相互保障。既然法和道德在本质上是一致的，那么凡是法所禁止和制裁的行为，也是道德所禁止和谴责的行为；凡是法所鼓励和追求的行为，也是道德所鼓励和追求的行为。从实质上讲，凡是违法的行为，同时也是或者可能是违反道德的行为；凡是违反道德的行为，同时也是或者可能是违反法的要求的行为，尽管不一定必须直接追究违反者的法律责任。所以，法是道德的政治支柱，道德是法的精神支柱。

2. 法与道德的区别

法虽然与道德紧密联系，但毕竟是上层建筑中的不同部分，因此也存在着明显的区别。

（1）表现形式不同

法是以国家意志的形式表现出来，体现在国家立法机关制定的宪法、法律、法规、决议、条例、指示等规范性文件中。道德则是以社会意志的形式出现，有多种多样的表现形式，如医疗道德、政治道德、商业道德等等。

（2）违反的结果不同

违反法律将承担法律责任，受到法律明确规定的制裁。违反道德者通常受到社会舆论的轻蔑、批评与谴责。道德制裁是由社会实施的，而不需要像违反法律那样，经由特别程序，由特定机构实施。

（3）调节人们行为的方式不同

法是通过为人们确定在社会生活中的权利和义务，建立法律关系来调节人与人之间的关系的。而道德是通过指出人们在社会生活中的义务，在人们中间建立起以义务为纽带的道德关系而调整人们之间的关系。法律以权利为本位，而道德以义务为本位。

（4）调整对象不同

法调整的是人的外部行为。因为法的首要任务是建立一种外部秩序，故一般来说，只要合乎法律的要求，法律不必过问该行为是出自自觉、习惯或者盲目服从。法律并不追究人的内心想法。而道德则不同，它同时要求人们的外部行为和内部动机都符合道德准则。它给人们提出并要求解决的不仅是举止行动，还包括动机和世界观的问题，所以不仅要求行为结果的道德性，也要求行为动机的道德性。

（5）规范体系的结构不同

法律规范体系，从横向看由宪法、行政法、民商法、刑法、诉讼法等并列的法律部门构成。从纵向看是由具有不同效力的法律规范构成。而道德规范体系是由个别的道德规范直接组成，它没有类似法律制度的道德制度，其规范体系的严密程度均无法和法律相比。

（二）法律与道德的冲突及表现

从上文的分析中不难看出法与道德是一对具有紧密联系但同时又有巨大区别的社会规范，从理论的角度而言道德与法律具有必然的一致性，但这种一致性仅仅是一种价值观念或者伦理层面的一致性，但在现实操作中，在具体到某一个案的时候，道德与法律的联系性就会明显削弱，而二者之间的区别和冲突就会凸显出来，主要有以下这几种问题。

1."合法的不合理"

在当今社会生活中，符合法律规定却违背道德的事件层出不穷。例如曾在全国引起广泛关注的"见义不勇为"案件就极具代表性。詹赦傲与柳杰是同在四川的渔友，二人相约次日一起垂钓。第二天清晨詹一人先往崇州市南河大桥附近河堤钓鱼，不慎落水，随即开始挣扎呼救。尔后不久，柳也到达现场并听见詹的呼喊，然其并未上前营救抑或喊人救助，而是自己弃车逃离。后詹因救助不及时身亡。事后，詹的父母对柳提起诉讼，要求柳赔偿丧葬费、精神损失费共计 3 万元。四川崇州市法院对该起"见死不救"案作出一审判决，原告索赔 3 万元的诉讼请求被驳回，法院判决被告不承担民事责任，但对其"见义不勇为"的行为予以道德谴责。在这个事件中，法律与道德的冲突暴露无遗。从道德角度来看，柳的见死不救间接导致了詹的死亡，理应受到惩罚；然而，作为法律的判决又是公正的，因为我国现行法律并没有就"见死不救"的行为予以立法定罪，也没有明确出台相关的处罚规定。如此类似的事例还有很多，如婚外情、公交车上不给老弱者让座、超过诉讼时效不返还债务等行为，都体现出法与德冲突之所在。

2."合理的不合法"

安乐死的问题近几年一直被大家热议，凤凰网上载有这样一个事件"老汉用安眠药为瘫痪妻子实施安乐死获刑"。58 岁的何龙成与爱人徐桂琴感情一直甚好，后徐桂琴患类风湿病情加重，长期瘫痪在床，何一直在床边尽心照料，徐难忍病痛折磨，每天靠吃安眠药减轻病痛。其多次企图轻生都被丈夫劝阻。然而由于病情不断恶化，疼痛加剧，何于 2009 年 11 月 1 日下午答应妻子请求，给其喂下多片安眠药后离去。待何回家后，其妻已停止呼吸。随后，徐桂琴娘家人报警，"何龙成药杀妻子"一案移送检察机关审查起诉后，勉县褒城镇红星村村民联名上书请求对何龙成法外开恩。法院采信了检察机关的量刑建议，于2010年5月13日，一审判处何龙成有期徒刑三年。对于何龙成的遭遇，大多数人都表示极大的同情。由于他的出发点是为了消除妻子的痛苦，并且是符合妻子意愿的，因而在道德上是合理的。然而，据现行刑法解释，安乐死属故意杀人罪，因而其罪名成立，难逃法律的追究⑬。

第二节　医疗实践中常见的法律问题

一、侵害患者知情权行为

医疗工作中的侵权行为涉及告知、知情同意、保密等。随着社会的进步和医学的发展，新的医学模式已补充到医患双方关系中，尊重患者的知情权、隐私权、生命权已成为重要原则。患者对自己的疾病的病因、诊断方法、治疗原则以及可能的预后等有知情的权利。医护人员在为患者医疗过程中，将患者的一些隐私随意泄露给他人，则可能导致隐私权侵权。此外，在医疗过程中还应重视患者的主诉和对治疗及护理的合理建议，应尊重患者的人格尊严，如引起患者不满，这就侵犯了患者的生命权。

案例

A. 双方当事人

原告：张某。

被告：某医院。

B. 案情

张某起诉某医院称：1999年12月8日，被告医院在为原告行剖宫产手术时，在原告及家人不知情、未履行任何签字手续情况下擅自将原告的右侧卵巢切除，造成原告内分泌严重失调，给原告带来终身的精神痛苦，侵犯了原告的健康权，故要求：被告赔偿原告各种损失合计326758.91元，其中精神损失费30万元。

该医院辩称：医生为原告行剖宫产手术在进行常规探查盆腔时发现其右侧卵巢增大，仅有少许正常组织，临床诊断为"良性畸胎瘤"，有20%的恶变可能，进行手术切除是治疗该病的唯一方法，故行剖宫产手术的医生将原告右侧卵巢切除。经病检为"右侧卵巢囊性畸胎瘤"，我院对原告治疗是正确的。此前我院未通知原告及家属即实施手术，确有不妥之处，但我院实施的手术未对原告造成任何不良后果，相反减少了原告再次手术的痛苦，治

---

⑬ 黄璜. 潘丹丹：浅析当代法律与道德的冲突及融合［J］. 青春岁月，2011，（10）：230.

愈了原告的疾病，不存在侵犯原告健康权的问题，故不承担任何赔偿责任。

C. 审理结果

法院认为，原告于 1999 年 12 月 6 日住进被告医院妇产科，12 月 8 日，被告为原告行剖宫产手术时发现，原告右侧卵巢增大 9cm×6cm×4cm，临床诊断为"右侧卵巢畸胎瘤"，手术记录为："缝合子宫后探查盆腔，右侧卵巢增大 9cm×6cm×4cm，考虑剥离困难，实行右侧卵巢切除，送病理检查，确定为右侧卵巢良性囊性畸胎瘤"。1999 年 12 月 14 日，原告出院。本案在审理过程中，依原告申请，委托了北京市法庭科学技术鉴定研究所，对被告诊断的过失及原告的残疾程度进行鉴定，并对原告内分泌情况进行了检查。鉴定意见：原告右侧卵巢畸胎瘤的切除未履行术前相关手续，但手术选择及后果未造成不良损害，故不涉及残疾评定问题。

法院判决，在本案中被告医院的行为属于侵权行为。公民对自己的身体享有知情同意权，被告在未经原告及其家属同意的情况下，为其行右侧卵巢畸胎瘤切除术的行为，违反了《医疗机构管理条例》中的第 33 条关于医疗机构实行手术，特殊检查或者特殊治疗时，必须争得患者同意，并应取得其家属或者关系人同意并签字的规定，擅自为原告行右侧卵巢畸胎瘤切除术，其行为给原告造成精神痛苦，被告应酌情赔偿原告精神抚慰金，及相关的合理费用。

D. 适用法律

《中华人民共和国执业医师法》第 26 条：

医师应当如实向患者或者其家属介绍病情，但应注意避免对患者产生不利后果。医师进行实验性临床医疗，应当经医院批准并征得患者本人或者其家属同意。

《医疗机构管理条例》第 33 条：

医疗机构施行手术、特殊检查或者特殊治疗时，必须征得患者同意，并应当取得其家属或者关系人同意并签字；无法取得患者意见时，应当取得家属或者关系人同意并签字；无法取得患者意见又无家属或者关系人在场，或者遇到其他特殊情况时，经治医师应当提出医疗处置方案，在取得医疗机构负责人或者被授权负责人员的批准后实施。

二、医方过失行为

医疗工作如果不按行业的法律和法规执行，不严格执行各项操作规程及规章制度，致使因疏忽大意造成患者人身严重伤害者，将承担法律责任，如输错血、打错针、发错药或手术后将异物遗留在患者体腔内等所造成的纠纷，将可能承担法律责任。

案例

A. 双方当事人

原告：耿某某。

被告：北京某医院。

B. 案情

2002 年 11 月 12 日，耿某某到北京某医院就医住院，并做 leep 宫颈锥切加宫颈息肉切除术，术后制作了病灶标本。后医院将标本丢失，致耿某某无法知道其是否存在其他病状。耿为弄清其病情多次到其他医院就诊，被诊断为急性及慢性宫颈内膜炎。期间除就医、交通花费外，也因多次请病假导致工资收入减少，并由于不知自己病情的压力被诊断为抑郁状态。

耿某某于 2003 年 3 月起诉至法院，要求该医院赔偿其今后 5 年内的医疗检查费 1.5 万元，因医疗检查所造成的误工费 1 万元，精神抚慰金 2.5 万元并向其赔礼道歉。

C. 审理结果

法院经审理认为：该医院造成患者病灶标本丢失的医疗过错行为造成了耿某某应做的病理检查没有进行，使其对自己是否存在其他病状无从知晓。被告的行为侵害了原告的生命、健康的知情权；耿某某因不明病情经常焦虑、烦躁进而被诊断为抑郁症状，故医院的行为同时侵害了原告的精神健康权。同时，考虑到现有医学理论及原告的实际情况，确定病情监测 10 年的费用由双方当事人共同承担。故法院依据《中华人民共和国民法通则》第 106 条判决被告赔偿原告今后 5 年的病情监测费 5452 元、抑郁症治疗费 1500 元、误工工资及奖金 4460 元、交通费 600 元及精神损害抚慰金 5000 元，共计 17012 元。

D. 适用法律

《医院工作制度》第六项：

必须建立病案室，负责全院病案（门诊、住院）的收集、整理和保管工作；住院病案原则上应永久保存。

最高人民法院《关于确定民事侵权精神损害赔偿责任若干问题的解释》：

自然人因下列人格权利遭受非法侵害，向人民法院起诉请求赔偿精神损害的，人民法院应当依法予以受理：（一）生命权、健康权、身体权；（二）姓名权、肖像权、名誉权、荣誉权；（三）人格尊严权、人身自由权。违反社会公共利益、社会公德侵害他人隐私或者其他人格利益，受害人以侵权为由起诉请求赔偿精神损害的，人民法院应当依法予以受理㉔。

本案中涉及的问题如下：

第一，医院丢失病灶标本的行为侵害了患者一般人格权中的生命、健康知情权。身体权是指自然人对其肢体、器官和其他组织的支配权，健康权是指自然人以其器官乃至整体的功能利益为内容的人格权，二者密切相连，但前者保护的是肢体、器官和其他组织的完满，后者保护的是各个器官乃至整个身体的功能健全；生命权是指自然人以其性命维持和

㉔《医疗损害赔偿指导案例与审判依据》编写组. 医疗损害赔偿指导案例与审判依据 [M]. 北京：法律出版社，2009：5.

安全利益为内容的人格权。

第二，医院应对患者生命、健康知情权侵害所造成的后果承担相应赔偿责任。本案原告在自己的病灶标本被被告丢失后，为了解自己的病情先后到其他医院就诊，后被中国医学科学院肿瘤医院确诊为"急性及慢性宫颈和宫颈内膜炎"。据沈铿和郎景和主编的《妇科肿瘤面临的问题和挑战》一书第 37 页显示："宫颈癌前病变至发展成宫颈癌是一个较长时间的过程，大约是 10 年。"按照这一理论，从最坏的结果考虑，将原告病情的监测年限确定为 10 年为宜。但无论原告是否存在病情及病情如何，其根本原因在于原告身体自然发展所致，所以该 10 年病情监测的费用应由原被告双方共同承担。原告在诉讼请求中也要求被告承担 5 年的监测费用，故法院应予支持。

本案中医院丢失的病灶标本原是在耿某某体内由于其自身生理功能的发展而生出的息肉，在从患者身体上切除之前应是患者身体权支配范围内的肌体，基于患者的允诺，故医院的切除行为不构成对身体权的侵害。在息肉从身体上被切除后，由于其与身体的分离，性质即发生了变化，即此时该息肉已不是身体权支配范围内的肌体，而是耿某某所有权所支配的标本，耿某某对其可以合法的利用，包括将其用作病理分析的标本。对于该息肉而言，通过对其进行病理分析做出良性或恶性的判断，原告可以知晓自己的身体功能处于什么状态，是其生命和健康的信息载体。患者基于该息肉蕴涵有了解自己生命、健康的信息，并基于对医院拥有该信息的分析判断能力的信任，对医院作出允诺，允许医院将该息肉制作成病灶标本以便进行病理分析。由于该息肉被用为上述用途，其性质进一步发生变化，即此时被制作成标本的息肉既是耿某某所有权支配的标本，又是耿某某生命健康的信息载体，耿某某享有通过其了解自己生命健康的知情权，属于一般人格权。但由于医院对患者病灶标本保管过程中未尽到妥善保管义务，且在主观上存在疏忽大意，将患者病灶标本丢失，故其行为侵害了原告耿某某对自己生命、健康的知情权。

由于被告将原告宫颈锥切加宫颈息肉切除的病灶标本丢失后，不能进行病理学分析，无法确定原告宫颈是否发生癌变，致使原告处于癌变是否降临的恐惧之中，后被确诊为抑郁症。故被告丢失原告病灶标本的行为同时侵害了原告的精神健康权，应对原告造成的精神损害及治疗支出的费用承担赔偿责任。同时，被告应对原告在上述监测和治疗过程中所造成的误工费和交通费支出予以合理的承担。

三、医方不作为行为

关于不作为的问题。违法行为的表现形式是多种多样的，从违背法律的特征上加以概括，可分为作为和不作为两种基本形式。所谓作为是指行为人以积极的外部动作去实施某种法律所禁止的对社会具有危害性的行为。所谓不作为，是相对于作为而言的，是指行为人有义务实施并且能够实施某种行为，而消极地不去实施自己应当履行的义务的行为。由不作为的定义可知，确认不作为需具备两个条件：一个是行为人具有实施某种特定义务是不作为的前提。特定义务同一般的道德义务和社会义务不同，它是指法律要求的义务，即行为人在特定的社会关系范围内，处于特定的事实和条件下所产生的义务。具体到医务人员，其职务上或业务上要求他们以积极的行为履行救死扶伤的法律义务。另一个是行为人有履行特定义务的实际可能而不履行。行为人虽有某种特定义务，但由于某种原因不具备履行的实际可能，就不构成不作为。

案例

A. 双方当事人

原告：某甲。

被告：某乙和医院。

B. 案情

某甲站在马路的人行横道线上，等待横过马路，某乙驾驶小货车靠右路正常行驶，因是黄昏时分，光线暗淡，可见度很低，再加上某乙观察不够，右后视镜将准备过人行道的某甲刮倒在地，当时车速并不太快，某甲很快站立起来，某乙下车后感到对方面熟，均居住在一个街道，要求某甲到医院检查一下。某甲感到没有受到伤害，即离开事故现场步行回家。次日早晨，某甲出现呕吐、头晕症状，遂通知某乙，某乙立即将其送往附近的医院进行治疗，医院经初步诊断为脑出血，硬膜下血肿，海马沟回疝，口头要求患者住院手术，某甲自认为伤势不重，医院是小题大做，以单位事情多为由，不愿意住院手术治疗。医院未向患者作进一步的表示。在这一过程中，某乙办理交费等手续，不在现场。待某乙回到急诊室时，知道某甲不愿意接受手术治疗，无奈追随某甲回到家里。某甲称在家睡一觉就好了，结果一直处在半昏迷状态，至晚7时死亡。某甲妻以某乙和医院为共同被告，向人民法院提起诉讼，其理由是，某乙应承担交通事故的责任，医院应承担对患者抢救不利的不作为责任。

C. 审理结果

本案因果关系。所谓因果关系是指人们从经验中总结出来的前后两现象之间的联系，根据经验，如果前一现象的发生必然导致后一现象的发生，那么，我们就说这两个现象之间存在因果关系，其中前一现象是原因，而后一现象是结果。作为民事责任构成要件的因果关系的内涵，一般认为是指违法行为与损害结果之间的关系。具体分析某甲死亡的因果关系：

其一，某乙的违法行为与某甲颅脑损伤之间具有必然因果关系，其违法原因与损害后果之间的因果关系简单明了，容易把握。但要注意区分某乙驾车违章行为与某乙伤害和死亡的关系，不能因违章直接造成伤害而推论出必然造成某甲死亡。其二，某乙违法行为与某甲死亡之间是一种特殊的必然因果关系。所谓特殊的必然因果关系，是指某乙违法行为并不是一定要导致某甲死亡后果的发生，而是由于违法行为与死亡后果之间介入了其他因素，通过这些因素的作用造成了某甲死亡。从医学上讲，患者颅内出血，只要及时采取恰当的治疗方式，一般情况下不至于发生死亡后果。从案情看，某甲在被汽车刮倒的当时看不出受伤，伤情发作后去医院诊断为颅内出血，医生建议进行手术治疗。由于某甲不配合治疗，致使医院无法按其伤情应当采用的方式施治，才导致了某甲的死亡。其三，某甲拒绝治疗和医院无法抢救的行为相对于某甲死亡后果来说，也是一种特殊的必然因果关系。因为在已经诊断出颅内出血并告知患者应采取手术治疗措施后，某甲仍坚持离开医院，拒绝抢救，使医院无法进行治疗。医院能够抢救治疗而无法抢救治疗的行为也是某甲死亡的原因，它亦决定着某甲死亡后果的必然性。

综上分析，某甲死亡有多个原因，它是某乙的伤害行为；某甲自身拒绝治疗的行为；医院无法进行抢救的行为共同作用的结果。几个行为与死亡后果都存在因果关系。但从它们对死亡后果发生的作用大小看，某乙的行为无疑起了主导作用，是某甲死亡的主要原因；某甲自己拒绝治疗和医院无法进行抢救的行为只是某甲死亡的次要原因。

由于患者不配合治疗导致医院不作为，医院似乎并无过错。但事情并不这样简单。患者的医疗知识有限，相关信息不够丰富，对医疗方面的认识容易表面化，很难理解不利后果的危害程度，加上某甲脑部受到刺激，其正常的理解能力和判断能力受到影响，此时患者作出的决定，不能完全作为掌握医疗专业技术的医务人员的行为依据，况且患者既然来到医院，就是为了诊治伤病，只不过在医疗措施上没有形成共识。而且，某甲的关系人某乙回到急诊室后，医务人员并没有将某甲的病情、可能出现的医疗后果向他说明。作为医务人员，已经明知，脑疝的直接后果是死亡，在有办法和有能力阻止事态的发展情况下，放任某甲离开医院，是存在过错的。

D. 适用法律

《医师法》第3条：

医师应当具备良好的职业道德和医疗执业水平，发扬人道主义精神，履行防病治病、救死扶伤、保护人民健康的神圣职责。第24条进一步规定，对急危患者，医师应当采取紧急措施进行诊治；不得拒绝急救处置。

《医疗事故处理条例》第11条：

在医疗活动中，医疗机构及其医务人员应当将患者的病情、医疗措施、医疗风险等如实告知患者，及时解答其咨询。根据上述规定，在特殊情况下，即使患者不配合治疗或放弃治疗，仍然"不得拒绝急救处置"。

《医疗事故处理条例》第33条：

因患方原因延误诊疗导致不良后果的，不属于医疗事故。法律界认为，对本条不能作扩大解释。患方原因应理解为医方不知情或不能控制的原因，比如，患者不愿意服用某种药而拒绝服用，只有能证明医方不知情因而无法控制时，医方才能免责。本案中，医务人员口头告知患者将要采取手术治疗，在患者不配合治疗的情况下，没有通过关系人某乙采取进一步措施，诉讼中缺乏免除或减轻医疗责任的证据支持。

四、其他行为

医疗过程中出现的法律问题还有很多种类，如常常会有一些患者在特殊的心理状态支持下，在医院中做出自杀、自残或者斗殴致人伤害的行为，特别是精神患者，一旦发生意外后，患者及其家属则要求医院承担监护责任，对患者发生的不良后果给予赔偿；医务人员的服务态度生硬、冷淡，使患者及家属遭受许多不便，心理上增添许多烦恼；仪器设备突然出现意外情况，致患者损伤引起纠纷；以及患者自身突发的情况等。这些情况也时时刻刻考验着医务人员和医疗机构。

案例

A. 双方当事人

原告：费某某，男，出生于 1980 年 8 月 1 日。

被告：济南某医院。

B. 案情

经法院审理查明，2000 年 9 月 15 日，原告因患先天性尿道下裂入住被告处住院治疗，同月 21 日，被告为原告行阴茎伸直+膀胱黏膜代尿道+膀胱造瘘术，麻醉方法为腰麻+硬膜外麻醉手术，手术后，原告耻骨联合上 5cm 以下痛温觉及反射消失，肌力为 0。于同日 24：00 时，被告请麻醉科、神经内外科会诊，认为患者为截瘫症状，后原告截瘫平面平胸 5 公分。诉讼前经原、被告双方协商，共同委托山东省济南市中级人民法院法医技术鉴定中心进行鉴定，鉴定被告医院在治疗过程中是否存在过失，患者病情是否与医院治疗不当有关。2001 年 12 月 21 日，该鉴定中心出具伤情分析意见书，分析意见为：被鉴定人于医院手术后致完全性截瘫，综合病历资料记载结合专家会诊意见，认为其截瘫原因为麻醉药（布比卡因）的毒性反应所致。一般表现为在患者本身具有特异性的基础上因麻醉药而促发的截瘫。该药毒性反应的发生十分罕见，国内外仅报道过数十例，通过常规的检测（如药敏皮试等）不能预知。诉讼中，原告对该鉴定不服提出异议，经其申请，法院委托山东省高级人民法院技术室对该鉴定意见进行了重新鉴定，后该中心做出鉴定意见书，该鉴定意见为：原告截瘫可能与被鉴定人的特异体质和麻醉药的毒性反应有关。

C. 审理结果

法院认为，原告在手术后，导致高位截瘫，经山东省高级人民法院法医鉴定结论认为，原告截瘫的出现可能与原告的特异体质和麻醉药物的毒性反应有关。因该案为医患纠纷，根据最高人民法院《关于民事诉讼证据的若干规定》第四条的规定，即因医疗行为引起的侵权诉讼，由医疗机构就医疗行为与损害结果之间不存在因果关系及不存在医疗过错承担举证责任。作为医疗机构，被告应该就自己的医疗行为的诸过程或环节与原告之损害事实无因果关系，承担举证责任，而在鉴定结论中，对于原告截瘫的原因载明系"可能"与原告的特异体质和麻醉药的毒性反应有关，被告对该可能并未举证证明其术前对此予以充分注意、检查及预防，因此可以认定原告的截瘫与被告在医疗行为中的过失有关，不能排除被告的医疗行为含有过失之责，因此，应认定被告对此负有相应的民事责任。被告应对原告在医疗过程中发生的损害承担主要赔偿责任，法院判决，被告赔偿原告各项款项共计463239.41元，被告已支付237191.16元，余款226048.25元，被告济南某医院于本判决生效之日起10日内履行。

上述案例，法院认为原告手术后的截瘫，经过两级法院的鉴定部门进行鉴定，虽不能认定被告的医疗行为与原告的伤残有直接的因果关系，但依据最高人民法院《关于民事证据的若干规定》，因被告不能举证证明其医疗行为与原告的伤残无因果关系，不能排除按一般人认为在同样情况下发生同样结果的可能性，法院据此认定被告的医疗行为与原告的伤残之间具有相当因果关系，并判令被告赔偿原告的经济损失。

D. 适用法律

本案处理的主要难点也是当事人争议最大的问题是，原告的致残是否与被告的医疗行为有因果关系，被告的医疗行为有无过失。

《关于民事诉讼证据的若干规定》：

根据最高人民法院《关于民事诉讼证据的若干规定》规定，因医疗行为引起的侵权诉讼，由医疗机构就医疗行为与损害结果之间不存在因果关系及不存在医疗过错承担举证责任。根据此规定，对于出现对患者不利的医疗后果，如果根据表面证据或一般经验，能够初步推断医疗机构有过错，因果关系存在，此时医疗机构就有法定的举证责任，若医疗机构不能举证或不能及时举证证明其医疗行为与患者的损害无因果关系或其医疗行为无过错，则可以推定医疗机构的医疗行为有过错和存在因果关系[65]。

第三节　医德对医疗法律的弥补作用
——以英国医疗总会《寻求患者同意的道德考量指南》为例

一、法律在患者知情同意权上的尴尬

正如上文所述，在当今医疗实践中侵犯患者知情同意权是引发医疗纠纷的一个重要的原因。

首先，随着医疗法律制度的不断完善以及以人为本思想在立法当中的深化体现，对于

---

[65] 车言江. 医患纠纷若干法律问题的研究 [D]. 山东：山东大学法学院，2003.

患者的知情同意权的保护程度进一步增强。法律开始重视患者的各种权利，这种权利本位的立法表现对于医疗事件产生了深刻的影响，其中一个重要影响就是以往的许多诊疗手段和医疗程序与现行的法律产生了冲突，这种冲突的一个重要原因就在于立法与既定操作在患者知情同意权保护方面的矛盾。这种矛盾主要体现为以患者权利为本位的医疗立法与传统的医生家长模式下的诊疗操作规范的矛盾。这种矛盾的体现就是大量的侵犯患者知情同意权的纠纷的产生。

其次，随着患者权利意识的不断觉醒，越来越多的患者会注意自身在医疗过程中权利的保护，这种权利意识就会和现实中一些医疗实践产生冲突，而引发医疗纠纷。

再次，法律作为一种具有一般性稳定性的社会调整规范，在面对医疗实践中纷繁复杂的操作往往显得力不从心，这就直接导致了在具体医疗案件中缺乏明确的指引规范，导致医生没有现实的行为样本来指导医疗实践，加剧了医疗纠纷的出现。

对于患者知情同意权的保护和医生如何保护患者知情同意权、如何在医疗实践中在完成医疗行为的同时却不侵犯患者知情同意权就成为一个重要的问题。这一问题的解决是无法仅仅依靠法律实现的，医德在这一问题的妥善解决上扮演了很重要的角色。

二、医德可以弥补法律在患者知情同意权上的不足

以英国为例，英国医疗总会早在 1998 年就专门制定了《寻求患者同意的道德考量指南》来弥补法律在这方面的不足。该指南主要包括以下内容：何为患者对治疗和检查的知情同意、如何向患者提供足够的信息（包括如何回答患者的问题以及医生可以保留何种信息）、如何向患者说明相关信息、如何确保患者的自愿同意、紧急情况下信息的提供界限、如何考量不同患者的行为能力（如精神病患者、儿童等）、最佳利益原则的内容和操作、同意的具体形式等等几个方面。这一指南在很大程度上弥补了法律的不足，对于医生的现实操作具有重要的现实意义，也在很大程度上使患者的知情同意权得到了保护。

所以从英国医疗总会这一道德指南就可以看出医德对于医疗法律的作用是不可或缺的，医德在很大程度上弥补了法律的不足，具体包括以下几个方面：

（一）法律仅仅是一种社会调整方法，并不是唯一的社会调整方法

在现代社会中，特别是在医疗实践中，各种问题是非常复杂的，在这种情况下，单靠法律是无法很好地对其加以调整的，因此，在医疗实践中医德这一另外的社会调整规范就应当发挥其应有的作用，应当重视医德的调整作用，只有将法律和道德共同结合在一起才能妥善应对医疗实践中纷繁复杂的问题。

（二）法律并不能很好的干预解决所有的社会问题

法律通常只能调整人的外部行为，而很难控制人的内心想法和动机。而对于医疗实践而言，医生的道德素养和品行操守又是一个很重要的问题，对于医患双方而言，由于专业知识与信息方面的不平衡使得患者总是处于劣势的一方，这就要求医生本身具有良好的职

业素养，而对于这种人内心世界的调整，法律就会显得力不从心。因此医德应当承担重要的作用，不仅规范医生的外部行为，更重要的是对医生的内在想法进行调整，使医生从内心上建立一种良好的职业伦理。

（三）法律具有保守性和僵化性

这种保守性和僵化性主要体现为法必须保持一定的稳定性，而不能朝令夕改。为了保证法的这种稳定性要求我们不能频繁的修改法律，否则一旦丧失了稳定性，法就无法称之为法。但这种对稳定的保护在面对日新月异的社会实践时必然会体现为保守性和僵化性。特别是面对发展迅猛的医疗领域，每一天都会出现新的技术新的问题，法律的保守性和僵化性就更加凸显出来，很多法律并不适用于现今的医疗实践，出现了滞后的现象。这时医德的作用就应当充分显示出来，与法律相比道德规范具有其天然的灵活性优势，道德规范可以随着现实的变化而在其道德准则的范围内适时地进行变化，所以在医疗领域中，医德可以很好地发挥这一优势，弥补法律的不足。

（四）法律运作的成本巨大

法是一种成本高昂的社会控制方法，法的运作需要立法成本、行政执法成本以及诉讼成本等。案件越复杂，所需的成本就越高。所以在处理医疗实践中的问题时如果仅仅依靠法律就会耗费高额的成本。以患者知情同意权为例，如果仅仅依靠法律，那么就意味着必须通过立法的形式明确患者的权利和医生在诊疗操作中应尽的义务，而这意味着对现行法律的修改，这无疑会耗费巨大的成本。若重视并充分发挥医德的作用就可以节省这一成本。其原因在于道德规范的制定和实施并不会像法律规范的实施那样耗费巨大的成本，所以从社会成本节约的角度考虑，医德也是不可或缺的。

（五）法律的充分发挥需要一系列的社会条件

比如良好的法律体制、高素质的法律职业人群、良好的法律文化氛围以及良好的物质条件等。这一系列的要求在现实生活中，特别是在医疗法律问题的解决中往往并不能具备，也正因如此，许多医疗纠纷并没有通过法律的渠道得到妥善的解决。在这种情况下，医德的作用就不可或缺，道德作用的发挥与法律相比并不要求过多的物质条件，其原因在于道德主要依靠人的内心和社会评价发挥作用，所以医德在医疗领域中往往可以发挥比法律更好地调整效果。

总之，在医疗实践中仅仅依靠法律是不可取的，因为法律本身就具有很多天然的缺陷，法律并不是万能的。因此我们应当重视医德的作用，充分发挥医德的作用，将其与法律相结合，这样才能够更加妥善高效的对医疗领域进行调整。

第四节　与医德相关的法律法规

一、临床医务人员职业法规

（一）《医务人员医德规范及实施办法》

为加强卫生系统社会主义精神文明建设，提高医务人员的职业道德素质，改善和提高医疗服务质量，全心全意为人民服务，特制定医德规范及实施办法。该办法由卫生部于1988年12月15日颁布并实施。2010年，按照国务院要求，卫生部全面清理了部门规章，并于12月发布卫生部78号令，宣布《医务人员医德规范及实施办法》在内的48件规章废止或失效。《规范》虽然被废止，但其中的主要内容在当前医疗卫生服务中还是有很重要的意义的，所以本书也予以收录。

（二）《中华人民共和国执业医师法》

执业医师指依法取得执业医师资格或者执业助理医师资格，经注册取得医师执业证书，在医疗、预防、保健机构中从事相应医疗、预防、保健业务的专业技术人员。《执业医师法》中所称的医师，包括执业医师和执业助理医师。执业医师法是为了加强医师队伍的建设，提高医师的职业道德和业务素质，保障医师的合法权益，保护人民健康，制定的法规。《中华人民共和国执业医师法》由中华人民共和国第九届全国人民代表大会常务委员会第三次会议于1998年6月26日通过，自1999年5月1日起施行。

（三）《护理条例》

护理是一项涉及维护和促进人的健康的医疗活动，具有专业性、服务性的特点。随着我国医疗卫生事业的发展，护理事业发展比较迅速。护理工作为维护和促进人民群众的健康发挥了积极作用。2008年1月23日国务院第206次常务会议通过了《护士条例》，该条例将于2008年5月12日起施行。《护士条例》对护士的权利与义务、护士执业规则、医疗卫生机构职责与法律责任等都做了明确规定。该条例的出台对维护护士合法权益、规范护理行为、保障医疗卫生事业健康持续发展具有重大意义。

二、药品管理法规

（一）《药品管理法》

为加强药品监督管理，保证药品质量，保障人体用药安全，维护人民身体健康和用药的合法权益，特制定《中华人民共和国药品管理法》。该法已由中华人民共和国第九届全国人民代表大会常务委员会第二十次会议于2001年2月28日修订通过，自2001年12月1日起施行。

（二）与药品相关的其他法律制度

1.《药品经营质量管理规范（GSP）及实施细则》

由国家药品监督管理局于 2000 年 11 月 16 日发布并实施。

2.《处方药与非处方药流通管理办法》

为了推进处方药与非处方药流通分类管理工作的进程，加强对处方药、非处方药的流通管理，保证人民用药安全、有效、方便、及时，国家药监局依据《中共中央、国务院关于卫生改革与发展的决定》和《处方药与非处方药分类管理办法》（试行），制定了《处方药与非处方药流通管理暂行规定》（以下简称《规定》），并于 1999 年 12 月 17 日经国家药品监督管理局局务会讨论通过。

3.《进口药品管理办法》

为规范药品进口备案、报关和口岸检验工作，保证进口药品的质量，根据《中华人民共和国药品管理法》、《中华人民共和国海关法》、《中华人民共和国药品管理法实施条例》及相关法律法规的规定，制定《进口药品管理办法》。该办法《药品进口管理办法》经过国家食品药品监督管理局、中华人民共和国海关总署审议通过，予以发布，自 2004 年 1 月 1 日起实施。

4.《药品说明书和标签管理规定（24 号令）》

为规范药品说明书和标签的管理，根据《中华人民共和国药品管理法》和《中华人民共和国药品管理法实施条例》制定《药品说明书和标签管理规定（24 号令）》。该规定于 2006 年 3 月 10 日经国家食品药品监督管理局局务会审议通过，自 2006 年 6 月 1 日起施行。

三、传染病防治法

《中华人民共和国传染病防治法》已由中华人民共和国第十届全国人民代表大会常务委员会第十一次会议于 2004 年 8 月 28 日修订通过，自 2004 年 12 月 1 日起施行。为了预防、控制和消除传染病的发生与流行，保障人体健康和公共卫生，制定本法。国家对传染病防治实行预防为主的方针，防治结合、分类管理、依靠科学、依靠群众。

四、突发公共卫生事件应急制度

为了有效预防、及时控制和消除突发公共卫生事件的危害，保障公众身体健康与生命安全，维护正常的社会秩序，特制定《突发公共卫生事件应急条例》。本条例经 2003 年 5 月 7 日国务院第 7 次常务会议通过。

五、医疗事故处理法律制度

为了正确处理医疗事故，保护患者和医疗机构及其医务人员的合法权益，维护医疗秩序，保障医疗安全，促进医学科学的发展，制定《医疗事故处理条例》。该条例已经 2002 年 2 月 20 日国务院第 55 次常务会议通过，予以公布，自 2002 年 9 月 1 日起施行。

六、血液管理法律制度

为保证医疗临床用血需要和安全，保障献血者和用血者身体健康，发扬人道主义精神，促进社会主义物质文明和精神文明建设，制定《中华人民共和国献血法》。该法已由中华人民共和国第八届全国人民代表大会常务委员会第二十九次会议于 1997 年 12 月 29 日通过，予以公布，自 1998 年 10 月 1 日起施行。

七、职业病的相关法律制度

为了预防、控制和消除职业病危害，防治职业病，保护劳动者健康及其相关权益，促进经济发展，根据宪法，制定《中华人民共和国职业病防治法》。该法于 2001 年 10 月 27 日经第九届全国人民代表大会常务委员会第二十四次会议通过，自 2002 年 5 月 1 日起施行。

案例与思考

案例

11 月 13 日，81 岁女性患者丘某，因反复"左侧腹痛 1 月余，加重 1 周"入住某医院。同年 11 月 28 日，行左锁骨上淋巴结活检提示：弥漫大 B 细胞性淋巴瘤，高度恶性。后患者病情逐渐加重，出现消化道出血、肺部感染，予对症、支持治疗。同年 12 月 30 日，患者出现双下肢水肿、少尿等肾功能衰竭症状。同年 12 月 31 日下午 2 时 30 分，值班护士错将"铃兰欣"当作"新福欣"加入患者的补液中，约 20 分钟后被家属发现而报告护士撤换药物。次年 1 月 2 日，患者呈浅昏迷状态，1 月 3 日呈深昏迷状态，1 月 5 日凌晨 4 时 20 分，被宣告临床死亡。

死亡诊断为弥漫性大 B 细胞性恶性淋巴瘤，并伴粘连性肠梗阻、多脏器衰竭。患者死亡当日，患者家属对患者的死因有异议，但不同意进行尸体解剖，在病历中注明对 12 月 31 日用错药物事故保留追究权利。随后，原告要求某医院作出解释和赔偿，某医院书面答复，对吊错针引起家属的不安表示了歉意，同时认为本事件不构成医疗事故。

原告起诉称：12 月 28 日，医生查房时告知丘某病情稳定，但于同月 29、30 日下午滴注丁胺卡那霉素后即全身水肿、尿量减少、听力减退。同月 31 日下午，护士竟然将相邻病床使用的药物"铃兰欣"滴注在丘某身上，造成丘某病情急剧恶化，经抢救无效，于次年 1 月 5 日死亡。在医院门诊病历、住院病案首页、住院病历、护理记录上均显示患者有"青霉素过敏"，"铃兰欣"是"青霉素过敏"患者禁用的药物。请求医院赔偿 172157.83 元。

讨论与思考

请问您如何看待此种情况？

讨论与思考要点

分析意见：违反卫生部制定的《医院工作制度》第二十八条第一款第二项规定，错将"铃兰欣"当作"新福欣"加入患者的补液中，而且在病历中未做如实记录。患者出现肾功能损害是恶性淋巴瘤的自然发展结果，与使用"丁胺卡那霉素"无关（"丁卡"每天超过 1.5g，疗程超过 10 天者，易引起肾功能损害）。患者被错用"铃兰欣"后并未出现过敏反应的症状与体征。医方过失与患者的死亡无因果关系。

本案争议的焦点：医院对丘某使用药物方面是否存在医疗过错。如果有医疗过错，是否对丘某产生了损害结果。

法院认为：在使用"丁胺卡那霉素"方面，违反诊疗常规，未尽必要、谨慎的注意义务，客观上可能加重肾功能损害。将"铃兰欣"当作"新福欣"输入：违反《医院工作制度》，客观上可能加速病情恶化程度。丘某为高龄恶性肿瘤晚期患者，其自身疾病的自然转归是其死亡的主要因素，医院的医疗过失为丘某死亡的次要因素。

法院判决：医院承担因其医疗过失致丘某的病情加重而产生或扩大的医疗费损失、陪护费损失和丧葬费损失的 30%。赔偿相应程度的精神损害抚慰金。上述费用合计20973.6 元。

思考题

1. 法与道德的关系怎样？
2. 举例说明医疗实践中常见的法律问题有哪些？
3. 如何理解医德对医疗法律的弥补作用？
4. 与医德相关的主要法律法规有哪些？

附录 1　医德相关誓言宣言

> 《希波克拉底誓言》
> 《迈蒙尼提斯祷文》
> 《医德十二篇》
> 《纽伦堡法典》
> 《赫尔辛基宣言》
> 《夏威夷宣言》

《希波克拉底誓言》

我对着医神阿波罗、阿斯克来皮亚斯健康之神、一切治疗之神以及所有的神明和女神宣誓：按照我的才能和决心，我必遵守这一誓言和规约——敬爱我的业师如同亲生父母一样，同他们共享我的所有，救济他们的穷困，照料他们的后代如同我的兄弟。如果他们要向我学习医术，我不索报酬，不讲条件，传授给他们；我采用训导，讲解和其他各种方式，传授技艺给我的和业师们的儿子，并按照医学法规及某种师徒公约来约束弟子们，其他人概不传授。我按照我的才能和决心，遵守被认为对患者有益的生活规范，严禁对患者的一切毒害和妄为。我不给毒药于要求我给的任何人，也不作任何这类建议；同样也不给妇女堕胎的药剂；我胸怀纯洁和圣洁地度日和操业。我不作结石手术，让操此业者做。不论进任何人家，我皆维护患者的利益，戒绝随心所欲的行为和贿赂；我断然拒绝从男方或女方、自由民和奴隶那里来的诱惑。不管与我的职业有无关系，凡是我所耳闻目睹的关于人们的私生活，我决不到处张扬，我决不泄露作为应该守密的一切细节。当我继续信守这一不可亵渎的誓言时，我将永远得到生活、技艺的欢乐和所有人们的敬仰。若我一旦践踏和背离这一誓言，我的命运必将沉沦！（本文译自 The Genuine Works of Hippocrates，1939，转自郭成圩：中华医史杂志 1981 年。）

《迈蒙尼提斯祷文》

迈蒙尼提斯（Maimonides，公元 1135 年 ~ 1204 年）中世纪犹太哲学家、医生、神学家，生于西班牙，后在埃及任萨拉丁的衔医，长期从事哲学研究行医，他写的祷文也是带有中世纪的时代印迹，但它爱医术、爱患者的精神，仍为今人所赞誉。迈蒙尼提斯祷之全文如下：

永生之上天既命予善顾世人之生命之康健，惟愿预予护医道之心策予前进，无时或已，毋令贪欲、吝念、虚荣，名利侵扰予怀，盖此种种胥属真理与慈善之敌，足以使予受其诱惑而忘却为人类谋幸福之高尚目标。

愿吾视患者如受难之同胞。

愿天赐予以精力、时间与机会，俾得学业日，见闻日广，盖知也无涯，涓涓日积，方成江河。且世间医术日新，觉今是而昨非，至明日又悟今日之非矣。

神乎，汝既命予善视世人之生死，则予谨以此身许职。予今为予之职业祷告上天：

事功艰且巨，愿神全我功。若无神佑助，人力每有穷。

启我爱医术，复爱世间人。存心好名利，真理日沉沦。

愿绝名利心，服务一念诚。神清求体健，尽力医患者。

无分爱与憎，不问富与贫。凡诸疾病者，一视如同仁。

《医德十二箴》

胡佛兰德的《医德十二箴》（Hufeland's Twelve Advice on Medical Morality）。

1. 医生活着不是为了自己，而是为了别人，这是职业的性质所决定的。不要追求名誉和个人利益，而要用忘我的工作来救活别人，救死扶伤，治病救人，不应怀有别的个人目的。

2. 在患者面前，该考虑的仅仅是他的病情，而不是患者的地位和钱财。应该掂量一下有钱人的一撮金钱和穷人感激的泪水，你要的是哪一个？

3. 在医疗实践中，应当时刻记住患者是你服务的靶子，并不是你所摆弄的弓和箭，绝不能去玩弄他们。思想里不要有偏见，医疗中切勿用狭隘的眼光去考虑问题。

4. 把你那博学和时兴的东西搁在一边。学习如何通过你的言语和行动来赢得患者的信任。而这些并不是表面的、偶然的或是虚伪的。切不可口若悬河、故弄玄虚。

5. 在晚上应当想一想白天所发生的一切事情，把你一天中所得的经验和观察到的东西记录下来，这样做有利于患者，有益于社会。

6. 一次慎重仔细的检查与查房，比频繁而又粗疏的临床检查好得多。不要怕降低你的威信而拒绝患者经常的邀请。

7. 即使病入膏肓、无药救治时，你还应该维持他的生命，为解除当时的痛苦来尽你的义务。如果放弃，就意味着不人道。当你不能救他时，也应该去安慰他，要争取延长他的生命，哪怕是很短的时间。这是作为一个医生的应有表现。不要告诉患者的病情已处于无望的情况。要通过你谨慎的言语和态度，来避免他对真实病情的猜测。

8. 应尽可能地减少患者的医疗费用。当你挽救他的生命而又拿走了他维持生活的费用，那有什么意义呢？

9. 医生需要获得公众的好评。无论你有多大学问，多光彩的行为，除非你得到人民的信任，否则不能获得大众有利的好评。你必须了解人们的心理状态，一个对生命感到兴趣的你，就应当听取那朴质的真理，就应当承认丢面子的过失，这需要高贵的品质和善良的性格。避免闲扯，沉默更为好些。不需再告诉你了，你应该去反对热衷于赌博、酗酒、纵欲和为名誉而焦虑。

10. 尊重和爱护你的同行。如不可能，最低限度也应该忍让。不要谈论别人，宣扬别人的不足是聪明人的耻辱。只言片语地谈论别人的缺点和小小过失，可能使别人的名誉造成永久损害，应当考虑到这种后果。每个医生在医疗上都有他自己的特点和方法，不宜去作轻率的判断。要尊重比你年长的医生和爱护比你年轻的医生，更发扬他们的长处。当你还没有看过这个患者，你应当拒绝评论他们所采取的治疗。

11. 一次会诊不要请很多人，最多三名。要选合适的人参加。讨论中应该考虑的是患者的安全，不必作其他的争论。

12. 当一个患者离开他的经治医生和你商量时，你不要欺瞒他。应叫他听原来医生的话，只有发现那医生违背原则并确信在某方面的治疗有错误时，再去评论他，这才是公平的，特别在涉及对他的行为和素质的评论时更应如此。

《纽伦堡法典》

第二次世界大战以后，在德国纽伦堡组织了国际军事法庭审判纳粹战犯，《纽伦堡法典》是 1946 年审判纳粹战争罪犯的纽伦堡军事法庭决议的一部分，它牵涉到人体试验的十点声明，其基本原则有二，一是必须有利于社会，二是应该符合伦理道德和法律观点，因而又称为《组伦堡十项道德准则》。此文件的精神在某种程度上被 1964 年第十三届世界医学会通过的《赫尔辛基宣言》所接受，成为人体试验的指导方针。《纽伦堡法典》的全文如下：

1. 受试者的自愿同意绝对必要：这意味着接受试验的人有同意的合法权力；应处于有选择自由的地位，不受任何势力的干涉、欺瞒、蒙蔽、挟持、哄骗或者其他某种隐蔽形式的压制或强迫；对于实验的项目有充分的知识和理解，足以作出肯定决定之前，必须让他知道实验的性质、期限和目的；实验方法及采取的手段；可以预料得到的不便和危险，对其健康或可能参与实验的人的影响。确保同意的质量的义务和责任，落在每个发起、指导和从事这个实验的个人身上。这只是一种个人的义务和责任，并不是代表别人，自己却可以逍遥法外。

2. 实验应该收到对社会有利的富有成效的结果，用其他研究方法或手段是无法达到的，在性质上不是轻率和不必要的。

3. 实验应该立足于动物实验取得结果，对疾病的自然历史和别的问题有所了解的基础上，经过研究，参加实验的结果将证实原来的实验是正确的。

4. 实验进行必须力求避免在肉体上和精神上的痛苦和创伤。

5. 事先就有理由相信会发生死亡或残疾的实验一律不得进行，除了实验的医生自己也成为受试者的实验不在此限。

6. 实验的危险性，不能超过实验所解决问题的人道主义的重要性。

7. 必须作好充分准备和有足够能力保护受试者排除那怕是微之又微的创伤、残疾和死亡的可能性。

8. 实验只能由科学上合格的人进行。进行实验的人员，在实验的每一阶段都需要有极高的技术和管理。

9. 当受试者在实验过程中，已经到达这样的肉体与精神状态，即继续进行已经不可能的时候，完全有停止实验的自由。

10. 在实验过程中，主持实验的科学工作者，如果他有充分理由相信即使操作是诚心诚意的，技术也是高超的，判断是审慎的，但是实验继续进行，受试者照样还要出现创伤、残疾和死亡的时候，必须随时中断实验。

［何兆雄译自 Rerch，W. T. （ed.）. Encyclopedia of Bioethics. New York：The Free Press，1978：1764-1765. 转自张鸿铸，何兆雄，迟连庄. 中外医德规范通览 ［M］. 天津：天津古籍出版社，2000：1048-1049］

《赫尔辛基宣言》

［2008 年修订版］

赫尔辛基宣言在第 18 届世界医学协会联合大会（赫尔辛基，芬兰，1964 年 6 月）采用，并在下列联合大会中进行了修订：

- 第 29 届世界医学协会联合大会，东京，日本，1975 年 10 月
- 第 35 届世界医学协会联合大会，威尼斯，意大利，1983 年 10 月
- 第 41 届世界医学协会联合大会，香港，中国，1989 年 9 月

- 第 48 届世界医学协会联合大会，西索莫塞特（Somerset West），南非，1996 年 10 月
- 第 52 届世界医学协会联合大会，爱丁堡，苏格兰，2000 年 10 月
- 第 53 届世界医学协会联合大会，华盛顿，美国，2002 年
- 第 55 届世界医学协会联合大会，东京，日本，2004 年
- 第 59 届世界医学协会联合大会，首尔，韩国，2008 年 10 月

A. 前言

1. 世界医学会（WMA）制定《赫尔辛基宣言》，是作为关于涉及人类受试者的医学研究，包括对可确定的人体材料和数据的研究，有关伦理原则的一项声明。

《宣言》应整体阅读，其每一段落应在顾及所有其他相关段落到情况下方可运用。

2. 尽管《宣言》主要针对医生，世界医学会鼓励涉及人类受试者的医学研究的其他参与者接受这些原则。

3. 促进和保护患者的健康，包括那些参与医学研究的患者，是医生的责任。医生的知识和良心奉献于实现这一责任。

4. 世界医学会的《日内瓦宣言》用下列词语约束医生，"我患者的健康为我最首先要考虑的，"《国际医学伦理标准》宣告，"医生在提供医护时应从患者的最佳利益出发。"

5. 医学进步是以最终必须包括涉及人类受试者的研究为基础的。应为那些在医学研究没有涉及的人口提供机会，使他们参与到研究之中。

6. 在涉及人类受试者的医学研究中，个体研究受试者的福祉必须高于所有其他利益。

7. 涉及人类受试者的医学研究的基本目的，是了解疾病起因、发展和影响，并改进预防、诊断和治疗干预措施（方法、操作和治疗）。即使对当前最佳干预措施也必须不断通过研究，对其安全、效力、功效、可及性和质量给予评估。

8. 在医学实践和医学研究中，大多干预措施具有危险，会造成负担。

9. 医学研究要符合促进尊重所有人类受试者、保护他们健康和权利的伦理标准。一些研究涉及的人口尤其脆弱，需要特别保护。这包括那些自己不能给予或拒绝同意意见的人口和那些有可能被强迫或受到不正当影响的人口。

10. 医生在开展涉及人类受试者的研究时应不仅考虑本国的伦理的、法律的和规定的规范和标准，也要考虑适用的国际规范和标准。国家的伦理的、法律的和规定的要求不应减少或排除本《宣言》制定的对研究受试者的任何保护条款。

B. 所有医学研究适用的原则

11. 参与医学研究的医生有责任保护研究受试者的生命、健康、尊严、公正、自我决定的权利、隐私和个人信息的保密。

12. 涉及人类受试者的医学研究应符合普遍认可的科学原则，以对科学文献、其他适宜信息、足够实验信息和适宜动物试验信息的充分了解为基础。试验用动物的福利应给予尊重。

13. 开展有可能损害环境的试验时应适当谨慎。

14. 每个涉及人类受试者的研究项目的设计和操作，应在研究规程中有明确的描述。研究规程应包括一项关于伦理考虑的表达，应表明本《宣言》中原则是如何得到体现的。研究规程应包括有关资金来源、赞助者、组织隶属单位、其他潜在利益冲突、对研究受试者的激励措施，以及参与研究造成伤害的治疗和/或补偿条款等。研究规程应描述研究项目结束后研究受试者可以得到有利于研究受试者的干预措施安排，或可以得到其他适宜医护或好处的安排。

15. 在研究开始前，研究规程必须提交给研究伦理委员会，供其考虑、评论、指导和同意。该委员会必须独立于研究人员、赞助者和任何不正当影响之外。该委员会必须考虑到研究项目开展国家或各国的法律和规定，以及适用的国际规范和标准，但是这些决不允许减少或消除本《宣言》为研究受试者制定的保护条款。该委员会必须有权监督研究的开展。研究人员必须向该委员会提供监督的信息，特别是关于严重负面事件的信息。未经该委员会的考虑和批准，不可对研究规程进行修改。

16. 涉及人类受试者的医学研究必须仅限受过适当科学培训和具备资格的人员来开展。对患者或健康志愿者的研究要求由一名胜任的、符合资格的医生负责监督管理。保护研究受试者的责任必须总是属于这名医生或其他卫生保健专业人员，决不能属于研究受试者，即使他们同意。

17. 涉及弱势或脆弱人口或社区的医学研究，只有在研究是有天这类人口或社区的健康需要、是他们的优先项目时，以及有理由相信这类人口或社区可能从该研究结果中获得益处时，方可开展。

18. 每个涉及人类受试者的医学研究项目在开展前，必须对其可预见的对参与研究的个人和社区造成的危险和负担，做出谨慎的评估，与可预见的对他们或其他受研究影响的个人或社区的好处进行对比。

19. 每次临床试验在征用第一个研究对象前，必须在公众可及的数据库登记。

20. 医生不可参与涉及人类受试者的医学研究，除非他们有信心相信对可能造成的危险已做过足够的评估，并可以得到令人满意的管理。当医生发现一项研究的危险会大于潜在益处，或当已得到研究的正面和有益结论性证明后，必须立即停止该项研究。

21. 涉及人类受试者的医学研究仅可以在目的重要性高于对研究受试者的内在危险和负担的情况下才能开展。

22. 合格的个人作为受试者参与医学研究必须是自愿的。尽管可能与家人或社区负责人商议是适当的，但是即使是合格的个人也不可被招募用于研究项目，除非他/她自由表达同意。

23. 必须采取一切措施保护研究受试者的隐私和为个人信息保密，并使研究最低限度对他们的身体、精神和社会地位造成影响。

24. 涉及合格的人类受试者的医学研究，每位潜在受试者必须得到足够的有关研究目的、方法、资金来源、任何可能的利益冲突、研究人员的组织隶属、研究期望的好处和潜在危险、研究可能造成的不适，以及任何其他相关方面的信息。潜在研究受试者必须被告知其可以拒绝参加研究的权利，或在研究过程中任何时间推翻同意意见而退出并不会被报复的权利。特别应注意为潜在研究受试者个人提供他们需的具体信息，以及使其了解提供信息的方法。在确保潜在研究受试者理解了信息后，医生或其他一位适当的有资格的人必须寻求潜在研究受试者自由表达的知情同意，最好为书面形式。如果同意的意见不能用书面表达，非书面同意意见应被正式记录并有证人目击。

25. 对于使用可确认的人体材料或数据的医学研究，医生通常必须寻求对采集、分析、存放和/或再使用的同意意见。可能会有不可能，或不现实，为研究得到同意意见的情况，或会有为研究得到同意意见会为研究的有效性造成威胁的情况。在这些情况下，只有在一个研究伦理委员会的考虑和同意后，研究方可进行。

26. 在寻求参与研究项目的知情同意时，如果潜在受试者与医生有依赖关系，或可能会被迫表示同意，医生应特别谨慎。在这些情况下，应该由一个适当的有资格且完全独立于这种关系之外的人来寻求知情同意。

27. 如果潜在研究受试者不具备能力，医生必须寻求法律上被授权的代表的知情同意。这些不具备能力的潜在研究受试者决不能被介入到对他们没有益处可能的研究中，除非研究项目的目的是促进该潜在受试者所代表的人口的健康，而且研究又缺少具备能力人员的参与，而且研究只会使潜在受试者承受最低限度的危险和最小的负担。

28. 当一个被认为不具备能力的潜在研究受试者实际有能力做出同意参与研究的决定时，医生应除寻求法律上被授权的代表的同意外，还必须寻求研究受试者的同意。潜在受试者做出的不同意的意见应予尊重。

29. 研究涉及那些身体上或精神上不具备做出同意意见的能力时，比如无意识的患者，应只有在阻碍给予知情同意意见的身体或精神状况正是被研究人口的一个必要特点时才可以开展。在这种情况下，医生应寻求法律上被授权的代表的知情同意。如果缺少此类代表，而且研究不能延误，研究项目没有知情同意可以开展，如果参与研究的受试者处在无法给予知情同意的状况下这些具体理由已在研究规程中陈述，该研究已得到研究伦理委员会的批准。同意继续参与研究的意见应尽早从研究受试者或法律上被授权的代表那里获得。

30. 作者、编辑和出版者对于出版研究成果都有伦理义务。作者有责任公开他们涉及人类受试者的研究成果并对其报告的完整和准确性负责。他们应遵守已被接受的伦理报告指导方针。负面和非结论性结果应同正面的结果一样被发表，或通过其他途径使公众可以得到。资金来源、机构隶属以及利益冲突等应在出版物上宣布。不遵守本《宣言》原则的研究报告不应被接受发表。

C. 有关与医护相结合的医学研究的其他原则

31. 只有当研究潜在的预防、诊断或治疗的价值足以说明研究的必要性，而且医生有充分理由相信参与研究不会对作为研究受试者的患者的健康带来负面影响时，医生才可以把医学研究与医护相结合。

32. 一种新干预措施的益处、危险、负担、有效性等，必须与当前被证明最佳干预措施进行对照试验，除非在下列情况下：

——在当前没有被证明有效的干预措施情况下，研究中使用安慰剂，或无治疗处理，是可以接受的。

——在有紧迫和科学上得当方法方面的理由相信，使用安慰剂是必要的，以便确定一种干预措施的功效或安全性，而且使用安慰剂或无治疗处理的患者不会受到任何严重或不可逆转伤害的危险的情况下。对这种选择必须极其谨慎以避免滥用。

33. 在研究项目结束时，参与研究的患者有权得知研究的结果并分享由此产生的任何益处，比如有权接受研究中确认有效的干预措施或其他适当的医护或益处。

34. 医生必须向患者全面通报医护的哪些方面与研究项目有关。患者拒绝参与研究或决定退出研究，绝不能妨碍患者与医生关系。

35. 在治疗一名患者时，如果没有被证明有效的干预措施，或有被证明无效的干预措施，医生在寻求专家意见后，并得到患者或法律上被授权代表的知情同意后，可以使用未被证明有效的干预措施，如果根据医生的判断，这个干预措施有希望挽救生命、重建健康或减少痛苦。在可能情况下，这个干预措施应作为研究的目的，设计成可评估它的安全性和有效性。在所有情况下，新信息应被记录，并在适当时公布于众。

《夏威夷宣言》

1977 年在美国夏威夷召开的第六届世界精神病学大会上一致通过了《夏威夷宣言》，该宣言除了重申医学良心和慎独外，还为精神科医生制定了在医疗、教学和科研实践中应遵循的道德准则，以规范全世界精神科医生的行为。

人类社会自有文化以来，道德一直是医疗技术的重要组成部分。在现实生活中，医生持有不同的观念，医生与患者间的关系复杂。由于可能用精神病学知识、技术做出违反人道原则的事情，今天比以往更有必要为精神科医生订出一套高尚的道德标准。

精神科医生作为一个医务工作者和社会成员，应探讨精神病学的特殊道德含义，提出对自己的道德要求，明确自己的社会责任。

为了制订本专业的道德内容，以指导和帮助各精神科医生树立应有的道德标准，特作如下规定：

1. 精神病学的宗旨是促进精神健康，恢复患者处理生活的能力。精神科医生应遵循公认的科学，道德和社会公益原则，尽最大努力为患者的切身利益服务。为此目的，需要对保健人员、患者及广大公众进行不断的宣传教育工作。

2. 每个患者应得到可能好的治疗，治疗中要尊重患者的人格，维护其对生命和健康的自主权利。精神科医生应对患者的医疗负责，并有责任对患者进行合乎标准的管理和教育。必要时，或患者提出的合理要求难以满足，精神科医生即应向更富有经验的医生征求意见或请会诊，以免贻误病情。

3. 患者与精神科医生的治疗关系应建立在彼此同意的基础上。这就要求做到相互信任，开诚布公，合作及彼此负责。病重者若不能建立这种关系，也应像给儿童进行治疗那样，同患者的亲属或为患者所能接受的人进行联系。如果患者和医生关系的建立并非出于治疗目的，例如在司法精神病业务中所遇到的，则应向所涉及的人员如实说明此种关系性质。

4. 精神科医生应把病情的性质，拟作出的诊断，治疗措施，包括可能的变化以及预后告知患者。告知时应全面考虑，使患者有机会作出适当的选择。

5. 不能对患者进行违反其本人意愿的治疗，除非患者因病重不能表达自己的意愿，或对旁人构成严重威胁。在此情况下，可以也应该施以强迫治疗，但必须考虑患者的切身利益，且在一段适当的时间后，再取得其同意；只要可能，就应取得患者或亲属的同意。

6. 当上述促使强迫治疗势在必行的情况不再存在时，就应释放患者，除非患者自愿继续治疗。在执行强迫治疗和隔离期间，应由独立或中立的法律团体，允许患者通过代理人向该团体提出申诉，不受医院工作人员或其他任何患者的阻挠。

7. 精神科医生绝不能利用职权对任何个人或集体滥施治疗。也绝不允许不适当的私人欲望，感情或偏见来影响治疗。精神科医生不应对没有精神病的人采用强迫的精神病治疗。如患者或第三者的要求违反科学或道德原则，精神科医生应如实告知患者。

8. 精神科医生从患者那里获悉的谈话内容，在检查或治疗过程中得到的资料均予以保密，不得公布，要公布得征求患者同意，或因别人的普遍理解的重要原因，公布后随即通知患者有关泄密内容。

9. 为了增长精神病知识和传授技术，有时需要患者参与其事，在患者服务于教学，将其病例公布时，应先征得同意，并应采取措施，不公布姓名，保护患者的名誉。

在临床研究和治疗中，每个患者都应得到尽可能好的照料，把治疗的目的、过程、危险性及不利之处全部都告诉患者后，接受与否，应根据自愿。对治疗中的危险及不利之处与研究的可能收获，应作适度的估计。儿童或其他不能表态的患者，应征得其亲属同意。

10. 每个患者或研究对象在自愿参加的任何治疗、教学和项目中，可因任何理由在任何时候自由退出。此种退出或拒绝，不应影响精神科医生继续对此患者进行帮助。

凡违反本宣言原则的治疗、教学或科研计划，精神科医生应拒绝执行。

附录 2　医德相关法律法规

《医务人员医德规范及实施办法》
《中华人民共和国执业医师法》
《中华人民共和国药品管理法》
《中华人民共和国传染病防治法》
《突发公共卫生事件应急条例》
《医疗事故处理条例》
《中华人民共和国献血法》
《中华人民共和国职业病防治法》

《医务人员医德规范及实施办法》⑥

（1988 年 12 月 15 日中华人民共和国卫生部发布）

第一条　为加强卫生系统社会主义精神文明建设，提高医务人员的职业道德素质，改善和提高医疗服务质量，全心全意为人民服务，特制定医德规范及实施办法（以下简称"医德规范"）。

第二条　医德，即医务人员的职业道德，是医务人员应具备的思想品质，是医务人员与患者、社会以及医务人员之间关系的总和。医德规范是指导医务人员进行医疗活动的思想和行为准则。

第三条　医德规范如下：

（一）救死扶伤，实行社会主义的人道主义。时刻为患者着想，千方百计为患者解除病痛。

---

⑥ 2010 年，按照国务院要求，卫生部全面清理了部门规章，并于 12 月发布卫生部 78 号令，宣布《医务人员医德规范及实施办法》在内的 48 件规章废止或失效。《规范》虽然被废止，但其中的主要内容在当前医疗卫生服务中还是有很重要的意义的，所以本书也予以收录。

（二）尊重患者的人格与权利，对待患者，不分民族、性别、职业、地位、财产状况，都应一视同仁。

（三）文明礼貌服务。举止端庄，语言文明，态度和蔼，同情、关心和体贴患者。

（四）廉洁奉公。自觉遵纪守法，不以医谋私。

（五）为患者保守医密，实行保护性医疗，不泄露患者隐私与秘密。

（六）互学互尊，团结协作。正确处理同行、同事间关系。

（七）严谨求实，奋发进取，钻研医术，精益求精、不断更新知识，提高技术水平。

第四条 为使本规范切实得到贯彻落实，必须坚持进行医德教育，加强医德医风建设，认真进行医德考核与评价。

第五条 各医疗单位都必须把医德教育和医德医风建设作为目标管理的重要内容，作为衡量和评价一个单位工作好坏的重要标准。

第六条 医德教育应以正面教育为主，理论联系实际，注重实效，长期坚持不懈。要实行医院新成员的上岗前教育，使之形成制度。未经上岗前培训不得上岗。

第七条 各医疗单位都应建立医德考核与评价制度，制定医德考核标准及考核办法，定期或者随时进行考核，并建立医德考核档案。

第八条 医德考核与评价方法可分为自我评价、社会评价、科室考核和上级考核。特别要注重社会评价，经常听取患者和社会各界的意见，接受人民群众的监督。

第九条 对医务人员医德考核结果，要作为应聘、提薪、晋升以及评选先进工作者的首要条件。

第十条 实行奖优罚劣。对严格遵守医德规范、医德高尚的个人，应予表彰和奖励。对于不认真遵守医德规范者，应进行批评教育。对于严重违反医德规范，经教育不改者，应分别情况给予处分。

第十一条 本规范适用于全国各级各类医院、诊所的医务人员，包括医生、护士、医技科室人员，管理人员和工勤人员也要参照本规范的精神执行。

第十二条 各省、自治区、直辖市卫生厅和各医疗单位可遵照本规范精神和要求，制定医德规范实施细则及具体办法。

第十三条 本规范自公布之日起实行。

《中华人民共和国执业医师法》

（1998年6月26日第九届全国人民代表大会常务委员会第三次会议通过。1998年6月26日中华人民共和国主席令第五号公布。自1999年5月1日起施行）

第一章 总 则

第一条 为了加强医师队伍的建设，提高医师的职业道德和业务素质，保障医师的合法权益，保护人民健康，制定本法。

第二条 依法取得执业医师资格或者执业助理医师资格，经注册在医疗、预防、保健机构中执业的专业医务人员，适用本法。

本法所称医师，包括执业医师和执业助理医师。

第三条 医师应当具备良好的职业道德和医疗执业水平，发扬人道主义精神，履行防病治病、救死扶伤、保护人民健康的神圣职责。

全社会应当尊重医师。医师依法履行职责，受法律保护。

第四条 国务院卫生行政部门主管全国的医师工作。

县级以上地方人民政府卫生行政部门负责管理本行政区域内的医师工作。

第五条 国家对在医疗、预防、保健工作中作出贡献的医师，给予奖励。

第六条 医师的医学专业技术职称和医学专业技术职务的评定、聘任，按照国家有关规定办理。

第七条 医师可以依法组织和参加医师协会。

第二章 考试和注册

第八条 国家实行医师资格考试制度。医师资格考试分为执业医师资格考试和执业助理医师资格考试。

医师资格统一考试的办法，由国务院卫生行政部门制定。医师资格考试由省级以上人民政府卫生行政部门组织实施。

第九条 具有下列条件之一的，可以参加执业医师资格考试：

（一）具有高等学校医学专业本科以上学历，在执业医师指导下，在医疗、预防、保健机构中试用期满一年的；

（二）取得执业助理医师执业证书后，具有高等学校医学专科学历，在医疗、预防、保健机构中工作满二年的；具有中等专业学校医学专业学历，在医疗、预防、保健机构中工作满五年的。

第十条 具有高等学校医学专科学历或者中等专业学校医学专业学历，在执业医师指导下，在医疗、预防、保健机构中试用期满一年的，可以参加执业助理医师资格考试。

第十一条 以师承方式学习传统医学满三年或者经多年实践医术确有专长的，经县级以上人民政府卫生行政部门确定的传统医学专业组织或者医疗、预防、保健机构考核合格并推荐，可以参加执业医师资格或者执业助理医师资格考试。考试的内容和办法由国务院卫生行政部门另行制定。

第十二条 医师资格考试成绩合格，取得执业医师资格或者执业助理医师资格。

第十三条 国家实行医师执业注册制度。

取得医师资格的，可以向所在地县级以上人民政府卫生行政部门申请注册。

除有本法第十五条规定的情形外，受理申请的卫生行政部门应当自收到申请之日起三十日内准予注册，并发给由国务院卫生行政部门统一印制的医师执业证书。

医疗、预防、保健机构可以为本机构中的医师集体办理注册手续。

第十四条 医师经注册后，可以在医疗、预防、保健机构中按照注册的执业地点、执业类别、执业范围执业，从事相应的医疗、预防、保健业务。

未经医师注册取得执业证书，不得从事医师执业活动。

第十五条 有下列情形之一的，不予注册：

（一）不具有完全民事行为能力的；

（二）因受刑事处罚，自刑罚执行完毕之日起至申请注册之日止不满二年的；

（三）受吊销医师执业证书行政处罚，自处罚决定之日起至申请注册之日止不满二年的；

（四）有国务院卫生行政部门规定不宜从事医疗、预防、保健业务的其他情形的。

受理申请的卫生行政部门对不符合条件不予注册的，应当自收到申请之日起三十日内书面通知申请人，并说明理由。申请人有异议的，可以自收到通知之日起十五日内，依法申请复议或者向人民法院提起诉讼。

第十六条 医师注册后有下列情形之一的，其所在的医疗、预防、保健机构应当在三十日内报告准予注册的卫生行政部门，卫生行政部门应当注销注册，收回医师执业证书：

（一）死亡或者被宣告失踪的；

（二）受刑事处罚的；

（三）受吊销医师执业证书行政处罚的；

（四）依照本法第三十一条规定暂停执业活动期满，再次考核仍不合格的；

（五）中止医师执业活动满二年的；

（六）有国务院卫生行政部门规定不宜从事医疗、预防、保健业务的其他情形的。

被注销注册的当事人有异议的，可以自收到注销注册通知之日起十五日内，依法申请复议或者向人民法院提起诉讼。

第十七条 医师变更执业地点、执业类别、执业范围等注册事项的，应当到准予注册的卫生行政部门依照本法第十三条的规定办理变更注册手续。

第十八条 中止医师执业活动二年以上以及有本法第十五条规定情形消失的，申请重新执业，应当由本法第三十一条规定的机构考核合格，并依照本法第十三条的规定重新注册。

第十九条 申请个体行医的执业医师，须经注册后在医疗、预防、保健机构中执业满五年，并按照国家有关规定办理审批手续；未经批准，不得行医。

县级以上地方人民政府卫生行政部门对个体行医的医师，应当按照国务院卫生行政部门的规定，经常监督检查，凡发现有本法第十六条规定的情形的，应当及时注销注册，收回医师执业证书。

第二十条　县级以上地方人民政府卫生行政部门应当将准予注册和注销注册的人员名单予以公告，并由省级人民政府卫生行政部门汇总，报国务院卫生行政部门备案。

第三章　执业规则

第二十一条　医师在执业活动中享有下列权利：

（一）在注册的执业范围内，进行医学诊查、疾病调查、医学处置、出具相应的医学证明文件，选择合理的医疗、预防、保健方案；

（二）按照国务院卫生行政部门规定的标准，获得与本人执业活动相当的医疗设备基本条件；

（三）从事医学研究、学术交流，参加专业学术团体；

（四）参加专业培训，接受继续医学教育；

（五）在执业活动中，人格尊严、人身安全不受侵犯；

（六）获取工资报酬和津贴，享受国家规定的福利待遇；

（七）对所在机构的医疗、预防、保健工作和卫生行政部门的工作提出意见和建议，依法参与所在机构的民主管理。

第二十二条　医师在执业活动中履行下列义务：

（一）遵守法律、法规，遵守技术操作规范；

（二）树立敬业精神，遵守职业道德，履行医师职责，尽职尽责为患者服务；

（三）关心、爱护、尊重患者，保护患者的隐私；

（四）努力钻研业务，更新知识，提高专业技术水平；

（五）宣传卫生保健知识，对患者进行健康教育。

第二十三条　医师实施医疗、预防、保健措施，签署有关医学证明文件，必须亲自诊查、调查，并按照规定及时填写医学文书，不得隐匿、伪造或者销毁医学文书及有关资料。

医师不得出具与自己执业范围无关或者与执业类别不相符的医学证明文件。

第二十四条　对急危患者，医师应当采取紧急措施进行诊治；不得拒绝急救处置。

第二十五条　医师应当使用经国家有关部门批准使用的药品、消毒药剂和医疗器械。

除正当诊断治疗外，不得使用麻醉药品、医疗用毒性药品、精神药品和放射性药品。

第二十六条　医师应当如实向患者或者其家属介绍病情，但应注意避免对患者产生不利后果。

医师进行实验性临床医疗，应当经医院批准并征得患者本人或者其家属同意。

第二十七条 医师不得利用职务之便，索取、非法收受患者财物或者牟取其他不正当利益。

第二十八条 遇有自然灾害、传染病流行、突发重大伤亡事故及其他严重威胁人民生命健康的紧急情况时，医师应当服从县级以上人民政府卫生行政部门的调遣。

第二十九条 医师发生医疗事故或者发现传染病疫情时，应当按照有关规定及时向所在机构或者卫生行政部门报告。

医师发现患者涉嫌伤害事件或者非正常死亡时，应当按照有关规定向有关部门报告。

第三十条 执业助理医师应当在执业医师的指导下，在医疗、预防、保健机构中按照其执业类别执业。

在乡、民族乡、镇的医疗、预防、保健机构中工作的执业助理医师，可以根据医疗诊治的情况和需要，独立从事一般的执业活动。

第四章　考核和培训

第三十一条 受县级以上人民政府卫生行政部门委托的机构或者组织应当按照医师执业标准，对医师的业务水平、工作成绩和职业道德状况进行定期考核。

对医师的考核结果，考核机构应当报告准予注册的卫生行政部门备案。

对考核不合格的医师，县级以上人民政府卫生行政部门可以责令其暂停执业活动三个月至六个月，并接受培训和继续医学教育。暂停执业活动期满，再次进行考核，对考核合格的，允许其继续执业；对考核不合格的，由县级以上人民政府卫生行政部门注销注册，收回医师执业证书。

第三十二条 县级以上人民政府卫生行政部门负责指导、检查和监督医师考核工作。

第三十三条 医师有下列情形之一的，县级以上人民政府卫生行政部门应当给予表彰或者奖励：

（一）在执业活动中，医德高尚，事迹突出的；

（二）对医学专业技术有重大突破，作出显著贡献的；

（三）遇有自然灾害、传染病流行、突发重大伤亡事故及其他严重威胁人民生命健康的紧急情况时，救死扶伤、抢救诊疗表现突出的；

（四）长期在边远贫困地区、少数民族地区条件艰苦的基层单位努力工作的；

（五）国务院卫生行政部门规定应当予以表彰或者奖励的其他情形的。

第三十四条 县级以上人民政府卫生行政部门应当制定医师培训计划，对医师进行多种形式的培训，为医师接受继续医学教育提供条件。

县级以上人民政府卫生行政部门应当采取有力措施，对在农村和少数民族地区从事医疗、预防、保健业务的医务人员实施培训。

第三十五条 医疗、预防、保健机构应当按照规定和计划保证本机构医师的培训和继续医学教育。

县级以上人民政府卫生行政部门委托的承担医师考核任务的医疗卫生机构，应当为医师的培训和接受继续医学教育提供和创造条件。

第五章　法律责任

第三十六条　以不正当手段取得医师执业证书的，由发给证书的卫生行政部门予以吊销；对负有直接责任的主管人员和其他直接责任人员，依法给予行政处分。

第三十七条　医师在执业活动中，违反本法规定，有下列行为之一的，由县级以上人民政府卫生行政部门给予警告或者责令暂停六个月以上一年以下执业活动；情节严重的，吊销其执业证书；构成犯罪的，依法追究刑事责任：

（一）违反卫生行政规章制度或者技术操作规范，造成严重后果的；

（二）由于不负责任延误急危患者的抢救和诊治，造成严重后果的；

（三）造成医疗责任事故的；

（四）未经亲自诊查、调查，签署诊断、治疗、流行病学等证明文件或者有关出生、死亡等证明文件的；

（五）隐匿、伪造或者擅自销毁医学文书及有关资料的；

（六）使用未经批准使用的药品、消毒药剂和医疗器械的；

（七）不按照规定使用麻醉药品、医疗用毒性药品、精神药品和放射性药品的；

（八）未经患者或者其家属同意，对患者进行实验性临床医疗的；

（九）泄露患者隐私，造成严重后果的；

（十）利用职务之便，索取、非法收受患者财物或者牟取其他不正当利益的；

（十一）发生自然灾害、传染病流行、突发重大伤亡事故以及其他严重威胁人民生命健康的紧急情况时，不服从卫生行政部门调遣的；

（十二）发生医疗事故或者发现传染病疫情，患者涉嫌伤害事件或者非正常死亡，不按照规定报告的。

第三十八条　医师在医疗、预防、保健工作中造成事故的，依照法律或者国家有关规定处理。

第三十九条　未经批准擅自开办医疗机构行医或者非医师行医的，由县级以上人民政府卫生行政部门予以取缔，没收其违法所得及其药品、器械，并处十万元以下的罚款；对医师吊销其执业证书；给患者造成损害的，依法承担赔偿责任；构成犯罪的，依法追究刑事责任。

第四十条　阻碍医师依法执业，侮辱、诽谤、威胁、殴打医师或者侵犯医师人身自由、干扰医师正常工作、生活的，依照治安管理处罚条例的规定处罚；构成犯罪的，依法追究刑事责任。

第四十一条 医疗、预防、保健机构未依照本法第十六条的规定履行报告职责，导致严重后果的，由县级以上人民政府卫生行政部门给予警告；并对该机构的行政负责人依法给予行政处分。

第四十二条 卫生行政部门工作人员或者医疗、预防、保健机构工作人员违反本法有关规定，弄虚作假、玩忽职守、滥用职权、徇私舞弊，尚不构成犯罪的，依法给予行政处分；构成犯罪的，依法追究刑事责任。

第六章 附 则

第四十三条 本法颁布之日前按照国家有关规定取得医学专业技术职称和医学专业技术职务的人员，由所在机构报请县级以上人民政府卫生行政部门认定，取得相应的医师资格。其中在医疗、预防、保健机构中从事医疗、预防、保健业务的医务人员，依照本法规定的条件，由所在机构集体核报县级以上人民政府卫生行政部门，予以注册并发给医师执业证书。具体办法由国务院卫生行政部门会同国务院人事行政部门制定。

第四十四条 计划生育技术服务机构中的医师，适用本法。

第四十五条 在乡村医疗卫生机构中向村民提供预防、保健和一般医疗服务的乡村医生，符合本法有关规定的，可以依法取得执业医师资格或者执业助理医师资格；不具备本法规定的执业医师资格或者执业助理医师资格的乡村医生，由国务院另行制定管理办法。

第四十六条 军队医师执行本法的实施办法，由国务院、中央军事委员会依据本法的原则制定。

第四十七条 境外人员在中国境内申请医师考试、注册、执业或者从事临床示教、临床研究等活动的，按照国家有关规定办理。

第四十八条 本法自 1999 年 5 月 1 日起施行。

《中华人民共和国药品管理法》

（1984 年 9 月 20 日第六届全国人民代表大会常务委员会第七次会议通过，2001 年 2 月 28 日第九届全国人民代表大会常务委员会第二十次会议修订）

第一章 总 则

第一条 为加强药品监督管理，保证药品质量，保障人体用药安全，维护人民身体健康和用药的合法权益，特制定本法。

第二条 在中华人民共和国境内从事药品的研制、生产、经营、使用和监督管理的单位或者个人，必须遵守本法。

第三条 国家发展现代药和传统药，充分发挥其在预防、医疗和保健中的作用。

国家保护野生药材资源，鼓励培育中药材。

第四条 国家鼓励研究和创制新药，保护公民、法人和其他组织研究、开发新药的合法权益。

第五条 国务院药品监督管理部门主管全国药品监督管理工作。国务院有关部门在各自的职责范围内负责与药品有关的监督管理工作。

省、自治区、直辖市人民政府药品监督管理部门负责本行政区域内的药品监督管理工作。省、自治区、直辖市人民政府有关部门在各自的职责范围内负责与药品有关的监督管理工作。

国务院药品监督管理部门应当配合国务院经济综合主管部门，执行国家制定的药品行业发展规划和产业政策。

第六条 药品监督管理部门设置或者确定的药品检验机构，承担依法实施药品审批和药品质量监督检查所需的药品检验工作。

第二章 药品生产企业管理

第七条 开办药品生产企业，须经企业所在地省、自治区、直辖市人民政府药品监督管理部门批准并发给《药品生产许可证》，凭《药品生产许可证》到工商行政管理部门办理登记注册。无《药品生产许可证》的，不得生产药品。

《药品生产许可证》应当标明有效期和生产范围，到期重新审查发证。

药品监督管理部门批准开办药品生产企业，除依据本法第八条规定的条件外，还应当符合国家制定的药品行业发展规划和产业政策，防止重复建设。

第八条 开办药品生产企业，必须具备以下条件：

（一）具有依法经过资格认定的药学技术人员、工程技术人员及相应的技术工人；

（二）具有与其药品生产相适应的厂房、设施和卫生环境；

（三）具有能对所生产药品进行质量管理和质量检验的机构、人员以及必要的仪器设备；

（四）具有保证药品质量的规章制度。

第九条 药品生产企业必须按照国务院药品监督管理部门依据本法制定的《药品生产质量管理规范》组织生产。药品监督管理部门按照规定对药品生产企业是否符合《药品生产质量管理规范》的要求进行认证；对认证合格的，发给认证证书。

《药品生产质量管理规范》的具体实施办法、实施步骤由国务院药品监督管理部门规定。

第十条 除中药饮片的炮制外，药品必须按照国家药品标准和国务院药品监督管理部门批准的生产工艺进行生产，生产记录必须完整准确。药品生产企业改变影响药品质量的生产工艺的，必须报原批准部门审核批准。

中药饮片必须按照国家药品标准炮制；国家药品标准没有规定的，必须按照省、自治区、直辖市人民政府药品监督管理部门制定的炮制规范炮制。省、自治区、直辖市人民政府药品监督管理部门制定的炮制规范应当报国务院药品监督管理部门备案。

第十一条　生产药品所需的原料、辅料，必须符合药用要求。

第十二条　药品生产企业必须对其生产的药品进行质量检验；不符合国家药品标准或者不按照省、自治区、直辖市人民政府药品监督管理部门制定的中药饮片炮制规范炮制的，不得出厂。

第十三条　经国务院药品监督管理部门或者国务院药品监督管理部门授权的省、自治区、直辖市人民政府药品监督管理部门批准，药品生产企业可以接受委托生产药品。

第三章　药品经营企业管理

第十四条　开办药品批发企业，须经企业所在地省、自治区、直辖市人民政府药品监督管理部门批准并发给《药品经营许可证》；开办药品零售企业，须经企业所在地县级以上地方药品监督管理部门批准并发给《药品经营许可证》，凭《药品经营许可证》到工商行政管理部门办理登记注册。无《药品经营许可证》的，不得经营药品。

《药品经营许可证》应当标明有效期和经营范围，到期重新审查发证。

药品监督管理部门批准开办药品经营企业，除依据本法第十五条规定的条件外，还应当遵循合理布局和方便群众购药的原则。

第十五条　开办药品经营企业必须具备以下条件：

（一）具有依法经过资格认定的药学技术人员；

（二）具有与所经营药品相适应的营业场所、设备、仓储设施、卫生环境；

（三）具有与所经营药品相适应的质量管理机构或者人员；

（四）具有保证所经营药品质量的规章制度。

第十六条　药品经营企业必须按照国务院药品监督管理部门依据本法制定的《药品经营质量管理规范》经营药品。药品监督管理部门按照规定对药品经营企业是否符合《药品经营质量管理规范》的要求进行认证；对认证合格的，发给认证证书。

《药品经营质量管理规范》的具体实施办法、实施步骤由国务院药品监督管理部门规定。

第十七条　药品经营企业购进药品，必须建立并执行进货检查验收制度，验明药品合格证明和其他标识；不符合规定要求的，不得购进。

第十八条　药品经营企业购销药品，必须有真实完整的购销记录。购销记录必须注明药品的通用名称、剂型、规格、批号、有效期、生产厂商、购（销）货单位、购（销）货数量、购销价格、购（销）货日期及国务院药品监督管理部门规定的其他内容。

第十九条　药品经营企业销售药品必须准确无误，并正确说明用法、用量和注意事项；

调配处方必须经过核对，对处方所列药品不得擅自更改或者代用。对有配伍禁忌或者超剂量的处方，应当拒绝调配；必要时，经处方医师更正或者重新签字，方可调配。药品经营企业销售中药材，必须标明产地。

第二十条　药品经营企业必须制定和执行药品保管制度，采取必要的冷藏、防冻、防潮、防虫、防鼠等措施，保证药品质量。药品入库和出库必须执行检查制度。

第二十一条　城乡集市贸易市场可以出售中药材，国务院另有规定的除外。

城乡集市贸易市场不得出售中药材以外的药品，但持有《药品经营许可证》的药品零售企业在规定的范围内可以在城乡集市贸易市场设点出售中药材以外的药品。具体办法由国务院规定。

第四章　医疗机构的药剂管理

第二十二条　医疗机构必须配备依法经过资格认定的药学技术人员。非药学技术人员不得直接从事药剂技术工作。

第二十三条　医疗机构配制制剂，须经所在地省、自治区、直辖市人民政府卫生行政部门审核同意，由省、自治区、直辖市人民政府药品监督管理部门批准，发给《医疗机构制剂许可证》。无《医疗机构制剂许可证》的，不得配制制剂。

《医疗机构制剂许可证》应当标明有效期，到期重新审查发证。

第二十四条　医疗机构配制制剂，必须具有能够保证制剂质量的设施、管理制度、检验仪器和卫生条件。

第二十五条　医疗机构配制的制剂，应当是本单位临床需要而市场上没有供应的品种，并须经所在地省、自治区、直辖市人民政府药品监督管理部门批准后方可配制。配制的制剂必须按照规定进行质量检验；合格的，凭医师处方在本医疗机构使用。特殊情况下，经国务院或者省、自治区、直辖市人民政府的药品监督管理部门批准，医疗机构配制的制剂可以在指定的医疗机构之间调剂使用。

医疗机构配制的制剂，不得在市场销售。

第二十六条　医疗机构购进药品，必须建立并执行进货检查验收制度，验明药品合格证明和其他标识；不符合规定要求的，不得购进和使用。

第二十七条　医疗机构的药剂人员调配处方，必须经过核对，对处方所列药品不得擅自更改或者代用。对有配伍禁忌或者超剂量的处方，应当拒绝调配；必要时，经处方医师更正或者重新签字，方可调配。

第二十八条　医疗机构必须制定和执行药品保管制度，采取必要的冷藏、防冻、防潮、防虫、防鼠等措施，保证药品质量。

第五章　药品管理

第二十九条　研制新药，必须按照国务院药品监督管理部门的规定如实报送研制方法、质量指标、药理及毒理试验结果等有关资料和样品，经国务院药品监督管理部门批准后，方可进行临床试验。药物临床试验机构资格的认定办法，由国务院药品监督管理部门、国务院卫生行政部门共同制定。

完成临床试验并通过审批的新药，由国务院药品监督管理部门批准，发给新药证书。

第三十条　药物的非临床安全性评价研究机构和临床试验机构必须分别执行药物非临床研究质量管理规范、药物临床试验质量管理规范。

药物非临床研究质量管理规范、药物临床试验质量管理规范由国务院确定的部门制定。

第三十一条　生产新药或者已有国家标准的药品的，须经国务院药品监督管理部门批准，并发给药品批准文号；但是，生产没有实施批准文号管理的中药材和中药饮片除外。实施批准文号管理的中药材、中药饮片品种目录由国务院药品监督管理部门会同国务院中医药管理部门制定。

药品生产企业在取得药品批准文号后，方可生产该药品。

第三十二条　药品必须符合国家药品标准。中药饮片依照本法第十条第二款的规定执行。

国务院药品监督管理部门颁布的《中华人民共和国药典》和药品标准为国家药品标准。

国务院药品监督管理部门组织药典委员会，负责国家药品标准的制定和修订。

国务院药品监督管理部门的药品检验机构负责标定国家药品标准品、对照品。

第三十三条　国务院药品监督管理部门组织药学、医学和其他技术人员，对新药进行审评，对已经批准生产的药品进行再评价。

第三十四条　药品生产企业、药品经营企业、医疗机构必须从具有药品生产、经营资格的企业购进药品；但是，购进没有实施批准文号管理的中药材除外。

第三十五条　国家对麻醉药品、精神药品、医疗用毒性药品、放射性药品，实行特殊管理。管理办法由国务院制定。

第三十六条　国家实行中药品种保护制度。具体办法由国务院制定。

第三十七条　国家对药品实行处方药与非处方药分类管理制度。具体办法由国务院制定。

第三十八条　禁止进口疗效不确、不良反应大或者其他原因危害人体健康的药品。

第三十九条　药品进口，须经国务院药品监督管理部门组织审查，经审查确认符合质量标准、安全有效的，方可批准进口，并发给进口药品注册证书。

医疗单位临床急需或者个人自用进口的少量药品，按照国家有关规定办理进口手续。

第四十条　药品必须从允许药品进口的口岸进口，并由进口药品的企业向口岸所在地药品监督管理部门登记备案。海关凭药品监督管理部门出具的《进口药品通关单》放行。无《进口药品通关单》的，海关不得放行。

口岸所在地药品监督管理部门应当通知药品检验机构按照国务院药品监督管理部门的

规定对进口药品进行抽查检验，并依照本法第四十一条第二款的规定收取检验费。

允许药品进口的口岸由国务院药品监督管理部门会同海关总署提出，报国务院批准。

第四十一条 国务院药品监督管理部门对下列药品在销售前或者进口时，指定药品检验机构进行检验；检验不合格的，不得销售或者进口：

（一）国务院药品监督管理部门规定的生物制品；

（二）首次在中国销售的药品；

（三）国务院规定的其他药品。

前款所列药品的检验费项目和收费标准由国务院财政部门会同国务院价格主管部门核定并公告。检验费收缴办法由国务院财政部门会同国务院药品监督管理部门制定。

第四十二条 国务院药品监督管理部门对已经批准生产或者进口的药品，应当组织调查；对疗效不确、不良反应大或者其他原因危害人体健康的药品，应当撤销批准文号或者进口药品注册证书。

已被撤销批准文号或者进口药品注册证书的药品，不得生产或者进口、销售和使用；已经生产或者进口的，由当地药品监督管理部门监督销毁或者处理。

第四十三条 国家实行药品储备制度。

国内发生重大灾情、疫情及其他突发事件时，国务院规定的部门可以紧急调用企业药品。

第四十四条 对国内供应不足的药品，国务院有权限制或者禁止出口。

第四十五条 进口、出口麻醉药品和国家规定范围内的精神药品，必须持有国务院药品监督管理部门发给的《进口准许证》、《出口准许证》。

第四十六条 新发现和从国外引种的药材，经国务院药品监督管理部门审核批准后，方可销售。

第四十七条 地区性民间习用药材的管理办法，由国务院药品监督管理部门会同国务院中医药管理部门制定。

第四十八条 禁止生产（包括配制，下同）、销售假药。

有下列情形之一的，为假药：

（一）药品所含成分与国家药品标准规定的成分不符的；

（二）以非药品冒充药品或者以他种药品冒充此种药品的。

有下列情形之一的药品，按假药论处：

（一）国务院药品监督管理部门规定禁止使用的；

（二）依照本法必须批准而未经批准生产、进口，或者依照本法必须检验而未经检验即销售的；

（三）变质的；

（四）被污染的；

（五）使用依照本法必须取得批准文号而未取得批准文号的原料药生产的；

（六）所标明的适应证或者功能主治超出规定范围的。

第四十九条 禁止生产、销售劣药。

药品成分的含量不符合国家药品标准的，为劣药。

有下列情形之一的药品，按劣药论处：

（一）未标明有效期或者更改有效期的；

（二）不注明或者更改生产批号的；

（三）超过有效期的；

（四）直接接触药品的包装材料和容器未经批准的；

（五）擅自添加着色剂、防腐剂、香料、矫味剂及辅料的；

（六）其他不符合药品标准规定的。

第五十条 列入国家药品标准的药品名称为药品通用名称。已经作为药品通用名称的，该名称不得作为药品商标使用。

第五十一条 药品生产企业、药品经营企业和医疗机构直接接触药品的工作人员，必须每年进行健康检查。患有传染病或者其他可能污染药品的疾病的，不得从事直接接触药品的工作。

第六章　药品包装的管理

第五十二条 直接接触药品的包装材料和容器，必须符合药用要求，符合保障人体健康、安全的标准，并由药品监督管理部门在审批药品时一并审批。

药品生产企业不得使用未经批准的直接接触药品的包装材料和容器。

对不合格的直接接触药品的包装材料和容器，由药品监督管理部门责令停止使用。

第五十三条 药品包装必须适合药品质量的要求，方便储存、运输和医疗使用。发运中药材必须有包装。在每件包装上，必须注明品名、产地、日期、调出单位，并附有质量合格的标志。

第五十四条 药品包装必须按照规定印有或者贴有标签并附有说明书。

标签或者说明书上必须注明药品的通用名称、成分、规格、生产企业、批准文号、产品批号、生产日期、有效期、适应证或者功能主治、用法、用量、禁忌、不良反应和注意事项。

麻醉药品、精神药品、医疗用毒性药品、放射性药品、外用药品和非处方药的标签，必须印有规定的标志。

第七章　药品价格和广告的管理

第五十五条 依法实行政府定价、政府指导价的药品，政府价格主管部门应当依照

《中华人民共和国价格法》规定的定价原则，依据社会平均成本、市场供求状况和社会承受能力合理制定和调整价格，做到质价相符，消除虚高价格，保护用药者的正当利益。

药品的生产企业、经营企业和医疗机构必须执行政府定价、政府指导价，不得以任何形式擅自提高价格。

药品生产企业应当依法向政府价格主管部门如实提供药品的生产经营成本，不得拒报、虚报、瞒报。

第五十六条　依法实行市场调节价的药品，药品的生产企业、经营企业和医疗机构应当按照公平、合理和诚实信用、质价相符的原则制定价格，为用药者提供价格合理的药品。

药品的生产企业、经营企业和医疗机构应当遵守国务院价格主管部门关于药价管理的规定，制定和标明药品零售价格，禁止暴利和损害用药者利益的价格欺诈行为。

第五十七条　药品的生产企业、经营企业、医疗机构应当依法向政府价格主管部门提供其药品的实际购销价格和购销数量等资料。

第五十八条　医疗机构应当向患者提供所用药品的价格清单；医疗保险定点医疗机构还应当按照规定的办法如实公布其常用药品的价格，加强合理用药的管理。具体办法由国务院卫生行政部门规定。

第五十九条　禁止药品的生产企业、经营企业和医疗机构在药品购销中帐外暗中给予、收受回扣或者其他利益。

禁止药品的生产企业、经营企业或者其代理人以任何名义给予使用其药品的医疗机构的负责人、药品采购人员、医师等有关人员以财物或者其他利益。禁止医疗机构的负责人、药品采购人员、医师等有关人员以任何名义收受药品的生产企业、经营企业或者其代理人给予的财物或者其他利益。

第六十条　药品广告须经企业所在地省、自治区、直辖市人民政府药品监督管理部门批准，并发给药品广告批准文号；未取得药品广告批准文号的，不得发布。

处方药可以在国务院卫生行政部门和国务院药品监督管理部门共同指定的医学、药学专业刊物上介绍，但不得在大众传播媒介发布广告或者以其他方式进行以公众为对象的广告宣传。

第六十一条　药品广告的内容必须真实、合法，以国务院药品监督管理部门批准的说明书为准，不得含有虚假的内容。

药品广告不得含有不科学的表示功效的断言或者保证；不得利用国家机关、医药科研单位、学术机构或者专家、学者、医师、患者的名义和形象作证明。

非药品广告不得有涉及药品的宣传。

第六十二条　省、自治区、直辖市人民政府药品监督管理部门应当对其批准的药品广告进行检查，对于违反本法和《中华人民共和国广告法》的广告，应当向广告监督管理机关通报并提出处理建议，广告监督管理机关应当依法作出处理。

第六十三条　药品价格和广告，本法未规定的，适用《中华人民共和国价格法》、《中华人民共和国广告法》的规定。

第八章　药品监督

第六十四条　药品监督管理部门有权按照法律、行政法规的规定对报经其审批的药品研制和药品的生产、经营以及医疗机构使用药品的事项进行监督检查，有关单位和个人不得拒绝和隐瞒。

药品监督管理部门进行监督检查时，必须出示证明文件，对监督检查中知悉的被检查人的技术秘密和业务秘密应当保密。

第六十五条　药品监督管理部门根据监督检查的需要，可以对药品质量进行抽查检验。抽查检验应当按照规定抽样，并不得收取任何费用。所需费用按照国务院规定列支。

药品监督管理部门对有证据证明可能危害人体健康的药品及其有关材料可以采取查封、扣押的行政强制措施，并在七日内作出行政处理决定；药品需要检验的，必须自检验报告书发出之日起十五日内作出行政处理决定。

第六十六条　国务院和省、自治区、直辖市人民政府的药品监督管理部门应当定期公告药品质量抽查检验的结果；公告不当的，必须在原公告范围内予以更正。

第六十七条　当事人对药品检验机构的检验结果有异议的，可以自收到药品检验结果之日起七日内向原药品检验机构或者上一级药品监督管理部门设置或者确定的药品检验机构申请复验，也可以直接向国务院药品监督管理部门设置或者确定的药品检验机构申请复验。受理复验的药品检验机构必须在国务院药品监督管理部门规定的时间内作出复验结论。

第六十八条　药品监督管理部门应当按照规定，依据《药品生产质量管理规范》、《药品经营质量管理规范》，对经其认证合格的药品生产企业、药品经营企业进行认证后的跟踪检查。

第六十九条　地方人民政府和药品监督管理部门不得以要求实施药品检验、审批等手段限制或者排斥非本地区药品生产企业依照本法规定生产的药品进入本地区。

第七十条　药品监督管理部门及其设置的药品检验机构和确定的专业从事药品检验的机构不得参与药品生产经营活动，不得以其名义推荐或者监制、监销药品。

药品监督管理部门及其设置的药品检验机构和确定的专业从事药品检验的机构的工作人员不得参与药品生产经营活动。

第七十一条　国家实行药品不良反应报告制度。药品生产企业、药品经营企业和医疗机构必须经常考察本单位所生产、经营、使用的药品质量、疗效和反应。发现可能与用药有关的严重不良反应，必须及时向当地省、自治区、直辖市人民政府药品监督管理部门和卫生行政部门报告。具体办法由国务院药品监督管理部门会同国务院卫生行政部门制定。

对已确认发生严重不良反应的药品，国务院或者省、自治区、直辖市人民政府的药品监督管理部门可以采取停止生产、销售、使用的紧急控制措施，并应当在五日内组织鉴定，自鉴定结论作出之日起十五日内依法作出行政处理决定。

第七十二条　药品生产企业、药品经营企业和医疗机构的药品检验机构或者人员，应当接受当地药品监督管理部门设置的药品检验机构的业务指导。

第九章　法律责任

第七十三条　未取得《药品生产许可证》、《药品经营许可证》或者《医疗机构制剂许可证》生产药品、经营药品的，依法予以取缔，没收违法生产、销售的药品和违法所得，并处违法生产、销售的药品（包括已售出的和未售出的药品，下同）货值金额二倍以上五倍以下的罚款；构成犯罪的，依法追究刑事责任。

第七十四条　生产、销售假药的，没收违法生产、销售的药品和违法所得，并处违法生产、销售药品货值金额二倍以上五倍以下的罚款；有药品批准证明文件的予以撤销，并责令停产、停业整顿；情节严重的，吊销《药品生产许可证》、《药品经营许可证》或者《医疗机构制剂许可证》；构成犯罪的，依法追究刑事责任。

第七十五条　生产、销售劣药的，没收违法生产、销售的药品和违法所得，并处违法生产、销售药品货值金额一倍以上三倍以下的罚款；情节严重的，责令停产、停业整顿或者撤销药品批准证明文件、吊销《药品生产许可证》、《药品经营许可证》或者《医疗机构制剂许可证》；构成犯罪的，依法追究刑事责任。

第七十六条　从事生产、销售假药及生产、销售劣药情节严重的企业或者其他单位，其直接负责的主管人员和其他直接责任人员十年内不得从事药品生产、经营活动。对生产者专门用于生产假药、劣药的原辅材料、包装材料、生产设备，予以没收。

第七十七条　知道或者应当知道属于假劣药品而为其提供运输、保管、仓储等便利条件的，没收全部运输、保管、仓储的收入，并处违法收入百分之五十以上三倍以下的罚款；构成犯罪的，依法追究刑事责任。

第七十八条　对假药、劣药的处罚通知，必须载明药品检验机构的质量检验结果；但是，本法第四十八条第三款第（一）、（二）、（五）、（六）项和第四十九条第三款规定的情形除外。

第七十九条　药品的生产企业、经营企业、药物非临床安全性评价研究机构、药物临床试验机构未按照规定实施《药品生产质量管理规范》、《药品经营质量管理规范》、药物非临床研究质量管理规范、药物临床试验质量管理规范的，给予警告，责令限期改正；逾期不改正的，责令停产、停业整顿，并处五千元以上二万元以下的罚款；情节严重的，吊销《药品生产许可证》、《药品经营许可证》和药物临床试验机构的资格。

第八十条　药品的生产企业、经营企业或者医疗机构违反本法第三十四条的规定，从无《药品生产许可证》、《药品经营许可证》的企业购进药品的，责令改正，没收违法购进的药品，并处违法购进药品货值金额二倍以上五倍以下的罚款；有违法所得的，没收违法所得；情节严重的，吊销《药品生产许可证》、《药品经营许可证》或者医疗机构执业许可证书。

第八十一条 进口已获得药品进口注册证书的药品，未按照本法规定向允许药品进口的口岸所在地的药品监督管理部门登记备案的，给予警告，责令限期改正；逾期不改正的，撤销进口药品注册证书。

第八十二条 伪造、变造、买卖、出租、出借许可证或者药品批准证明文件的，没收违法所得，并处违法所得一倍以上三倍以下的罚款；没有违法所得的，处二万元以上十万元以下的罚款；情节严重的，并吊销卖方、出租方、出借方的《药品生产许可证》、《药品经营许可证》、《医疗机构制剂许可证》或者撤销药品批准证明文件；构成犯罪的，依法追究刑事责任。

第八十三条 违反本法规定，提供虚假的证明、文件资料样品或者采取其他欺骗手段取得《药品生产许可证》、《药品经营许可证》、《医疗机构制剂许可证》或者药品批准证明文件的，吊销《药品生产许可证》、《药品经营许可证》、《医疗机构制剂许可证》或者撤销药品批准证明文件，五年内不受理其申请，并处一万元以上三万元以下的罚款。

第八十四条 医疗机构将其配制的制剂在市场销售的，责令改正，没收违法销售的制剂，并处违法销售制剂货值金额一倍以上三倍以下的罚款；有违法所得的，没收违法所得。

第八十五条 药品经营企业违反本法第十八条、第十九条规定的，责令改正，给予警告；情节严重的，吊销《药品经营许可证》。

第八十六条 药品标识不符合本法第五十四条规定的，除依法应当按照假药、劣药论处的外，责令改正，给予警告；情节严重的，撤销该药品的批准证明文件。

第八十七条 药品检验机构出具虚假检验报告，构成犯罪的，依法追究刑事责任；不构成犯罪的，责令改正，给予警告，对单位并处三万元以上五万元以下的罚款；对直接负责的主管人员和其他直接责任人员依法给予降级、撤职、开除的处分，并处三万元以下的罚款；有违法所得的，没收违法所得；情节严重的，撤销其检验资格。药品检验机构出具的检验结果不实，造成损失的，应当承担相应的赔偿责任。

第八十八条 本法第七十三条至第八十七条规定的行政处罚，由县级以上药品监督管理部门按照国务院药品监督管理部门规定的职责分工决定；吊销《药品生产许可证》、《药品经营许可证》、《医疗机构制剂许可证》、医疗机构执业许可证书或者撤销药品批准证明文件的，由原发证、批准的部门决定。

第八十九条 违反本法第五十五条、第五十六条、第五十七条关于药品价格管理的规定的，依照《中华人民共和国价格法》的规定处罚。

第九十条 药品的生产企业、经营企业、医疗机构在药品购销中暗中给予、收受回扣或者其他利益的，药品的生产企业、经营企业或者其代理人给予使用其药品的医疗机构的负责人、药品采购人员、医师等有关人员以财物或者其他利益的，由工商行政管理部门处一万元以上二十万元以下的罚款，有违法所得的，予以没收；情节严重的，由工商行政管理部门吊销药品生产企业、药品经营企业的营业执照，并通知药品监督管理部门，由药品监督管理部门吊销其《药品生产许可证》、《药品经营许可证》；构成犯罪的，依法追究刑事责任。

第九十一条 药品的生产企业、经营企业的负责人、采购人员等有关人员在药品购销中收受其他生产企业、经营企业或者其代理人给予的财物或者其他利益的，依法给予处分，没收违法所得；构成犯罪的，依法追究刑事责任。

医疗机构的负责人、药品采购人员、医师等有关人员收受药品生产企业、药品经营企业或者其代理人给予的财物或者其他利益的，由卫生行政部门或者本单位给予处分，没收违法所得；对违法行为情节严重的执业医师，由卫生行政部门吊销其执业证书；构成犯罪的，依法追究刑事责任。

第九十二条 违反本法有关药品广告的管理规定的，依照《中华人民共和国广告法》的规定处罚，并由发给广告批准文号的药品监督管理部门撤销广告批准文号，一年内不受理该品种的广告审批申请；构成犯罪的，依法追究刑事责任。

药品监督管理部门对药品广告不依法履行审查职责，批准发布的广告有虚假或者其他违反法律、行政法规的内容的，对直接负责的主管人员和其他直接责任人员依法给予行政处分；构成犯罪的，依法追究刑事责任。

第九十三条 药品的生产企业、经营企业、医疗机构违反本法规定，给药品使用者造成损害的，依法承担赔偿责任。

第九十四条 药品监督管理部门违反本法规定，有下列行为之一的，由其上级主管机关或者监察机关责令收回违法发给的证书、撤销药品批准证明文件，对直接负责的主管人员和其他直接责任人员依法给予行政处分；构成犯罪的，依法追究刑事责任：

（一）对不符合《药品生产质量管理规范》、《药品经营质量管理规范》的企业发给符合有关规范的认证证书的，或者对取得认证证书的企业未按照规定履行跟踪检查的职责，对不符合认证条件的企业未依法责令其改正或者撤销其认证证书的；

（二）对不符合法定条件的单位发给《药品生产许可证》、《药品经营许可证》或者《医疗机构制剂许可证》的；

（三）对不符合进口条件的药品发给进口药品注册证书的；

（四）对不具备临床试验条件或者生产条件而批准进行临床试验、发给新药证书、发给药品批准文号的。

第九十五条 药品监督管理部门或者其设置的药品检验机构或者其确定的专业从事药品检验的机构参与药品生产经营活动的，由其上级机关或者监察机关责令改正，有违法收入的予以没收；情节严重的，对直接负责的主管人员和其他直接责任人员依法给予行政处分。

药品监督管理部门或者其设置的药品检验机构或者其确定的专业从事药品检验的机构的工作人员参与药品生产经营活动的，依法给予行政处分。

第九十六条 药品监督管理部门或者其设置、确定的药品检验机构在药品监督检验中违法收取检验费用的，由政府有关部门责令退还，对直接负责的主管人员和其他直接责任人员依法给予行政处分。对违法收取检验费用情节严重的药品检验机构，撤销其检验资格。

第九十七条 药品监督管理部门应当依法履行监督检查职责，监督已取得《药品生产许可证》、《药品经营许可证》的企业依照本法规定从事药品生产、经营活动。

已取得《药品生产许可证》、《药品经营许可证》的企业生产、销售假药、劣药的，除依法追究该企业的法律责任外，对有失职、渎职行为的药品监督管理部门直接负责的主管人员和其他直接责任人员依法给予行政处分；构成犯罪的，依法追究刑事责任。

第九十八条 药品监督管理部门对下级药品监督管理部门违反本法的行政行为，责令限期改正；逾期不改正的，有权予以改变或者撤销。

第九十九条 药品监督管理人员滥用职权、徇私舞弊、玩忽职守，构成犯罪的，依法追究刑事责任；尚不构成犯罪的，依法给予行政处分。

第一百条 依照本法被吊销《药品生产许可证》、《药品经营许可证》的，由药品监督管理部门通知工商行政管理部门办理变更或者注销登记。

第一百零一条 本章规定的货值金额以违法生产、销售药品的标价计算；没有标价的，按照同类药品的市场价格计算。

第十章　附　则

第一百零二条 本法下列用语的含义是：

药品，是指用于预防、治疗、诊断人的疾病，有目的地调节人的生理机能并规定有适应证或者功能主治、用法和用量的物质，包括中药材、中药饮片、中成药、化学原料药及其制剂、抗生素、生化药品、放射性药品、血清、疫苗、血液制品和诊断药品等。

辅料，是指生产药品和调配处方时所用的赋形剂和附加剂。

药品生产企业，是指生产药品的专营企业或者兼营企业。

药品经营企业，是指经营药品的专营企业或者兼营企业。

第一百零三条 中药材的种植、采集和饲养的管理办法，由国务院另行制定。

第一百零四条 国家对预防性生物制品的流通实行特殊管理。具体办法由国务院制定。

第一百零五条 中国人民解放军执行本法的具体办法，由国务院、中央军事委员会依据本法制定。

第一百零六条 本法自 2001 年 12 月 1 日起施行。

《中华人民共和国传染病防治法》

（1989 年 2 月 21 日第七届全国人民代表大会常务委员会第六次会议通过，2004 年 8 月 28 日第十届全国人民代表大会常务委员会第十一次会议修订）

第一章　总　则

第一条　为了预防、控制和消除传染病的发生与流行，保障人体健康和公共卫生，制定本法。

第二条　国家对传染病防治实行预防为主的方针，防治结合、分类管理、依靠科学、依靠群众。

第三条　本法规定的传染病分为甲类、乙类和丙类。

甲类传染病是指：鼠疫、霍乱。

乙类传染病是指：传染性非典型肺炎、艾滋病、病毒性肝炎、脊髓灰质炎、人感染高致病性禽流感、麻疹、流行性出血热、狂犬病、流行性乙型脑炎、登革热、炭疽、细菌性和阿米巴性痢疾、肺结核、伤寒和副伤寒、流行性脑脊髓膜炎、百日咳、白喉、新生儿破伤风、猩红热、布鲁氏菌病、淋病、梅毒、钩端螺旋体病、血吸虫病、疟疾。

丙类传染病是指：流行性感冒、流行性腮腺炎、风疹、急性出血性结膜炎、麻风病、流行性和地方性斑疹伤寒、黑热病、包虫病、丝虫病，除霍乱、细菌性和阿米巴性痢疾、伤寒和副伤寒以外的感染性腹泻病。

上述规定以外的其他传染病，根据其暴发、流行情况和危害程度，需要列入乙类、丙类传染病的，由国务院卫生行政部门决定并予以公布。

第四条　对乙类传染病中传染性非典型肺炎、炭疽中的肺炭疽和人感染高致病性禽流感，采取本法所称甲类传染病的预防、控制措施。其他乙类传染病和突发原因不明的传染病需要采取本法所称甲类传染病的预防、控制措施的，由国务院卫生行政部门及时报经国务院批准后予以公布、实施。

省、自治区、直辖市人民政府对本行政区域内常见、多发的其他地方性传染病，可以根据情况决定按照乙类或者丙类传染病管理并予以公布，报国务院卫生行政部门备案。

第五条　各级人民政府领导传染病防治工作。

县级以上人民政府制定传染病防治规划并组织实施，建立健全传染病防治的疾病预防控制、医疗救治和监督管理体系。

第六条　国务院卫生行政部门主管全国传染病防治及其监督管理工作。县级以上地方人民政府卫生行政部门负责本行政区域内的传染病防治及其监督管理工作。

县级以上人民政府其他部门在各自的职责范围内负责传染病防治工作。

军队的传染病防治工作，依照本法和国家有关规定办理，由中国人民解放军卫生主管部门实施监督管理。

第七条 各级疾病预防控制机构承担传染病监测、预测、流行病学调查、疫情报告以及其他预防、控制工作。

医疗机构承担与医疗救治有关的传染病防治工作和责任区域内的传染病预防工作。城市社区和农村基层医疗机构在疾病预防控制机构的指导下，承担城市社区、农村基层相应的传染病防治工作。

第八条 国家发展现代医学和中医药等传统医学，支持和鼓励开展传染病防治的科学研究，提高传染病防治的科学技术水平。

国家支持和鼓励开展传染病防治的国际合作。

第九条 国家支持和鼓励单位和个人参与传染病防治工作。各级人民政府应当完善有关制度，方便单位和个人参与防治传染病的宣传教育、疫情报告、志愿服务和捐赠活动。

居民委员会、村民委员会应当组织居民、村民参与社区、农村的传染病预防与控制活动。

第十条 国家开展预防传染病的健康教育。新闻媒体应当无偿开展传染病防治和公共卫生教育的公益宣传。

各级各类学校应当对学生进行健康知识和传染病预防知识的教育。

医学院校应当加强预防医学教育和科学研究，对在校学生以及其他与传染病防治相关人员进行预防医学教育和培训，为传染病防治工作提供技术支持。

疾病预防控制机构、医疗机构应当定期对其工作人员进行传染病防治知识、技能的培训。

第十一条 对在传染病防治工作中做出显著成绩和贡献的单位和个人，给予表彰和奖励。

对因参与传染病防治工作致病、致残、死亡的人员，按照有关规定给予补助、抚恤。

第十二条 在中华人民共和国领域内的一切单位和个人，必须接受疾病预防控制机构、医疗机构有关传染病的调查、检验、采集样本、隔离治疗等预防、控制措施，如实提供有关情况。疾病预防控制机构、医疗机构不得泄露涉及个人隐私的有关信息、资料。

卫生行政部门以及其他有关部门、疾病预防控制机构和医疗机构因违法实施行政管理或者预防、控制措施，侵犯单位和个人合法权益的，有关单位和个人可以依法申请行政复议或者提起诉讼。

第二章 传染病预防

第十三条 各级人民政府组织开展群众性卫生活动，进行预防传染病的健康教育，倡导文明健康的生活方式，提高公众对传染病的防治意识和应对能力，加强环境卫生建设，消除鼠害和蚊、蝇等病媒生物的危害。

各级人民政府农业、水利、林业行政部门按照职责分工负责指导和组织消除农田、湖区、河流、牧场、林区的鼠害与血吸虫危害，以及其他传播传染病的动物和病媒生物的危害。

铁路、交通、民用航空行政部门负责组织消除交通工具以及相关场所的鼠害和蚊、蝇等病媒生物的危害。

第十四条　地方各级人民政府应当有计划地建设和改造公共卫生设施，改善饮用水卫生条件，对污水、污物、粪便进行无害化处置。

第十五条　国家实行有计划的预防接种制度。国务院卫生行政部门和省、自治区、直辖市人民政府卫生行政部门，根据传染病预防、控制的需要，制定传染病预防接种规划并组织实施。用于预防接种的疫苗必须符合国家质量标准。

国家对儿童实行预防接种证制度。国家免疫规划项目的预防接种实行免费。医疗机构、疾病预防控制机构与儿童的监护人应当相互配合，保证儿童及时接受预防接种。具体办法由国务院制定。

第十六条　国家和社会应当关心、帮助传染病患者、病原携带者和疑似传染病患者，使其得到及时救治。任何单位和个人不得歧视传染病患者、病原携带者和疑似传染病患者。

传染病患者、病原携带者和疑似传染病患者，在治愈前或者在排除传染病嫌疑前，不得从事法律、行政法规和国务院卫生行政部门规定禁止从事的易使该传染病扩散的工作。

第十七条　国家建立传染病监测制度。

国务院卫生行政部门制定国家传染病监测规划和方案。省、自治区、直辖市人民政府卫生行政部门根据国家传染病监测规划和方案，制定本行政区域的传染病监测计划和工作方案。

各级疾病预防控制机构对传染病的发生、流行以及影响其发生、流行的因素，进行监测；对国外发生、国内尚未发生的传染病或者国内新发生的传染病，进行监测。

第十八条　各级疾病预防控制机构在传染病预防控制中履行下列职责：

（一）实施传染病预防控制规划、计划和方案；

（二）收集、分析和报告传染病监测信息，预测传染病的发生、流行趋势；

（三）开展对传染病疫情和突发公共卫生事件的流行病学调查、现场处理及其效果评价；

（四）开展传染病实验室检测、诊断、病原学鉴定；

（五）实施免疫规划，负责预防性生物制品的使用管理；

（六）开展健康教育、咨询，普及传染病防治知识；

（七）指导、培训下级疾病预防控制机构及其工作人员开展传染病监测工作；

（八）开展传染病防治应用性研究和卫生评价，提供技术咨询。

国家、省级疾病预防控制机构负责对传染病发生、流行以及分布进行监测，对重大传染病流行趋势进行预测，提出预防控制对策，参与并指导对暴发的疫情进行调查处理，开展传染病病原学鉴定，建立检测质量控制体系，开展应用性研究和卫生评价。

设区的市和县级疾病预防控制机构负责传染病预防控制规划、方案的落实，组织实施免疫、消毒、控制病媒生物的危害，普及传染病防治知识，负责本地区疫情和突发公共卫生事件监测、报告，开展流行病学调查和常见病原微生物检测。

第十九条 国家建立传染病预警制度。

国务院卫生行政部门和省、自治区、直辖市人民政府根据传染病发生、流行趋势的预测，及时发出传染病预警，根据情况予以公布。

第二十条 县级以上地方人民政府应当制定传染病预防、控制预案，报上一级人民政府备案。

传染病预防、控制预案应当包括以下主要内容：

（一）传染病预防控制指挥部的组成和相关部门的职责；

（二）传染病的监测、信息收集、分析、报告、通报制度；

（三）疾病预防控制机构、医疗机构在发生传染病疫情时的任务与职责；

（四）传染病暴发、流行情况的分级以及相应的应急工作方案；

（五）传染病预防、疫点疫区现场控制，应急设施、设备、救治药品和医疗器械以及其他物资和技术的储备与调用。

地方人民政府和疾病预防控制机构接到国务院卫生行政部门或者省、自治区、直辖市人民政府发出的传染病预警后，应当按照传染病预防、控制预案，采取相应的预防、控制措施。

第二十一条 医疗机构必须严格执行国务院卫生行政部门规定的管理制度、操作规范，防止传染病的医源性感染和医院感染。

医疗机构应当确定专门的部门或者人员，承担传染病疫情报告、本单位的传染病预防、控制以及责任区域内的传染病预防工作；承担医疗活动中与医院感染有关的危险因素监测、安全防护、消毒、隔离和医疗废物处置工作。

疾病预防控制机构应当指定专门人员负责对医疗机构内传染病预防工作进行指导、考核，开展流行病学调查。

第二十二条 疾病预防控制机构、医疗机构的实验室和从事病原微生物实验的单位，应当符合国家规定的条件和技术标准，建立严格的监督管理制度，对传染病病原体样本按照规定的措施实行严格监督管理，严防传染病病原体的实验室感染和病原微生物的扩散。

第二十三条 采供血机构、生物制品生产单位必须严格执行国家有关规定，保证血液、血液制品的质量。禁止非法采集血液或者组织他人出卖血液。

疾病预防控制机构、医疗机构使用血液和血液制品，必须遵守国家有关规定，防止因输入血液、使用血液制品引起经血液传播疾病的发生。

第二十四条 各级人民政府应当加强艾滋病的防治工作，采取预防、控制措施，防止艾滋病的传播。具体办法由国务院制定。

第二十五条 县级以上人民政府农业、林业行政部门以及其他有关部门，依据各自的职责负责与人畜共患传染病有关的动物传染病的防治管理工作。

与人畜共患传染病有关的野生动物、家畜家禽，经检疫合格后，方可出售、运输。

第二十六条 国家建立传染病菌种、毒种库。

对传染病菌种、毒种和传染病检测样本的采集、保藏、携带、运输和使用实行分类管理，建立健全严格的管理制度。

对可能导致甲类传染病传播的以及国务院卫生行政部门规定的菌种、毒种和传染病检测样本，确需采集、保藏、携带、运输和使用的，须经省级以上人民政府卫生行政部门批准。具体办法由国务院制定。

第二十七条 对被传染病病原体污染的污水、污物、场所和物品，有关单位和个人必须在疾病预防控制机构的指导下或者按照其提出的卫生要求，进行严格消毒处理；拒绝消毒处理的，由当地卫生行政部门或者疾病预防控制机构进行强制消毒处理。

第二十八条 在国家确认的自然疫源地计划兴建水利、交通、旅游、能源等大型建设项目的，应当事先由省级以上疾病预防控制机构对施工环境进行卫生调查。建设单位应当根据疾病预防控制机构的意见，采取必要的传染病预防、控制措施。施工期间，建设单位应当设专人负责工地上的卫生防疫工作。工程竣工后，疾病预防控制机构应当对可能发生的传染病进行监测。

第二十九条 用于传染病防治的消毒产品、饮用水供水单位供应的饮用水和涉及饮用水卫生安全的产品，应当符合国家卫生标准和卫生规范。

饮用水供水单位从事生产或者供应活动，应当依法取得卫生许可证。

生产用于传染病防治的消毒产品的单位和生产用于传染病防治的消毒产品，应当经省级以上人民政府卫生行政部门审批。具体办法由国务院制定。

第三章 疫情报告、通报和公布

第三十条 疾病预防控制机构、医疗机构和采供血机构及其执行职务的人员发现本法规定的传染病疫情或者发现其他传染病暴发、流行以及突发原因不明的传染病时，应当遵循疫情报告属地管理原则，按照国务院规定的或者国务院卫生行政部门规定的内容、程序、方式和时限报告。

军队医疗机构向社会公众提供医疗服务，发现前款规定的传染病疫情时，应当按照国务院卫生行政部门的规定报告。

第三十一条 任何单位和个人发现传染病患者或者疑似传染病患者时，应当及时向附近的疾病预防控制机构或者医疗机构报告。

第三十二条 港口、机场、铁路疾病预防控制机构以及国境卫生检疫机关发现甲类传染病患者、病原携带者、疑似传染病患者时，应当按照国家有关规定立即向国境口岸所在地的疾病预防控制机构或者所在地县级以上地方人民政府卫生行政部门报告并互相通报。

第三十三条 疾病预防控制机构应当主动收集、分析、调查、核实传染病疫情信息。接到甲类、乙类传染病疫情报告或者发现传染病暴发、流行时，应当立即报告当地卫生行政部门，由当地卫生行政部门立即报告当地人民政府，同时报告上级卫生行政部门和国务院卫生行政部门。

疾病预防控制机构应当设立或者指定专门的部门、人员负责传染病疫情信息管理工作，及时对疫情报告进行核实、分析。

第三十四条 县级以上地方人民政府卫生行政部门应当及时向本行政区域内的疾病预防控制机构和医疗机构通报传染病疫情以及监测、预警的相关信息。接到通报的疾病预防控制机构和医疗机构应当及时告知本单位的有关人员。

第三十五条 国务院卫生行政部门应当及时向国务院其他有关部门和各省、自治区、直辖市人民政府卫生行政部门通报全国传染病疫情以及监测、预警的相关信息。

毗邻的以及相关的地方人民政府卫生行政部门，应当及时互相通报本行政区域的传染病疫情以及监测、预警的相关信息。

县级以上人民政府有关部门发现传染病疫情时，应当及时向同级人民政府卫生行政部门通报。

中国人民解放军卫生主管部门发现传染病疫情时，应当向国务院卫生行政部门通报。

第三十六条 动物防疫机构和疾病预防控制机构，应当及时互相通报动物间和人间发生的人畜共患传染病疫情以及相关信息。

第三十七条 依照本法的规定负有传染病疫情报告职责的人民政府有关部门、疾病预防控制机构、医疗机构、采供血机构及其工作人员，不得隐瞒、谎报、缓报传染病疫情。

第三十八条 国家建立传染病疫情信息公布制度。

国务院卫生行政部门定期公布全国传染病疫情信息。省、自治区、直辖市人民政府卫生行政部门定期公布本行政区域的传染病疫情信息。

传染病暴发、流行时，国务院卫生行政部门负责向社会公布传染病疫情信息，并可以授权省、自治区、直辖市人民政府卫生行政部门向社会公布本行政区域的传染病疫情信息。

公布传染病疫情信息应当及时、准确。

第四章 疫情控制

第三十九条 医疗机构发现甲类传染病时，应当及时采取下列措施：

（一）对患者、病原携带者，予以隔离治疗，隔离期限根据医学检查结果确定；

（二）对疑似患者，确诊前在指定场所单独隔离治疗；

（三）对医疗机构内的患者、病原携带者、疑似患者的密切接触者，在指定场所进行医学观察和采取其他必要的预防措施。

拒绝隔离治疗或者隔离期未满擅自脱离隔离治疗的，可以由公安机关协助医疗机构采取强制隔离治疗措施。

医疗机构发现乙类或者丙类传染病患者，应当根据病情采取必要的治疗和控制传播措施。

医疗机构对本单位内被传染病病原体污染的场所、物品以及医疗废物，必须依照法律、法规的规定实施消毒和无害化处置。

第四十条　疾病预防控制机构发现传染病疫情或者接到传染病疫情报告时，应当及时采取下列措施：

（一）对传染病疫情进行流行病学调查，根据调查情况提出划定疫点、疫区的建议，对被污染的场所进行卫生处理，对密切接触者，在指定场所进行医学观察和采取其他必要的预防措施，并向卫生行政部门提出疫情控制方案；

（二）传染病暴发、流行时，对疫点、疫区进行卫生处理，向卫生行政部门提出疫情控制方案，并按照卫生行政部门的要求采取措施；

（三）指导下级疾病预防控制机构实施传染病预防、控制措施，组织、指导有关单位对传染病疫情的处理。

第四十一条　对已经发生甲类传染病病例的场所或者该场所内的特定区域的人员，所在地的县级以上地方人民政府可以实施隔离措施，并同时向上一级人民政府报告；接到报告的上级人民政府应当即时作出是否批准的决定。上级人民政府作出不予批准决定的，实施隔离措施的人民政府应当立即解除隔离措施。

在隔离期间，实施隔离措施的人民政府应当对被隔离人员提供生活保障；被隔离人员有工作单位的，所在单位不得停止支付其隔离期间的工作报酬。

隔离措施的解除，由原决定机关决定并宣布。

第四十二条　传染病暴发、流行时，县级以上地方人民政府应当立即组织力量，按照预防、控制预案进行防治，切断传染病的传播途径，必要时，报经上一级人民政府决定，可以采取下列紧急措施并予以公告：

（一）限制或者停止集市、影剧院演出或者其他人群聚集的活动；

（二）停工、停业、停课；

（三）封闭或者封存被传染病病原体污染的公共饮用水源、食品以及相关物品；

（四）控制或者扑杀染疫野生动物、家畜家禽；

（五）封闭可能造成传染病扩散的场所。

上级人民政府接到下级人民政府关于采取前款所列紧急措施的报告时，应当即时作出决定。

紧急措施的解除，由原决定机关决定并宣布。

第四十三条 甲类、乙类传染病暴发、流行时，县级以上地方人民政府报经上一级人民政府决定，可以宣布本行政区域部分或者全部为疫区；国务院可以决定并宣布跨省、自治区、直辖市的疫区。县级以上地方人民政府可以在疫区内采取本法第四十二条规定的紧急措施，并可以对出入疫区的人员、物资和交通工具实施卫生检疫。

省、自治区、直辖市人民政府可以决定对本行政区域内的甲类传染病疫区实施封锁；但是，封锁大、中城市的疫区或者封锁跨省、自治区、直辖市的疫区，以及封锁疫区导致中断干线交通或者封锁国境的，由国务院决定。

疫区封锁的解除，由原决定机关决定并宣布。

第四十四条 发生甲类传染病时，为了防止该传染病通过交通工具及其乘运的人员、物资传播，可以实施交通卫生检疫。具体办法由国务院制定。

第四十五条 传染病暴发、流行时，根据传染病疫情控制的需要，国务院有权在全国范围或者跨省、自治区、直辖市范围内，县级以上地方人民政府有权在本行政区域内紧急调集人员或者调用储备物资，临时征用房屋、交通工具以及相关设施、设备。

紧急调集人员的，应当按照规定给予合理报酬。临时征用房屋、交通工具以及相关设施、设备的，应当依法给予补偿；能返还的，应当及时返还。

第四十六条 患甲类传染病、炭疽死亡的，应当将尸体立即进行卫生处理，就近火化。患其他传染病死亡的，必要时，应当将尸体进行卫生处理后火化或者按照规定深埋。

为了查找传染病病因，医疗机构在必要时可以按照国务院卫生行政部门的规定，对传染病患者尸体或者疑似传染病患者尸体进行解剖查验，并应当告知死者家属。

第四十七条 疫区中被传染病病原体污染或者可能被传染病病原体污染的物品，经消毒可以使用的，应当在当地疾病预防控制机构的指导下，进行消毒处理后，方可使用、出售和运输。

第四十八条 发生传染病疫情时，疾病预防控制机构和省级以上人民政府卫生行政部门指派的其他与传染病有关的专业技术机构，可以进入传染病疫点、疫区进行调查、采集样本、技术分析和检验。

第四十九条 传染病暴发、流行时，药品和医疗器械生产、供应单位应当及时生产、供应防治传染病的药品和医疗器械。铁路、交通、民用航空经营单位必须优先运送处理传染病疫情的人员以及防治传染病的药品和医疗器械。县级以上人民政府有关部门应当做好组织协调工作。

第五章　医疗救治

第五十条 县级以上人民政府应当加强和完善传染病医疗救治服务网络的建设，指定具备传染病救治条件和能力的医疗机构承担传染病救治任务，或者根据传染病救治需要设置传染病医院。

第五十一条　医疗机构的基本标准、建筑设计和服务流程，应当符合预防传染病医院感染的要求。

医疗机构应当按照规定对使用的医疗器械进行消毒；对按照规定一次使用的医疗器具，应当在使用后予以销毁。

医疗机构应当按照国务院卫生行政部门规定的传染病诊断标准和治疗要求，采取相应措施，提高传染病医疗救治能力。

第五十二条　医疗机构应当对传染病患者或者疑似传染病患者提供医疗救护、现场救援和接诊治疗，书写病历记录以及其他有关资料，并妥善保管。

医疗机构应当实行传染病预检、分诊制度；对传染病患者、疑似传染病患者，应当引导至相对隔离的分诊点进行初诊。医疗机构不具备相应救治能力的，应当将患者及其病历记录复印件一并转至具备相应救治能力的医疗机构。具体办法由国务院卫生行政部门规定。

第六章　监督管理

第五十三条　县级以上人民政府卫生行政部门对传染病防治工作履行下列监督检查职责：

（一）对下级人民政府卫生行政部门履行本法规定的传染病防治职责进行监督检查；

（二）对疾病预防控制机构、医疗机构的传染病防治工作进行监督检查；

（三）对采供血机构的采供血活动进行监督检查；

（四）对用于传染病防治的消毒产品及其生产单位进行监督检查，并对饮用水供水单位从事生产或者供应活动以及涉及饮用水卫生安全的产品进行监督检查；

（五）对传染病菌种、毒种和传染病检测样本的采集、保藏、携带、运输、使用进行监督检查；

（六）对公共场所和有关单位的卫生条件和传染病预防、控制措施进行监督检查。

省级以上人民政府卫生行政部门负责组织对传染病防治重大事项的处理。

第五十四条　县级以上人民政府卫生行政部门在履行监督检查职责时，有权进入被检查单位和传染病疫情发生现场调查取证，查阅或者复制有关的资料和采集样本。被检查单位应当予以配合，不得拒绝、阻挠。

第五十五条　县级以上地方人民政府卫生行政部门在履行监督检查职责时，发现被传染病病原体污染的公共饮用水源、食品以及相关物品，如不及时采取控制措施可能导致传染病传播、流行的，可以采取封闭公共饮用水源、封存食品以及相关物品或者暂停销售的临时控制措施，并予以检验或者进行消毒。经检验，属于被污染的食品，应当予以销毁；对未被污染的食品或者经消毒后可以使用的物品，应当解除控制措施。

第五十六条　卫生行政部门工作人员依法执行职务时，应当不少于两人，并出示执法证件，填写卫生执法文书。

卫生执法文书经核对无误后，应当由卫生执法人员和当事人签名。当事人拒绝签名的，卫生执法人员应当注明情况。

第五十七条　卫生行政部门应当依法建立健全内部监督制度，对其工作人员依据法定职权和程序履行职责的情况进行监督。

上级卫生行政部门发现下级卫生行政部门不及时处理职责范围内的事项或者不履行职责的，应当责令纠正或者直接予以处理。

第五十八条　卫生行政部门及其工作人员履行职责，应当自觉接受社会和公民的监督。单位和个人有权向上级人民政府及其卫生行政部门举报违反本法的行为。接到举报的有关人民政府或者其卫生行政部门，应当及时调查处理。

第七章　保障措施

第五十九条　国家将传染病防治工作纳入国民经济和社会发展计划，县级以上地方人民政府将传染病防治工作纳入本行政区域的国民经济和社会发展计划。

第六十条　县级以上地方人民政府按照本级政府职责负责本行政区域内传染病预防、控制、监督工作的日常经费。

国务院卫生行政部门会同国务院有关部门，根据传染病流行趋势，确定全国传染病预防、控制、救治、监测、预测、预警、监督检查等项目。中央财政对困难地区实施重大传染病防治项目给予补助。

省、自治区、直辖市人民政府根据本行政区域内传染病流行趋势，在国务院卫生行政部门确定的项目范围内，确定传染病预防、控制、监督等项目，并保障项目的实施经费。

第六十一条　国家加强基层传染病防治体系建设，扶持贫困地区和少数民族地区的传染病防治工作。

地方各级人民政府应当保障城市社区、农村基层传染病预防工作的经费。

第六十二条　国家对患有特定传染病的困难人群实行医疗救助，减免医疗费用。具体办法由国务院卫生行政部门会同国务院财政部门等部门制定。

第六十三条　县级以上人民政府负责储备防治传染病的药品、医疗器械和其他物资，以备调用。

第六十四条　对从事传染病预防、医疗、科研、教学、现场处理疫情的人员，以及在生产、工作中接触传染病病原体的其他人员，有关单位应当按照国家规定，采取有效的卫生防护措施和医疗保健措施，并给予适当的津贴。

第八章　法律责任

第六十五条　地方各级人民政府未依照本法的规定履行报告职责，或者隐瞒、谎报、缓报传染病疫情，或者在传染病暴发、流行时，未及时组织救治、采取控制措施的，由上级人民政府责令改正，通报批评；造成传染病传播、流行或者其他严重后果的，对负有责任的主管人员，依法给予行政处分；构成犯罪的，依法追究刑事责任。

第六十六条　县级以上人民政府卫生行政部门违反本法规定，有下列情形之一的，由本级人民政府、上级人民政府卫生行政部门责令改正，通报批评；造成传染病传播、流行或者其他严重后果的，对负有责任的主管人员和其他直接责任人员，依法给予行政处分；构成犯罪的，依法追究刑事责任：

（一）未依法履行传染病疫情通报、报告或者公布职责，或者隐瞒、谎报、缓报传染病疫情的；

（二）发生或者可能发生传染病传播时未及时采取预防、控制措施的；

（三）未依法履行监督检查职责，或者发现违法行为不及时查处的；

（四）未及时调查、处理单位和个人对下级卫生行政部门不履行传染病防治职责的举报的；

（五）违反本法的其他失职、渎职行为。

第六十七条　县级以上人民政府有关部门未依照本法的规定履行传染病防治和保障职责的，由本级人民政府或者上级人民政府有关部门责令改正，通报批评；造成传染病传播、流行或者其他严重后果的，对负有责任的主管人员和其他直接责任人员，依法给予行政处分；构成犯罪的，依法追究刑事责任。

第六十八条　疾病预防控制机构违反本法规定，有下列情形之一的，由县级以上人民政府卫生行政部门责令限期改正，通报批评，给予警告；对负有责任的主管人员和其他直接责任人员，依法给予降级、撤职、开除的处分，并可以依法吊销有关责任人员的执业证书；构成犯罪的，依法追究刑事责任：

（一）未依法履行传染病监测职责的；

（二）未依法履行传染病疫情报告、通报职责，或者隐瞒、谎报、缓报传染病疫情的；

（三）未主动收集传染病疫情信息，或者对传染病疫情信息和疫情报告未及时进行分析、调查、核实的；

（四）发现传染病疫情时，未依据职责及时采取本法规定的措施的；

（五）故意泄露传染病患者、病原携带者、疑似传染病患者、密切接触者涉及个人隐私的有关信息、资料的。

第六十九条　医疗机构违反本法规定，有下列情形之一的，由县级以上人民政府卫生行政部门责令改正，通报批评，给予警告；造成传染病传播、流行或者其他严重后果的，对负有责任的主管人员和其他直接责任人员，依法给予降级、撤职、开除的处分，并可以依法吊销有关责任人员的执业证书；构成犯罪的，依法追究刑事责任：

（一）未按照规定承担本单位的传染病预防、控制工作、医院感染控制任务和责任区域内的传染病预防工作的；

（二）未按照规定报告传染病疫情，或者隐瞒、谎报、缓报传染病疫情的；

（三）发现传染病疫情时，未按照规定对传染病患者、疑似传染病患者提供医疗救护、现场救援、接诊、转诊的，或者拒绝接受转诊的；

（四）未按照规定对本单位内被传染病病原体污染的场所、物品以及医疗废物实施消毒或者无害化处置的；

（五）未按照规定对医疗器械进行消毒，或者对按照规定一次使用的医疗器具未予销毁，再次使用的；

（六）在医疗救治过程中未按照规定保管医学记录资料的；

（七）故意泄露传染病患者、病原携带者、疑似传染病患者、密切接触者涉及个人隐私的有关信息、资料的。

第七十条　采供血机构未按照规定报告传染病疫情，或者隐瞒、谎报、缓报传染病疫情，或者未执行国家有关规定，导致因输入血液引起经血液传播疾病发生的，由县级以上人民政府卫生行政部门责令改正，通报批评，给予警告；造成传染病传播、流行或者其他严重后果的，对负有责任的主管人员和其他直接责任人员，依法给予降级、撤职、开除的处分，并可以依法吊销采供血机构的执业许可证；构成犯罪的，依法追究刑事责任。

非法采集血液或者组织他人出卖血液的，由县级以上人民政府卫生行政部门予以取缔，没收违法所得，可以并处十万元以下的罚款；构成犯罪的，依法追究刑事责任。

第七十一条　国境卫生检疫机关、动物防疫机构未依法履行传染病疫情通报职责的，由有关部门在各自职责范围内责令改正，通报批评；造成传染病传播、流行或者其他严重后果的，对负有责任的主管人员和其他直接责任人员，依法给予降级、撤职、开除的处分；构成犯罪的，依法追究刑事责任。

第七十二条　铁路、交通、民用航空经营单位未依照本法的规定优先运送处理传染病疫情的人员以及防治传染病的药品和医疗器械的，由有关部门责令限期改正，给予警告；造成严重后果的，对负有责任的主管人员和其他直接责任人员，依法给予降级、撤职、开除的处分。

第七十三条　违反本法规定，有下列情形之一，导致或者可能导致传染病传播、流行的，由县级以上人民政府卫生行政部门责令限期改正，没收违法所得，可以并处五万元以下的罚款；已取得许可证的，原发证部门可以依法暂扣或者吊销许可证；构成犯罪的，依法追究刑事责任：

（一）饮用水供水单位供应的饮用水不符合国家卫生标准和卫生规范的；

（二）涉及饮用水卫生安全的产品不符合国家卫生标准和卫生规范的；

（三）用于传染病防治的消毒产品不符合国家卫生标准和卫生规范的；

（四）出售、运输疫区中被传染病病原体污染或者可能被传染病病原体污染的物品，未进行消毒处理的；

（五）生物制品生产单位生产的血液制品不符合国家质量标准的。

第七十四条 违反本法规定，有下列情形之一的，由县级以上地方人民政府卫生行政部门责令改正，通报批评，给予警告，已取得许可证的，可以依法暂扣或者吊销许可证；造成传染病传播、流行以及其他严重后果的，对负有责任的主管人员和其他直接责任人员，依法给予降级、撤职、开除的处分，并可以依法吊销有关责任人员的执业证书；构成犯罪的，依法追究刑事责任：

（一）疾病预防控制机构、医疗机构和从事病原微生物实验的单位，不符合国家规定的条件和技术标准，对传染病病原体样本未按照规定进行严格管理，造成实验室感染和病原微生物扩散的；

（二）违反国家有关规定，采集、保藏、携带、运输和使用传染病菌种、毒种和传染病检测样本的；

（三）疾病预防控制机构、医疗机构未执行国家有关规定，导致因输入血液、使用血液制品引起经血液传播疾病发生的。

第七十五条 未经检疫出售、运输与人畜共患传染病有关的野生动物、家畜家禽的，由县级以上地方人民政府畜牧兽医行政部门责令停止违法行为，并依法给予行政处罚。

第七十六条 在国家确认的自然疫源地兴建水利、交通、旅游、能源等大型建设项目，未经卫生调查进行施工的，或者未按照疾病预防控制机构的意见采取必要的传染病预防、控制措施的，由县级以上人民政府卫生行政部门责令限期改正，给予警告，处五千元以上三万元以下的罚款；逾期不改正的，处三万元以上十万元以下的罚款，并可以提请有关人民政府依据职责权限，责令停建、关闭。

第七十七条 单位和个人违反本法规定，导致传染病传播、流行，给他人人身、财产造成损害的，应当依法承担民事责任。

第九章 附 则

第七十八条 本法中下列用语的含义：

（一）传染病患者、疑似传染病患者：指根据国务院卫生行政部门发布的《中华人民共和国传染病防治法规定管理的传染病诊断标准》，符合传染病患者和疑似传染病患者诊断标准的人。

（二）病原携带者：指感染病原体无临床症状但能排出病原体的人。

（三）流行病学调查：指对人群中疾病或者健康状况的分布及其决定因素进行调查研究，提出疾病预防控制措施及保健对策。

（四）疫点：指病原体从传染源向周围播散的范围较小或者单个疫源地。

（五）疫区：指传染病在人群中暴发、流行，其病原体向周围播散时所能波及的地区。

（六）人畜共患传染病：指人与脊椎动物共同罹患的传染病，如鼠疫、狂犬病、血吸虫病等。

（七）自然疫源地：指某些可引起人类传染病的病原体在自然界的野生动物中长期存在和循环的地区。

（八）病媒生物：指能够将病原体从人或者其他动物传播给人的生物，如蚊、蝇、蚤类等。

（九）医源性感染：指在医学服务中，因病原体传播引起的感染。

（十）医院感染：指住院患者在医院内获得的感染，包括在住院期间发生的感染和在医院内获得出院后发生的感染，但不包括入院前已开始或者入院时已处于潜伏期的感染。医院工作人员在医院内获得的感染也属医院感染。

（十一）实验室感染：指从事实验室工作时，因接触病原体所致的感染。

（十二）菌种、毒种：指可能引起本法规定的传染病发生的细菌菌种、病毒毒种。

（十三）消毒：指用化学、物理、生物的方法杀灭或者消除环境中的病原微生物。

（十四）疾病预防控制机构：指从事疾病预防控制活动的疾病预防控制中心以及与上述机构业务活动相同的单位。

（十五）医疗机构：指按照《医疗机构管理条例》取得医疗机构执业许可证，从事疾病诊断、治疗活动的机构。

第七十九条 传染病防治中有关食品、药品、血液、水、医疗废物和病原微生物的管理以及动物防疫和国境卫生检疫，本法未规定的，分别适用其他有关法律、行政法规的规定。

第八十条 本法自 2004 年 12 月 1 日起施行。

《突发公共卫生事件应急条例》

（2003 年 5 月 9 日，国务院总理温家宝签署国务院第 376 号令，公布施行本条例）

第一章 总 则

第一条 为了有效预防、及时控制和消除突发公共卫生事件的危害，保障公众身体健康与生命安全，维护正常的社会秩序，制定本条例。

第二条 本条例所称突发公共卫生事件（以下简称突发事件），是指突然发生，造成或者可能造成社会公众健康严重损害的重大传染病疫情、群体性不明原因疾病、重大食物和职业中毒以及其他严重影响公众健康的事件。

第三条 突发事件发生后，国务院设立全国突发事件应急处理指挥部，由国务院有关部门和军队有关部门组成,国务院主管领导人担任总指挥,负责对全国突发事件应急处理的统一领导、统一指挥。

国务院卫生行政主管部门和其他有关部门,在各自的职责范围内做好突发事件应急处理的有关工作。

第四条　突发事件发生后,省、自治区、直辖市人民政府成立地方突发事件应急处理指挥部,省、自治区、直辖市人民政府主要领导人担任总指挥,负责领导、指挥本行政区域内突发事件应急处理工作。

县级以上地方人民政府卫生行政主管部门,具体负责组织突发事件的调查、控制和医疗救治工作。

县级以上地方人民政府有关部门,在各自的职责范围内做好突发事件应急处理的有关工作。

第五条　突发事件应急工作,应当遵循预防为主、常备不懈的方针,贯彻统一领导、分级负责、反应及时、措施果断、依靠科学、加强合作的原则。

第六条　县级以上各级人民政府应当组织开展防治突发事件相关科学研究,建立突发事件应急流行病学调查、传染源隔离、医疗救护、现场处置、监督检查、监测检验、卫生防护等有关物资、设备、设施、技术与人才资源储备,所需经费列入本级政府财政预算。

国家对边远贫困地区突发事件应急工作给予财政支持。

第七条　国家鼓励、支持开展突发事件监测、预警、反应处理有关技术的国际交流与合作。

第八条　国务院有关部门和县级以上地方人民政府及其有关部门,应当建立严格的突发事件防范和应急处理责任制,切实履行各自的职责,保证突发事件应急处理工作的正常进行。

第九条　县级以上各级人民政府及其卫生行政主管部门,应当对参加突发事件应急处理的医疗卫生人员,给予适当补助和保健津贴;对参加突发事件应急处理作出贡献的人员,给予表彰和奖励;对因参与应急处理工作致病、致残、死亡的人员,按照国家有关规定,给予相应的补助和抚恤。

第二章　预防与应急准备

第十条　国务院卫生行政主管部门按照分类指导、快速反应的要求,制定全国突发事件应急预案,报请国务院批准。

省、自治区、直辖市人民政府根据全国突发事件应急预案,结合本地实际情况,制定本行政区域的突发事件应急预案。

第十一条　全国突发事件应急预案应当包括以下主要内容:

(一)突发事件应急处理指挥部的组成和相关部门的职责;

（二）突发事件的监测与预警；

（三）突发事件信息的收集、分析、报告、通报制度；

（四）突发事件应急处理技术和监测机构及其任务；

（五）突发事件的分级和应急处理工作方案；

（六）突发事件预防、现场控制，应急设施、设备、救治药品和医疗器械以及其他物资和技术的储备与调度；

（七）突发事件应急处理专业队伍的建设和培训。

第十二条 突发事件应急预案应当根据突发事件的变化和实施中发现的问题及时进行修订、补充。

第十三条 地方各级人民政府应当依照法律、行政法规的规定，做好传染病预防和其他公共卫生工作，防范突发事件的发生。

县级以上各级人民政府卫生行政主管部门和其他有关部门，应当对公众开展突发事件应急知识的专门教育，增强全社会对突发事件的防范意识和应对能力。

第十四条 国家建立统一的突发事件预防控制体系。

县级以上地方人民政府应当建立和完善突发事件监测与预警系统。

县级以上各级人民政府卫生行政主管部门，应当指定机构负责开展突发事件的日常监测，并确保监测与预警系统的正常运行。

第十五条 监测与预警工作应当根据突发事件的类别，制定监测计划，科学分析、综合评价监测数据。对早期发现的潜在隐患以及可能发生的突发事件，应当依照本条例规定的报告程序和时限及时报告。

第十六条 国务院有关部门和县级以上地方人民政府及其有关部门，应当根据突发事件应急预案的要求，保证应急设施、设备、救治药品和医疗器械等物资储备。

第十七条 县级以上各级人民政府应当加强急救医疗服务网络的建设，配备相应的医疗救治药物、技术、设备和人员，提高医疗卫生机构应对各类突发事件的救治能力。

设区的市级以上地方人民政府应当设置与传染病防治工作需要相适应的传染病专科医院，或者指定具备传染病防治条件和能力的医疗机构承担传染病防治任务。

第十八条 县级以上地方人民政府卫生行政主管部门，应当定期对医疗卫生机构和人员开展突发事件应急处理相关知识、技能的培训，定期组织医疗卫生机构进行突发事件应急演练，推广最新知识和先进技术。

第三章 报告与信息发布

第十九条 国家建立突发事件应急报告制度。

国务院卫生行政主管部门制定突发事件应急报告规范，建立重大、紧急疫情信息报告系统。

有下列情形之一的，省、自治区、直辖市人民政府应当在接到报告 1 小时内，向国务院卫生行政主管部门报告：

（一）发生或者可能发生传染病暴发、流行的；

（二）发生或者发现不明原因的群体性疾病的；

（三）发生传染病菌种、毒种丢失的；

（四）发生或者可能发生重大食物和职业中毒事件的。

国务院卫生行政主管部门对可能造成重大社会影响的突发事件，应当立即向国务院报告。

第二十条　突发事件监测机构、医疗卫生机构和有关单位发现有本条例第十九条规定情形之一的，应当在 2 小时内向所在地县级人民政府卫生行政主管部门报告；接到报告的卫生行政主管部门应当在 2 小时内向本级人民政府报告，并同时向上级人民政府卫生行政主管部门和国务院卫生行政主管部门报告。

县级人民政府应当在接到报告后 2 小时内向设区的市级人民政府或者上一级人民政府报告；设区的市级人民政府应当在接到报告后 2 小时内向省、自治区、直辖市人民政府报告。

第二十一条　任何单位和个人对突发事件，不得隐瞒、缓报、谎报或者授意他人隐瞒、缓报、谎报。

第二十二条　接到报告的地方人民政府、卫生行政主管部门依照本条例规定报告的同时，应当立即组织力量对报告事项调查核实、确证，采取必要的控制措施，并及时报告调查情况。

第二十三条　国务院卫生行政主管部门应当根据发生突发事件的情况，及时向国务院有关部门和各省、自治区、直辖市人民政府卫生行政主管部门以及军队有关部门通报。

突发事件发生地的省、自治区、直辖市人民政府卫生行政主管部门，应当及时向毗邻省、自治区、直辖市人民政府卫生行政主管部门通报。

接到通报的省、自治区、直辖市人民政府卫生行政主管部门，必要时应当及时通知本行政区域内的医疗卫生机构。

县级以上地方人民政府有关部门，已经发生或者发现可能引起突发事件的情形时，应当及时向同级人民政府卫生行政主管部门通报。

第二十四条　国家建立突发事件举报制度，公布统一的突发事件报告、举报电话。

任何单位和个人有权向人民政府及其有关部门报告突发事件隐患，有权向上级人民政府及其有关部门举报地方人民政府及其有关部门不履行突发事件应急处理职责，或者不按照规定履行职责的情况。接到报告、举报的有关人民政府及其有关部门，应当立即组织对突发事件隐患、不履行或者不按照规定履行突发事件应急处理职责的情况进行调查处理。

对举报突发事件有功的单位和个人，县级以上各级人民政府及其有关部门应当予以奖励。

第二十五条 国家建立突发事件的信息发布制度。

国务院卫生行政主管部门负责向社会发布突发事件的信息。必要时，可以授权省、自治区、直辖市人民政府卫生行政主管部门向社会发布本行政区域内突发事件的信息。

信息发布应当及时、准确、全面。

第四章 应急处理

第二十六条 突发事件发生后，卫生行政主管部门应当组织专家对突发事件进行综合评估，初步判断突发事件的类型，提出是否启动突发事件应急预案的建议。

第二十七条 在全国范围内或者跨省、自治区、直辖市范围内启动全国突发事件应急预案，由国务院卫生行政主管部门报国务院批准后实施。省、自治区、直辖市启动突发事件应急预案，由省、自治区、直辖市人民政府决定，并向国务院报告。

第二十八条 全国突发事件应急处理指挥部对突发事件应急处理工作进行督察和指导，地方各级人民政府及其有关部门应当予以配合。

省、自治区、直辖市突发事件应急处理指挥部对本行政区域内突发事件应急处理工作进行督察和指导。

第二十九条 省级以上人民政府卫生行政主管部门或者其他有关部门指定的突发事件应急处理专业技术机构，负责突发事件的技术调查、确证、处置、控制和评价工作。

第三十条 国务院卫生行政主管部门对新发现的突发传染病，根据危害程度、流行强度，依照《中华人民共和国传染病防治法》的规定及时宣布为法定传染病；宣布为甲类传染病的，由国务院决定。

第三十一条 应急预案启动前，县级以上各级人民政府有关部门应当根据突发事件的实际情况，做好应急处理准备，采取必要的应急措施。

应急预案启动后，突发事件发生地的人民政府有关部门，应当根据预案规定的职责要求，服从突发事件应急处理指挥部的统一指挥，立即到达规定岗位，采取有关的控制措施。

医疗卫生机构、监测机构和科学研究机构，应当服从突发事件应急处理指挥部的统一指挥，相互配合、协作，集中力量开展相关的科学研究工作。

第三十二条 突发事件发生后，国务院有关部门和县级以上地方人民政府及其有关部门，应当保证突发事件应急处理所需的医疗救护设备、救治药品、医疗器械等物资的生产、供应；铁路、交通、民用航空行政主管部门应当保证及时运送。

第三十三条 根据突发事件应急处理的需要，突发事件应急处理指挥部有权紧急调集人员、储备的物资、交通工具以及相关设施、设备；必要时，对人员进行疏散或者隔离，并可以依法对传染病疫区实行封锁。

第三十四条 突发事件应急处理指挥部根据突发事件应急处理的需要，可以对食物和水源采取控制措施。

县级以上地方人民政府卫生行政主管部门应当对突发事件现场等采取控制措施，宣传突发事件防治知识，及时对易受感染的人群和其他易受损害的人群采取应急接种、预防性投药、群体防护等措施。

第三十五条　参加突发事件应急处理的工作人员，应当按照预案的规定，采取卫生防护措施，并在专业人员的指导下进行工作。

第三十六条　国务院卫生行政主管部门或者其他有关部门指定的专业技术机构，有权进入突发事件现场进行调查、采样、技术分析和检验，对地方突发事件的应急处理工作进行技术指导，有关单位和个人应当予以配合；任何单位和个人不得以任何理由予以拒绝。

第三十七条　对新发现的突发传染病、不明原因的群体性疾病、重大食物和职业中毒事件，国务院卫生行政主管部门应当尽快组织力量制定相关的技术标准、规范和控制措施。

第三十八条　交通工具上发现根据国务院卫生行政主管部门的规定需要采取应急控制措施的传染病患者、疑似传染病患者，其负责人应当以最快的方式通知前方停靠点，并向交通工具的营运单位报告。交通工具的前方停靠点和营运单位应当立即向交通工具营运单位行政主管部门和县级以上地方人民政府卫生行政主管部门报告。卫生行政主管部门接到报告后，应当立即组织有关人员采取相应的医学处置措施。

交通工具上的传染病患者密切接触者，由交通工具停靠点的县级以上各级人民政府卫生行政主管部门或者铁路、交通、民用航空行政主管部门，根据各自的职责，依照传染病防治法律、行政法规的规定，采取控制措施。

涉及国境口岸和入出境的人员、交通工具、货物、集装箱、行李、邮包等需要采取传染病应急控制措施的，依照国境卫生检疫法律、行政法规的规定办理。

第三十九条　医疗卫生机构应当对因突发事件致病的人员提供医疗救护和现场救援，对就诊患者必须接诊治疗，并书写详细、完整的病历记录；对需要转送的患者，应当按照规定将患者及其病历记录的复印件转送至接诊的或者指定的医疗机构。

医疗卫生机构内应当采取卫生防护措施，防止交叉感染和污染。

医疗卫生机构应当对传染病患者密切接触者采取医学观察措施，传染病患者密切接触者应当予以配合。

医疗机构收治传染病患者、疑似传染病患者，应当依法报告所在地的疾病预防控制机构。接到报告的疾病预防控制机构应当立即对可能受到危害的人员进行调查，根据需要采取必要的控制措施。

第四十条　传染病暴发、流行时，街道、乡镇以及居民委员会、村民委员会应当组织力量，团结协作，群防群治，协助卫生行政主管部门和其他有关部门、医疗卫生机构做好疫情信息的收集和报告、人员的分散隔离、公共卫生措施的落实工作，向居民、村民宣传传染病防治的相关知识。

第四十一条　对传染病暴发、流行区域内流动人口，突发事件发生地的县级以上地方人民政府应当做好预防工作，落实有关卫生控制措施；对传染病患者和疑似传染病患者，应当采取就地隔离、就地观察、就地治疗的措施。对需要治疗和转诊的，应当依照本条例第三十九条第一款的规定执行。

第四十二条　有关部门、医疗卫生机构应当对传染病做到早发现、早报告、早隔离、早治疗，切断传播途径，防止扩散。

第四十三条　县级以上各级人民政府应当提供必要资金，保障因突发事件致病、致残的人员得到及时、有效的救治。具体办法由国务院财政部门、卫生行政主管部门和劳动保障行政主管部门制定。

第四十四条　在突发事件中需要接受隔离治疗、医学观察措施的患者、疑似患者和传染病患者密切接触者在卫生行政主管部门或者有关机构采取医学措施时应当予以配合；拒绝配合的，由公安机关依法协助强制执行。

第五章　法律责任

第四十五条　县级以上地方人民政府及其卫生行政主管部门未依照本条例的规定履行报告职责，对突发事件隐瞒、缓报、谎报或者授意他人隐瞒、缓报、谎报的，对政府主要领导人及其卫生行政主管部门主要负责人，依法给予降级或者撤职的行政处分；造成传染病传播、流行或者对社会公众健康造成其他严重危害后果的，依法给予开除的行政处分；构成犯罪的，依法追究刑事责任。

第四十六条　国务院有关部门、县级以上地方人民政府及其有关部门未依照本条例的规定，完成突发事件应急处理所需要的设施、设备、药品和医疗器械等物资的生产、供应、运输和储备的，对政府主要领导人和政府部门主要负责人依法给予降级或者撤职的行政处分；造成传染病传播、流行或者对社会公众健康造成其他严重危害后果的，依法给予开除的行政处分；构成犯罪的，依法追究刑事责任。

第四十七条　突发事件发生后，县级以上地方人民政府及其有关部门对上级人民政府有关部门的调查不予配合，或者采取其他方式阻碍、干涉调查的，对政府主要领导人和政府部门主要负责人依法给予降级或者撤职的行政处分；构成犯罪的，依法追究刑事责任。

第四十八条　县级以上各级人民政府卫生行政主管部门和其他有关部门在突发事件调查、控制、医疗救治工作中玩忽职守、失职、渎职的，由本级人民政府或者上级人民政府有关部门责令改正、通报批评、给予警告；对主要负责人、负有责任的主管人员和其他责任人员依法给予降级、撤职的行政处分；造成传染病传播、流行或者对社会公众健康造成其他严重危害后果的，依法给予开除的行政处分；构成犯罪的，依法追究刑事责任。

第四十九条　县级以上各级人民政府有关部门拒不履行应急处理职责的，由同级人民政府或者上级人民政府有关部门责令改正、通报批评、给予警告；对主要负责人、负有责任的主管人员和其他责任人员依法给予降级、撤职的行政处分；造成传染病传播、流行或者对社会公众健康造成其他严重危害后果的，依法给予开除的行政处分；构成犯罪的，依法追究刑事责任。

第五十条 医疗卫生机构有下列行为之一的，由卫生行政主管部门责令改正、通报批评、给予警告；情节严重的，吊销《医疗机构执业许可证》；对主要负责人、负有责任的主管人员和其他直接责任人员依法给予降级或者撤职的纪律处分；造成传染病传播、流行或者对社会公众健康造成其他严重危害后果，构成犯罪的，依法追究刑事责任：

（一）未依照本条例的规定履行报告职责，隐瞒、缓报或者谎报的；

（二）未依照本条例的规定及时采取控制措施的；

（三）未依照本条例的规定履行突发事件监测职责的；

（四）拒绝接诊患者的；

（五）拒不服从突发事件应急处理指挥部调度的。

第五十一条 在突发事件应急处理工作中，有关单位和个人未依照本条例的规定履行报告职责，隐瞒、缓报或者谎报，阻碍突发事件应急处理工作人员执行职务，拒绝国务院卫生行政主管部门或者其他有关部门指定的专业技术机构进入突发事件现场，或者不配合调查、采样、技术分析和检验的，对有关责任人员依法给予行政处分或者纪律处分；触犯《中华人民共和国治安管理处罚条例》，构成违反治安管理行为的，由公安机关依法予以处罚；构成犯罪的，依法追究刑事责任。

第五十二条 在突发事件发生期间，散布谣言、哄抬物价、欺骗消费者，扰乱社会秩序、市场秩序的，由公安机关或者工商行政管理部门依法给予行政处罚；构成犯罪的，依法追究刑事责任。

第六章 附 则

第五十三条 中国人民解放军、武装警察部队医疗卫生机构参与突发事件应急处理的，依照本条例的规定和军队的相关规定执行。

第五十四条 本条例自公布之日起施行。

《医疗事故处理条例》

（2002 年 4 月 4 日，国务院总理朱镕基签署国务院第 351 号令，公布施行本条例）

第一章 总 则

第一条 为了正确处理医疗事故，保护患者和医疗机构及其医务人员的合法权益，维护医疗秩序，保障医疗安全，促进医学科学的发展，制定本条例。

第二条 本条例所称医疗事故，是指医疗机构及其医务人员在医疗活动中，违反医疗卫生管理法律、行政法规、部门规章和诊疗护理规范、常规，过失造成患者人身损害的事故。

第三条 处理医疗事故，应当遵循公开、公平、公正、及时、便民的原则，坚持实事求是的科学态度，做到事实清楚、定性准确、责任明确、处理恰当。

第四条 根据对患者人身造成的损害程度，医疗事故分为四级：

一级医疗事故：造成患者死亡、重度残疾的；

二级医疗事故：造成患者中度残疾、器官组织损伤导致严重功能障碍的；

三级医疗事故：造成患者轻度残疾、器官组织损伤导致一般功能障碍的；

四级医疗事故：造成患者明显人身损害的其他后果的。

具体分级标准由国务院卫生行政部门制定。

第二章 医疗事故的预防与处置

第五条 医疗机构及其医务人员在医疗活动中，必须严格遵守医疗卫生管理法律、行政法规、部门规章和诊疗护理规范、常规，恪守医疗服务职业道德。

第六条 医疗机构应当对其医务人员进行医疗卫生管理法律、行政法规、部门规章和诊疗护理规范、常规的培训和医疗服务职业道德教育。

第七条 医疗机构应当设置医疗服务质量监控部门或者配备专（兼）职人员，具体负责监督本医疗机构的医务人员的医疗服务工作，检查医务人员执业情况，接受患者对医疗服务的投诉，向其提供咨询服务。

第八条 医疗机构应当按照国务院卫生行政部门规定的要求，书写并妥善保管病历资料。

因抢救急危患者，未能及时书写病历的，有关医务人员应当在抢救结束后6小时内据实补记，并加以注明。

第九条 严禁涂改、伪造、隐匿、销毁或者抢夺病历资料。

第十条 患者有权复印或者复制其门诊病历、住院志、体温单、医嘱单、化验单（检验报告）、医学影像检查资料、特殊检查同意书、手术同意书、手术及麻醉记录单、病理资料、护理记录以及国务院卫生行政部门规定的其他病历资料。

患者依照前款规定要求复印或者复制病历资料的，医疗机构应当提供复印或者复制服务并在复印或者复制的病历资料上加盖证明印记。复印或者复制病历资料时，应当有患者在场。

医疗机构应患者的要求，为其复印或者复制病历资料，可以按照规定收取工本费。具体收费标准由省、自治区、直辖市人民政府价格主管部门会同同级卫生行政部门规定。

第十一条　在医疗活动中，医疗机构及其医务人员应当将患者的病情、医疗措施、医疗风险等如实告知患者，及时解答其咨询；但是，应当避免对患者产生不利后果。

第十二条　医疗机构应当制定防范、处理医疗事故的预案，预防医疗事故的发生，减轻医疗事故的损害。

第十三条　医务人员在医疗活动中发生或者发现医疗事故、可能引起医疗事故的医疗过失行为或者发生医疗事故争议的，应当立即向所在科室负责人报告，科室负责人应当及时向本医疗机构负责医疗服务质量监控的部门或者专（兼）职人员报告；负责医疗服务质量监控的部门或者专（兼）职人员接到报告后，应当立即进行调查、核实，将有关情况如实向本医疗机构的负责人报告，并向患者通报、解释。

第十四条　发生医疗事故的，医疗机构应当按照规定向所在地卫生行政部门报告。

发生下列重大医疗过失行为的，医疗机构应当在 12 小时内向所在地卫生行政部门报告：

（一）导致患者死亡或者可能为二级以上的医疗事故；

（二）导致 3 人以上人身损害后果；

（三）国务院卫生行政部门和省、自治区、直辖市人民政府卫生行政部门规定的其他情形。

第十五条　发生或者发现医疗过失行为，医疗机构及其医务人员应当立即采取有效措施，避免或者减轻对患者身体健康的损害，防止损害扩大。

第十六条　发生医疗事故争议时，死亡病例讨论记录、疑难病例讨论记录、上级医师查房记录、会诊意见、病程记录应当在医患双方在场的情况下封存和启封。封存的病历资料可以是复印件，由医疗机构保管。

第十七条　疑似输液、输血、注射、药物等引起不良后果的，医患双方应当共同对现场实物进行封存和启封，封存的现场实物由医疗机构保管；需要检验的，应当由双方共同指定的、依法具有检验资格的检验机构进行检验；双方无法共同指定时，由卫生行政部门指定。

疑似输血引起不良后果，需要对血液进行封存保留的，医疗机构应当通知提供该血液的采供血机构派员到场。

第十八条　患者死亡，医患双方当事人不能确定死因或者对死因有异议的，应当在患者死亡后 48 小时内进行尸检；具备尸体冻存条件的，可以延长至 7 日。尸检应当经死者近亲属同意并签字。

尸检应当由按照国家有关规定取得相应资格的机构和病理解剖专业技术人员进行。承担尸检任务的机构和病理解剖专业技术人员有进行尸检的义务。

医疗事故争议双方当事人可以请法医病理学人员参加尸检，也可以委派代表观察尸检过程。拒绝或者拖延尸检，超过规定时间，影响对死因判定的，由拒绝或者拖延的一方承担责任。

第十九条 患者在医疗机构内死亡的，尸体应当立即移放太平间。死者尸体存放时间一般不得超过 2 周。逾期不处理的尸体，经医疗机构所在地卫生行政部门批准，并报经同级公安部门备案后，由医疗机构按照规定进行处理。

第三章 医疗事故的技术鉴定

第二十条 卫生行政部门接到医疗机构关于重大医疗过失行为的报告或者医疗事故争议当事人要求处理医疗事故争议的申请后，对需要进行医疗事故技术鉴定的，应当交由负责医疗事故技术鉴定工作的医学会组织鉴定；医患双方协商解决医疗事故争议，需要进行医疗事故技术鉴定的，由双方当事人共同委托负责医疗事故技术鉴定工作的医学会组织鉴定。

第二十一条 设区的市级地方医学会和省、自治区、直辖市直接管辖的县（市）地方医学会负责组织首次医疗事故技术鉴定工作。省、自治区、直辖市地方医学会负责组织再次鉴定工作。

必要时，中华医学会可以组织疑难、复杂并在全国有重大影响的医疗事故争议的技术鉴定工作。

第二十二条 当事人对首次医疗事故技术鉴定结论不服的，可以自收到首次鉴定结论之日起 15 日内向医疗机构所在地卫生行政部门提出再次鉴定的申请。

第二十三条 负责组织医疗事故技术鉴定工作的医学会应当建立专家库。

专家库由具备下列条件的医疗卫生专业技术人员组成：

（一）有良好的业务素质和执业品德；

（二）受聘于医疗卫生机构或者医学教学、科研机构并担任相应专业高级技术职务 3 年以上。

符合前款第（一）项规定条件并具备高级技术任职资格的法医可以受聘进入专家库。

负责组织医疗事故技术鉴定工作的医学会依照本条例规定聘请医疗卫生专业技术人员和法医进入专家库，可以不受行政区域的限制。

第二十四条 医疗事故技术鉴定，由负责组织医疗事故技术鉴定工作的医学会组织专家鉴定组进行。

参加医疗事故技术鉴定的相关专业的专家，由医患双方在医学会主持下从专家库中随机抽取。在特殊情况下，医学会根据医疗事故技术鉴定工作的需要，可以组织医患双方在其他医学会建立的专家库中随机抽取相关专业的专家参加鉴定或者函件咨询。

符合本条例第二十三条规定条件的医疗卫生专业技术人员和法医有义务受聘进入专家库，并承担医疗事故技术鉴定工作。

第二十五条 专家鉴定组进行医疗事故技术鉴定，实行合议制。专家鉴定组人数为单数，涉及的主要学科的专家一般不得少于鉴定组成员的二分之一；涉及死因、伤残等级鉴定的，并应当从专家库中随机抽取法医参加专家鉴定组。

第二十六条　专家鉴定组成员有下列情形之一的，应当回避，当事人也可以以口头或者书面的方式申请其回避：

（一）是医疗事故争议当事人或者当事人的近亲属的；

（二）与医疗事故争议有利害关系的；

（三）与医疗事故争议当事人有其他关系，可能影响公正鉴定的。

第二十七条　专家鉴定组依照医疗卫生管理法律、行政法规、部门规章和诊疗护理规范、常规，运用医学科学原理和专业知识，独立进行医疗事故技术鉴定，对医疗事故进行鉴别和判定，为处理医疗事故争议提供医学依据。

任何单位或者个人不得干扰医疗事故技术鉴定工作，不得威胁、利诱、辱骂、殴打专家鉴定组成员。

专家鉴定组成员不得接受双方当事人的财物或者其他利益。

第二十八条　负责组织医疗事故技术鉴定工作的医学会应当自受理医疗事故技术鉴定之日起 5 日内通知医疗事故争议双方当事人提交进行医疗事故技术鉴定所需的材料。

当事人应当自收到医学会的通知之日起 10 日内提交有关医疗事故技术鉴定的材料、书面陈述及答辩。医疗机构提交的有关医疗事故技术鉴定的材料应当包括下列内容：

（一）住院患者的病程记录、死亡病例讨论记录、疑难病例讨论记录、会诊意见、上级医师查房记录等病历资料原件；

（二）住院患者的住院志、体温单、医嘱单、化验单（检验报告）、医学影像检查资料、特殊检查同意书、手术同意书、手术及麻醉记录单、病理资料、护理记录等病历资料原件；

（三）抢救急危患者，在规定时间内补记的病历资料原件；

（四）封存保留的输液、注射用物品和血液、药物等实物，或者依法具有检验资格的检验机构对这些物品、实物作出的检验报告；

（五）与医疗事故技术鉴定有关的其他材料。

在医疗机构建有病历档案的门诊、急诊患者，其病历资料由医疗机构提供；没有在医疗机构建立病历档案的，由患者提供。

医患双方应当依照本条例的规定提交相关材料。医疗机构无正当理由未依照本条例的规定如实提供相关材料，导致医疗事故技术鉴定不能进行的，应当承担责任。

第二十九条　负责组织医疗事故技术鉴定工作的医学会应当自接到当事人提交的有关医疗事故技术鉴定的材料、书面陈述及答辩之日起 45 日内组织鉴定并出具医疗事故技术鉴定书。

负责组织医疗事故技术鉴定工作的医学会可以向双方当事人调查取证。

第三十条　专家鉴定组应当认真审查双方当事人提交的材料，听取双方当事人的陈述及答辩并进行核实。

双方当事人应当按照本条例的规定如实提交进行医疗事故技术鉴定所需要的材料，并积极配合调查。当事人任何一方不予配合，影响医疗事故技术鉴定的，由不予配合的一方承担责任。

第三十一条　专家鉴定组应当在事实清楚、证据确凿的基础上，综合分析患者的病情和个体差异，作出鉴定结论，并制作医疗事故技术鉴定书。鉴定结论以专家鉴定组成员的过半数通过。鉴定过程应当如实记载。

医疗事故技术鉴定书应当包括下列主要内容：

（一）双方当事人的基本情况及要求；

（二）当事人提交的材料和负责组织医疗事故技术鉴定工作的医学会的调查材料；

（三）对鉴定过程的说明；

（四）医疗行为是否违反医疗卫生管理法律、行政法规、部门规章和诊疗护理规范、常规；

（五）医疗过失行为与人身损害后果之间是否存在因果关系；

（六）医疗过失行为在医疗事故损害后果中的责任程度；

（七）医疗事故等级；

（八）对医疗事故患者的医疗护理医学建议。

第三十二条　医疗事故技术鉴定办法由国务院卫生行政部门制定。

第三十三条　有下列情形之一的，不属于医疗事故：

（一）在紧急情况下为抢救垂危患者生命而采取紧急医学措施造成不良后果的；

（二）在医疗活动中由于患者病情异常或者患者体质特殊而发生医疗意外的；

（三）在现有医学科学技术条件下，发生无法预料或者不能防范的不良后果的；

（四）无过错输血感染造成不良后果的；

（五）因患方原因延误诊疗导致不良后果的；

（六）因不可抗力造成不良后果的。

第三十四条　医疗事故技术鉴定，可以收取鉴定费用。经鉴定，属于医疗事故的，鉴定费用由医疗机构支付；不属于医疗事故的，鉴定费用由提出医疗事故处理申请的一方支付。鉴定费用标准由省、自治区、直辖市人民政府价格主管部门会同同级财政部门、卫生行政部门规定。

第四章　医疗事故的行政处理与监督

第三十五条　卫生行政部门应当依照本条例和有关法律、行政法规、部门规章的规定，对发生医疗事故的医疗机构和医务人员作出行政处理。

第三十六条 卫生行政部门接到医疗机构关于重大医疗过失行为的报告后，除责令医疗机构及时采取必要的医疗救治措施，防止损害后果扩大外，应当组织调查，判定是否属于医疗事故；对不能判定是否属于医疗事故的，应当依照本条例的有关规定交由负责医疗事故技术鉴定工作的医学会组织鉴定。

第三十七条 发生医疗事故争议，当事人申请卫生行政部门处理的，应当提出书面申请。申请书应当载明申请人的基本情况、有关事实、具体请求及理由等。

当事人自知道或者应当知道其身体健康受到损害之日起 1 年内，可以向卫生行政部门提出医疗事故争议处理申请。

第三十八条 发生医疗事故争议，当事人申请卫生行政部门处理的，由医疗机构所在地的县级人民政府卫生行政部门受理。医疗机构所在地是直辖市的，由医疗机构所在地的区、县人民政府卫生行政部门受理。

有下列情形之一的，县级人民政府卫生行政部门应当自接到医疗机构的报告或者当事人提出医疗事故争议处理申请之日起 7 日内移送上一级人民政府卫生行政部门处理：

（一）患者死亡；

（二）可能为二级以上的医疗事故；

（三）国务院卫生行政部门和省、自治区、直辖市人民政府卫生行政部门规定的其他情形。

第三十九条 卫生行政部门应当自收到医疗事故争议处理申请之日起 10 日内进行审查，作出是否受理的决定。对符合本条例规定，予以受理，需要进行医疗事故技术鉴定的，应当自作出受理决定之日起 5 日内将有关材料交由负责医疗事故技术鉴定工作的医学会组织鉴定并书面通知申请人；对不符合本条例规定，不予受理的，应当书面通知申请人并说明理由。

当事人对首次医疗事故技术鉴定结论有异议，申请再次鉴定的，卫生行政部门应当自收到申请之日起 7 日内交由省、自治区、直辖市地方医学会组织再次鉴定。

第四十条 当事人既向卫生行政部门提出医疗事故争议处理申请，又向人民法院提起诉讼的，卫生行政部门不予受理；卫生行政部门已经受理的，应当终止处理。

第四十一条 卫生行政部门收到负责组织医疗事故技术鉴定工作的医学会出具的医疗事故技术鉴定书后，应当对参加鉴定的人员资格和专业类别、鉴定程序进行审核；必要时，可以组织调查，听取医疗事故争议双方当事人的意见。

第四十二条 卫生行政部门经审核，对符合本条例规定作出的医疗事故技术鉴定结论，应当作为对发生医疗事故的医疗机构和医务人员作出行政处理以及进行医疗事故赔偿调解的依据；经审核，发现医疗事故技术鉴定不符合本条例规定的，应当要求重新鉴定。

第四十三条 医疗事故争议由双方当事人自行协商解决的，医疗机构应当自协商解决之日起 7 日内向所在地卫生行政部门作出书面报告，并附具协议书。

第四十四条 医疗事故争议经人民法院调解或者判决解决的，医疗机构应当自收到生效的人民法院的调解书或者判决书之日起 7 日内向所在地卫生行政部门作出书面报告，并附具调解书或者判决书。

第四十五条 县级以上地方人民政府卫生行政部门应当按照规定逐级将当地发生的医疗事故以及依法对发生医疗事故的医疗机构和医务人员作出行政处理的情况，上报国务院卫生行政部门。

第五章　医疗事故的赔偿

第四十六条 发生医疗事故的赔偿等民事责任争议，医患双方可以协商解决；不愿意协商或者协商不成的，当事人可以向卫生行政部门提出调解申请，也可以直接向人民法院提起民事诉讼。

第四十七条 双方当事人协商解决医疗事故的赔偿等民事责任争议的，应当制作协议书。协议书应当载明双方当事人的基本情况和医疗事故的原因、双方当事人共同认定的医疗事故等级以及协商确定的赔偿数额等，并由双方当事人在协议书上签名。

第四十八条 已确定为医疗事故的，卫生行政部门应医疗事故争议双方当事人请求，可以进行医疗事故赔偿调解。调解时，应当遵循当事人双方自愿原则，并应当依据本条例的规定计算赔偿数额。

经调解，双方当事人就赔偿数额达成协议的，制作调解书，双方当事人应当履行；调解不成或者经调解达成协议后一方反悔的，卫生行政部门不再调解。

第四十九条 医疗事故赔偿，应当考虑下列因素，确定具体赔偿数额：

（一）医疗事故等级；

（二）医疗过失行为在医疗事故损害后果中的责任程度；

（三）医疗事故损害后果与患者原有疾病状况之间的关系。

不属于医疗事故的，医疗机构不承担赔偿责任。

第五十条 医疗事故赔偿，按照下列项目和标准计算：

（一）医疗费：按照医疗事故对患者造成的人身损害进行治疗所发生的医疗费用计算，凭据支付，但不包括原发病医疗费用。结案后确实需要继续治疗的，按照基本医疗费用支付。

（二）误工费：患者有固定收入的，按照本人因误工减少的固定收入计算，对收入高于医疗事故发生地上一年度职工年平均工资 3 倍以上的，按照 3 倍计算；无固定收入的，按照医疗事故发生地上一年度职工年平均工资计算。

（三）住院伙食补助费：按照医疗事故发生地国家机关一般工作人员的出差伙食补助标准计算。

（四）陪护费：患者住院期间需要专人陪护的，按照医疗事故发生地上一年度职工年平均工资计算。

（五）残疾生活补助费：根据伤残等级，按照医疗事故发生地居民年平均生活费计算，自定残之月起最长赔偿 30 年；但是，60 周岁以上的，不超过 15 年；70 周岁以上的，不超过 5 年。

（六）残疾用具费：因残疾需要配置补偿功能器具的，凭医疗机构证明，按照普及型器具的费用计算。

（七）丧葬费：按照医疗事故发生地规定的丧葬费补助标准计算。

（八）被扶养人生活费：以死者生前或者残疾者丧失劳动能力前实际扶养且没有劳动能力的人为限，按照其户籍所在地或者居所地居民最低生活保障标准计算。对不满 16 周岁的，扶养到 16 周岁。对年满 16 周岁但无劳动能力的，扶养 20 年；但是，60 周岁以上的，不超过 15 年；70 周岁以上的，不超过 5 年。

（九）交通费：按照患者实际必需的交通费用计算，凭据支付。

（十）住宿费：按照医疗事故发生地国家机关一般工作人员的出差住宿补助标准计算，凭据支付。

（十一）精神损害抚慰金：按照医疗事故发生地居民年平均生活费计算。造成患者死亡的，赔偿年限最长不超过 6 年；造成患者残疾的，赔偿年限最长不超过 3 年。

第五十一条　参加医疗事故处理的患者近亲属所需交通费、误工费、住宿费，参照本条例第五十条的有关规定计算，计算费用的人数不超过 2 人。

医疗事故造成患者死亡的，参加丧葬活动的患者的配偶和直系亲属所需交通费、误工费、住宿费，参照本条例第五十条的有关规定计算，计算费用的人数不超过 2 人。

第五十二条　医疗事故赔偿费用，实行一次性结算，由承担医疗事故责任的医疗机构支付。

第六章　罚　则

第五十三条　卫生行政部门的工作人员在处理医疗事故过程中违反本条例的规定，利用职务上的便利收受他人财物或者其他利益，滥用职权，玩忽职守，或者发现违法行为不予查处，造成严重后果的，依照刑法关于受贿罪、滥用职权罪、玩忽职守罪或者其他有关罪的规定，依法追究刑事责任；尚不够刑事处罚的，依法给予降级或者撤职的行政处分。

第五十四条　卫生行政部门违反本条例的规定，有下列情形之一的，由上级卫生行政部门给予警告并责令限期改正；情节严重的，对负有责任的主管人员和其他直接责任人员依法给予行政处分：

（一）接到医疗机构关于重大医疗过失行为的报告后，未及时组织调查的；

（二）接到医疗事故争议处理申请后，未在规定时间内审查或者移送上一级人民政府卫生行政部门处理的；

（三）未将应当进行医疗事故技术鉴定的重大医疗过失行为或者医疗事故争议移交医学会组织鉴定的；

（四）未按照规定逐级将当地发生的医疗事故以及依法对发生医疗事故的医疗机构和医务人员的行政处理情况上报的；

（五）未依照本条例规定审核医疗事故技术鉴定书的。

第五十五条 医疗机构发生医疗事故的，由卫生行政部门根据医疗事故等级和情节，给予警告；情节严重的，责令限期停业整顿直至由原发证部门吊销执业许可证，对负有责任的医务人员依照刑法关于医疗事故罪的规定，依法追究刑事责任；尚不够刑事处罚的，依法给予行政处分或者纪律处分。

对发生医疗事故的有关医务人员，除依照前款处罚外，卫生行政部门并可以责令暂停6个月以上1年以下执业活动；情节严重的，吊销其执业证书。

第五十六条 医疗机构违反本条例的规定，有下列情形之一的，由卫生行政部门责令改正；情节严重的，对负有责任的主管人员和其他直接责任人员依法给予行政处分或者纪律处分：

（一）未如实告知患者病情、医疗措施和医疗风险的；

（二）没有正当理由，拒绝为患者提供复印或者复制病历资料服务的；

（三）未按照国务院卫生行政部门规定的要求书写和妥善保管病历资料的；

（四）未在规定时间内补记抢救工作病历内容的；

（五）未按照本条例的规定封存、保管和启封病历资料和实物的；

（六）未设置医疗服务质量监控部门或者配备专（兼）职人员的；

（七）未制定有关医疗事故防范和处理预案的；

（八）未在规定时间内向卫生行政部门报告重大医疗过失行为的；

（九）未按照本条例的规定向卫生行政部门报告医疗事故的；

（十）未按照规定进行尸检和保存、处理尸体的。

第五十七条 参加医疗事故技术鉴定工作的人员违反本条例的规定，接受申请鉴定双方或者一方当事人的财物或者其他利益，出具虚假医疗事故技术鉴定书，造成严重后果的，依照刑法关于受贿罪的规定，依法追究刑事责任；尚不够刑事处罚的，由原发证部门吊销其执业证书或者资格证书。

第五十八条 医疗机构或者其他有关机构违反本条例的规定，有下列情形之一的，由卫生行政部门责令改正，给予警告；对负有责任的主管人员和其他直接责任人员依法给予行政处分或者纪律处分；情节严重的，由原发证部门吊销其执业证书或者资格证书：

（一）承担尸检任务的机构没有正当理由，拒绝进行尸检的；

（二）涂改、伪造、隐匿、销毁病历资料的。

第五十九条 以医疗事故为由，寻衅滋事、抢夺病历资料，扰乱医疗机构正常医疗秩序和医疗事故技术鉴定工作，依照刑法关于扰乱社会秩序罪的规定，依法追究刑事责任；尚不够刑事处罚的，依法给予治安管理处罚。

第七章 附 则

第六十条 本条例所称医疗机构，是指依照《医疗机构管理条例》的规定取得《医疗机构执业许可证》的机构。

县级以上城市从事计划生育技术服务的机构依照《计划生育技术服务管理条例》的规定开展与计划生育有关的临床医疗服务，发生的计划生育技术服务事故，依照本条例的有关规定处理；但是，其中不属于医疗机构的县级以上城市从事计划生育技术服务的机构发生的计划生育技术服务事故，由计划生育行政部门行使依照本条例有关规定由卫生行政部门承担的受理、交由负责医疗事故技术鉴定工作的医学会组织鉴定和赔偿调解的职能；对发生计划生育技术服务事故的该机构及其有关责任人员，依法进行处理。

第六十一条 非法行医，造成患者人身损害，不属于医疗事故，触犯刑律的，依法追究刑事责任；有关赔偿，由受害人直接向人民法院提起诉讼。

第六十二条 军队医疗机构的医疗事故处理办法，由中国人民解放军卫生主管部门会同国务院卫生行政部门依据本条例制定。

第六十三条 本条例自 2002 年 9 月 1 日起施行。1987 年 6 月 29 日国务院发布的《医疗事故处理办法》同时废止。本条例施行前已经处理结案的医疗事故争议，不再重新处理。

《中华人民共和国献血法》

（1997 年 12 月 29 日第八届全国人民代表大会常务委员会第二十九次会议通过）

第一条 为保证医疗临床用血需要和安全，保障献血者和用血者身体健康，发扬人道主义精神，促进社会主义物质文明和精神文明建设，制定本法。

第二条 国家实行无偿献血制度。国家提倡十八周岁至五十五周岁的健康公民自愿献血。

第三条 地方各级人民政府领导本行政区域内的献血工作，统一规划并负责组织、协调有关部门共同做好献血工作。

第四条 县级以上各级人民政府卫生行政部门监督管理献血工作。各级红十字会依法参与、推动献血工作。

第五条 各级人民政府采取措施广泛宣传献血的意义，普及献血的科学知识，开展预防和控制经血液途径传播的疾病的教育。新闻媒介应当开展献血的社会公益性宣传。

第六条 国家机关、军队、社会团体、企业事业组织、居民委员会、村民委员会，应当动员和组织本单位或者本居住区的适龄公民参加献血。现役军人献血的动员和组织办法，由中国人民解放军卫生主管部门制定。对献血者，发给国务院卫生行政部门制作的无偿献血证书，有关单位可以给予适当补贴。

第七条　国家鼓励国家工作人员、现役军人和高等学校在校学生率先献血，为树立社会新风尚作表率。

第八条　血站是采集、提供临床用血的机构，是不以营利为目的的公益性组织。设立血站向公民采集血液，必须经国务院卫生行政部门或者省、自治区、直辖市人民政府卫生行政部门批准。血站应当为献血者提供各种安全、卫生、便利的条件。血站的设立条件和管理办法由国务院卫生行政部门制定。

第九条　血站对献血者必须免费进行必要的健康检查；身体状况不符合献血条件的，血站应当向其说明情况，不得采集血液。献血者的身体健康条件由国务院卫生行政部门规定。

血站对献血者每次采集血液量一般为二百毫升，最多不得超过四百毫升，两次采集间隔期不少于六个月。

严格禁止血站违反前款规定对献血者超量、频繁采集血液。

第十条　血站采集血液必须严格遵守有关操作规程和制度，采血必须由具有采血资格的医务人员进行，一次性采血器材用后必须销毁，确保献血者的身体健康。

血站应当根据国务院卫生行政部门制定的标准，保证血液质量。

血站对采集的血液必须进行检测；未经检测或者检测不合格的血液，不得向医疗机构提供。

第十一条　无偿献血的血液必须用于临床，不得买卖。血站、医疗机构不得将无偿献血的血液出售给单采血浆站或者血液制品生产单位。

第十二条　临床用血的包装、储存、运输，必须符合国家规定的卫生标准和要求。

第十三条　医疗机构对临床用血必须进行核查，不得将不符合国家规定标准的血液用于临床。

第十四条　公民临床用血时只交付用于血液的采集、储存、分离、检验等费用；具体收费标准由国务院卫生行政部门会同国务院价格主管部门制定。

无偿献血者临床需要用血时，免交前款规定的费用；无偿献血者的配偶和直系亲属临床需要用血时，可以按照省、自治区、直辖市人民政府的规定免交或者减交前款规定的费用。

第十五条　为保障公民临床急救用血的需要，国家提倡并指导择期手术的患者自身储血，动员家庭、亲友、所在单位以及社会互助献血。

为保证应急用血，医疗机构可以临时采集血液，但应当依照本法规定，确保采血用血安全。

第十六条　医疗机构临床用血应当制定用血计划，遵循合理、科学的原则，不得浪费和滥用血液。

医疗机构应当积极推行按血液成份针对医疗实际需要输血，具体管理办法由国务院卫生行政部门制定。

国家鼓励临床用血新技术的研究和推广。

第十七条　各级人民政府和红十字会对积极参加献血和在献血工作中做出显著成绩的单位和个人，给予奖励。

第十八条　有下列行为之一的，由县级以上地方人民政府卫生行政部门予以取缔，没收违法所得，可以并处十万元以下的罚款；构成犯罪的，依法追究刑事责任：

（一）非法采集血液的；

（二）血站、医疗机构出售无偿献血的血液的；

（三）非法组织他人出卖血液的。

第十九条　血站违反有关操作规程和制度采集血液，由县级以上地方人民政府卫生行政部门责令改正；给献血者健康造成损害的，应当依法赔偿，对直接负责的主管人员和其他直接责任人员，依法给予行政处分；构成犯罪的，依法追究刑事责任。

第二十条　临床用血的包装、储存、运输，不符合国家规定的卫生标准和要求的，由县级以上地方人民政府卫生行政部门责令改正，给予警告，可以并处一万元以下的罚款。

第二十一条　血站违反本法的规定，向医疗机构提供不符合国家规定标准的血液的，由县级以上人民政府卫生行政部门责令改正；情节严重，造成经血液途径传播的疾病传播或者有传播严重危险的，限期整顿，对直接负责的主管人员和其他直接责任人员，依法给予行政处分；构成犯罪的，依法追究刑事责任。

第二十二条　医疗机构的医务人员违反本法规定，将不符合国家规定标准的血液用于患者的，由县级以上地方人民政府卫生行政部门责令改正；给患者健康造成损害的，应当依法赔偿，对直接负责的主管人员和其他直接责任人员，依法给予行政处分；构成犯罪的，依法追究刑事责任。

第二十三条　卫生行政部门及其工作人员在献血、用血的监督管理工作中，玩忽职守，造成严重后果，构成犯罪的，依法追究刑事责任；尚不构成犯罪的，依法给予行政处分。

第二十四条　本法自 1998 年 10 月 1 日起施行。

《中华人民共和国职业病防治法》

（2001 年 10 月 27 日第九届全国人民代表大会常务委员会第二十四次会议通过）

第一章 总 则

第一条 为了预防、控制和消除职业病危害，防治职业病，保护劳动者健康及其相关权益，促进经济发展，根据宪法，制定本法。

第二条 本法适用于中华人民共和国领域内的职业病防治活动。

本法所称职业病，是指企业、事业单位和个体经济组织（以下统称用人单位）的劳动者在职业活动中，因接触粉尘、放射性物质和其他有毒、有害物质等因素而引起的疾病。

职业病的分类和目录由国务院卫生行政部门会同国务院劳动保障行政部门规定、调整并公布。

第三条 职业病防治工作坚持预防为主、防治结合的方针，实行分类管理、综合治理。

第四条 劳动者依法享有职业卫生保护的权利。

用人单位应当为劳动者创造符合国家职业卫生标准和卫生要求的工作环境和条件，并采取措施保障劳动者获得职业卫生保护。

第五条 用人单位应当建立、健全职业病防治责任制，加强对职业病防治的管理，提高职业病防治水平，对本单位产生的职业病危害承担责任。

第六条 用人单位必须依法参加工伤社会保险。

国务院和县级以上地方人民政府劳动保障行政部门应当加强对工伤社会保险的监督管理，确保劳动者依法享受工伤社会保险待遇。

第七条 国家鼓励研制、开发、推广、应用有利于职业病防治和保护劳动者健康的新技术、新工艺、新材料，加强对职业病的机理和发生规律的基础研究，提高职业病防治科学技术水平；积极采用有效的职业病防治技术、工艺、材料；限制使用或者淘汰职业病危害严重的技术、工艺、材料。

第八条 国家实行职业卫生监督制度。

国务院卫生行政部门统一负责全国职业病防治的监督管理工作。国务院有关部门在各自的职责范围内负责职业病防治的有关监督管理工作。

县级以上地方人民政府卫生行政部门负责本行政区域内职业病防治的监督管理工作。县级以上地方人民政府有关部门在各自的职责范围内负责职业病防治的有关监督管理工作。

第九条 国务院和县级以上地方人民政府应当制定职业病防治规划，将其纳入国民经济和社会发展计划，并组织实施。

乡、民族乡、镇的人民政府应当认真执行本法，支持卫生行政部门依法履行职责。

第十条 县级以上人民政府卫生行政部门和其他有关部门应当加强对职业病防治的宣传教育，普及职业病防治的知识，增强用人单位的职业病防治观念，提高劳动者的自我健康保护意识。

第十一条 有关防治职业病的国家职业卫生标准，由国务院卫生行政部门制定并公布。

第十二条　任何单位和个人有权对违反本法的行为进行检举和控告。

对防治职业病成绩显著的单位和个人，给予奖励。

第二章　前期预防

第十三条　产生职业病危害的用人单位的设立除应当符合法律、行政法规规定的设立条件外，其工作场所还应当符合下列职业卫生要求：

（一）职业病危害因素的强度或者浓度符合国家职业卫生标准；

（二）有与职业病危害防护相适应的设施；

（三）生产布局合理，符合有害与无害作业分开的原则；

（四）有配套的更衣间、洗浴间、孕妇休息间等卫生设施；

（五）设备、工具、用具等设施符合保护劳动者生理、心理健康的要求；

（六）法律、行政法规和国务院卫生行政部门关于保护劳动者健康的其他要求。

第十四条　在卫生行政部门中建立职业病危害项目的申报制度。

用人单位设有依法公布的职业病目录所列职业病的危害项目的，应当及时、如实向卫生行政部门申报，接受监督。

职业病危害项目申报的具体办法由国务院卫生行政部门制定。

第十五条　新建、扩建、改建建设项目和技术改造、技术引进项目（以下统称建设项目）可能产生职业病危害的，建设单位在可行性论证阶段应当向卫生行政部门提交职业病危害预评价报告。卫生行政部门应当自收到职业病危害预评价报告之日起三十日内，作出审核决定并书面通知建设单位。未提交预评价报告或者预评价报告未经卫生行政部门审核同意的，有关部门不得批准该建设项目。

职业病危害预评价报告应当对建设项目可能产生的职业病危害因素及其对工作场所和劳动者健康的影响作出评价，确定危害类别和职业病防护措施。

建设项目职业病危害分类目录和分类管理办法由国务院卫生行政部门制定。

第十六条　建设项目的职业病防护设施所需费用应当纳入建设项目工程预算，并与主体工程同时设计，同时施工，同时投入生产和使用。

职业病危害严重的建设项目的防护设施设计，应当经卫生行政部门进行卫生审查，符合国家职业卫生标准和卫生要求的，方可施工。

建设项目在竣工验收前，建设单位应当进行职业病危害控制效果评价。建设项目竣工验收时，其职业病防护设施经卫生行政部门验收合格后，方可投入正式生产和使用。

第十七条　职业病危害预评价、职业病危害控制效果评价由依法设立的取得省级以上人民政府卫生行政部门资质认证的职业卫生技术服务机构进行。职业卫生技术服务机构所作评价应当客观、真实。

第十八条　国家对从事放射、高毒等作业实行特殊管理。具体管理办法由国务院制定。

第三章 劳动过程中的防护与管理

第十九条 用人单位应当采取下列职业病防治管理措施:

(一)设置或者指定职业卫生管理机构或者组织,配备专职或者兼职的职业卫生专业人员,负责本单位的职业病防治工作;

(二)制定职业病防治计划和实施方案;

(三)建立、健全职业卫生管理制度和操作规程;

(四)建立、健全职业卫生档案和劳动者健康监护档案;

(五)建立、健全工作场所职业病危害因素监测及评价制度;

(六)建立、健全职业病危害事故应急救援预案。

第二十条 用人单位必须采用有效的职业病防护设施,并为劳动者提供个人使用的职业病防护用品。

用人单位为劳动者个人提供的职业病防护用品必须符合防治职业病的要求;不符合要求的,不得使用。

第二十一条 用人单位应当优先采用有利于防治职业病和保护劳动者健康的新技术、新工艺、新材料,逐步替代职业病危害严重的技术、工艺、材料。

第二十二条 产生职业病危害的用人单位,应当在醒目位置设置公告栏,公布有关职业病防治的规章制度、操作规程、职业病危害事故应急救援措施和工作场所职业病危害因素检测结果。

对产生严重职业病危害的作业岗位,应当在其醒目位置,设置警示标识和中文警示说明。警示说明应当载明产生职业病危害的种类、后果、预防以及应急救治措施等内容。

第二十三条 对可能发生急性职业损伤的有毒、有害工作场所,用人单位应当设置报警装置,配置现场急救用品、冲洗设备、应急撤离通道和必要的泄险区。

对放射工作场所和放射性同位素的运输、贮存,用人单位必须配置防护设备和报警装置,保证接触放射线的工作人员佩戴个人剂量计。

对职业病防护设备、应急救援设施和个人使用的职业病防护用品,用人单位应当进行经常性的维护、检修,定期检测其性能和效果,确保其处于正常状态,不得擅自拆除或者停止使用。

第二十四条 用人单位应当实施由专人负责的职业病危害因素日常监测,并确保监测系统处于正常运行状态。

用人单位应当按照国务院卫生行政部门的规定,定期对工作场所进行职业病危害因素检测、评价。检测、评价结果存入用人单位职业卫生档案,定期向所在地卫生行政部门报告并向劳动者公布。

职业病危害因素检测、评价由依法设立的取得省级以上人民政府卫生行政部门资质认证的职业卫生技术服务机构进行。职业卫生技术服务机构所作检测、评价应当客观、真实。

发现工作场所职业病危害因素不符合国家职业卫生标准和卫生要求时，用人单位应当立即采取相应治理措施，仍然达不到国家职业卫生标准和卫生要求的，必须停止存在职业病危害因素的作业；职业病危害因素经治理后，符合国家职业卫生标准和卫生要求的，方可重新作业。

第二十五条　向用人单位提供可能产生职业病危害的设备的，应当提供中文说明书，并在设备的醒目位置设置警示标识和中文警示说明。警示说明应当载明设备性能、可能产生的职业病危害、安全操作和维护注意事项、职业病防护以及应急救治措施等内容。

第二十六条　向用人单位提供可能产生职业病危害的化学品、放射性同位素和含有放射性物质的材料的，应当提供中文说明书。说明书应当载明产品特性、主要成份、存在的有害因素、可能产生的危害后果、安全使用注意事项、职业病防护以及应急救治措施等内容。产品包装应当有醒目的警示标识和中文警示说明。贮存上述材料的场所应当在规定的部位设置危险物品标识或者放射性警示标识。

国内首次使用或者首次进口与职业病危害有关的化学材料，使用单位或者进口单位按照国家规定经国务院有关部门批准后，应当向国务院卫生行政部门报送该化学材料的毒性鉴定以及经有关部门登记注册或者批准进口的文件等资料。

进口放射性同位素、射线装置和含有放射性物质的物品的，按照国家有关规定办理。

第二十七条　任何单位和个人不得生产、经营、进口和使用国家明令禁止使用的可能产生职业病危害的设备或者材料。

第二十八条　任何单位和个人不得将产生职业病危害的作业转移给不具备职业病防护条件的单位和个人。不具备职业病防护条件的单位和个人不得接受产生职业病危害的作业。

第二十九条　用人单位对采用的技术、工艺、材料，应当知悉其产生的职业病危害，对有职业病危害的技术、工艺、材料隐瞒其危害而采用的，对所造成的职业病危害后果承担责任。

第三十条　用人单位与劳动者订立劳动合同（含聘用合同，下同）时，应当将工作过程中可能产生的职业病危害及其后果、职业病防护措施和待遇等如实告知劳动者，并在劳动合同中写明，不得隐瞒或者欺骗。

劳动者在已订立劳动合同期间因工作岗位或者工作内容变更，从事与所订立劳动合同中未告知的存在职业病危害的作业时，用人单位应当依照前款规定，向劳动者履行如实告知的义务，并协商变更原劳动合同相关条款。

用人单位违反前两款规定的，劳动者有权拒绝从事存在职业病危害的作业，用人单位不得因此解除或者终止与劳动者所订立的劳动合同。

第三十一条　用人单位的负责人应当接受职业卫生培训，遵守职业病防治法律、法规，依法组织本单位的职业病防治工作。

用人单位应当对劳动者进行上岗前的职业卫生培训和在岗期间的定期职业卫生培训，普及职业卫生知识，督促劳动者遵守职业病防治法律、法规、规章和操作规程，指导劳动者正确使用职业病防护设备和个人使用的职业病防护用品。

劳动者应当学习和掌握相关的职业卫生知识，遵守职业病防治法律、法规、规章和操作规程，正确使用、维护职业病防护设备和个人使用的职业病防护用品，发现职业病危害事故隐患应当及时报告。

劳动者不履行前款规定义务的，用人单位应当对其进行教育。

第三十二条　对从事接触职业病危害的作业的劳动者，用人单位应当按照国务院卫生行政部门的规定组织上岗前、在岗期间和离岗时的职业健康检查，并将检查结果如实告知劳动者。职业健康检查费用由用人单位承担。

用人单位不得安排未经上岗前职业健康检查的劳动者从事接触职业病危害的作业；不得安排有职业禁忌的劳动者从事其所禁忌的作业；对在职业健康检查中发现有与所从事的职业相关的健康损害的劳动者，应当调离原工作岗位，并妥善安置；对未进行离岗前职业健康检查的劳动者不得解除或者终止与其订立的劳动合同。

职业健康检查应当由省级以上人民政府卫生行政部门批准的医疗卫生机构承担。

第三十三条　用人单位应当为劳动者建立职业健康监护档案，并按照规定的期限妥善保存。

职业健康监护档案应当包括劳动者的职业史、职业病危害接触史、职业健康检查结果和职业病诊疗等有关个人健康资料。

劳动者离开用人单位时，有权索取本人职业健康监护档案复印件，用人单位应当如实、无偿提供，并在所提供的复印件上签章。

第三十四条　发生或者可能发生急性职业病危害事故时，用人单位应当立即采取应急救援和控制措施，并及时报告所在地卫生行政部门和有关部门。卫生行政部门接到报告后，应当及时会同有关部门组织调查处理；必要时，可以采取临时控制措施。

对遭受或者可能遭受急性职业病危害的劳动者，用人单位应当及时组织救治、进行健康检查和医学观察，所需费用由用人单位承担。

第三十五条　用人单位不得安排未成年工从事接触职业病危害的作业；不得安排孕期、哺乳期的女职工从事对本人和胎儿、婴儿有危害的作业。

第三十六条　劳动者享有下列职业卫生保护权利：

（一）获得职业卫生教育、培训；

（二）获得职业健康检查、职业病诊疗、康复等职业病防治服务；

（三）了解工作场所产生或者可能产生的职业病危害因素、危害后果和应当采取的职业病防护措施；

（四）要求用人单位提供符合防治职业病要求的职业病防护设施和个人使用的职业病防

护用品，改善工作条件；

（五）对违反职业病防治法律、法规以及危及生命健康的行为提出批评、检举和控告；

（六）拒绝违章指挥和强令进行没有职业病防护措施的作业；

（七）参与用人单位职业卫生工作的民主管理，对职业病防治工作提出意见和建议。

用人单位应当保障劳动者行使前款所列权利。因劳动者依法行使正当权利而降低其工资、福利等待遇或者解除、终止与其订立的劳动合同的，其行为无效。

第三十七条　工会组织应当督促并协助用人单位开展职业卫生宣传教育和培训，对用人单位的职业病防治工作提出意见和建议，与用人单位就劳动者反映的有关职业病防治的问题进行协调并督促解决。

工会组织对用人单位违反职业病防治法律、法规，侵犯劳动者合法权益的行为，有权要求纠正；产生严重职业病危害时，有权要求采取防护措施，或者向政府有关部门建议采取强制性措施；发生职业病危害事故时，有权参与事故调查处理；发现危及劳动者生命健康的情形时，有权向用人单位建议组织劳动者撤离危险现场，用人单位应当立即作出处理。

第三十八条　用人单位按照职业病防治要求，用于预防和治理职业病危害、工作场所卫生检测、健康监护和职业卫生培训等费用，按照国家有关规定，在生产成本中据实列支。

参 考 文 献

1. 中共中央马克思恩格斯列宁斯大林著作编译局. 马克思恩格斯选集［M］. 第 1 卷. 北京：人民出版社, 1995.

2. 中共中央马克思恩格斯列宁斯大林著作编译局. 马克思恩格斯选集［M］. 第 2 卷. 北京：人民出版社, 1957.

3. 中共中央马克思恩格斯列宁斯大林著作编译局. 马克思恩格斯选集［M］. 第 3 卷. 北京：人民出版社, 1995.

4. 中共中央马克思恩格斯列宁斯大林著作编译局. 马克思恩格斯选集［M］. 第 4 卷. 北京：人民出版社, 1995.

5. 陈先达, 杨耕. 马克思主义哲学原理［M］. 北京：中国人民大学出版社, 2003.

6. 许庆朴, 郑祥福等. 马克思主义原著选读［M］. 北京：高等教育出版社, 1999.

7. 罗国杰. 伦理学［M］. 北京：人民出版社, 1990.

8. 徐宗良. 道德问题的思与辩［M］. 上海：复旦大学出版社, 2011.

9. 克洛德·贝尔纳. 实验医学研究导论［M］. 夏康农, 管光东译, 北京：商务印书馆, 1991.

10. 陈元芳, 邱仁宗. 生物医学研究伦理学［M］. 北京：中国协和医科大学出版社, 2003.

11. 宋·刘恕. 通鉴外记［M］. 江苏：江苏书局, 1871.

12. 郭照江. 医学伦理学［M］. 西安：第四军医大学出版社, 2004.

13. 张树峰. 医学伦理学［M］. 北京：人民军医出版社, 2007.

14. 王彩霞. 医学伦理教程［M］. 1 版. 北京：人民卫生教育出版社, 2005.

15. 高桂云, 郭琦. 医学伦理学概论［M］. 北京：中国社会科学出版社, 2009.

16. 黄蓉生, 宋春宏. 思想道德修养［M］. 北京：中国人民大学出版社, 2003.

17. 戴慧华. 医乃仁术——古今中外医德故事［M］. 上海：上海科学技术出版社, 2010.

18. 张金钟, 王晓燕. 医学伦理学［M］. 北京：北京大学医学出版社, 2010.

19. 李本富. 医学伦理学［M］. 2010, 北京：北京大学医学出版社, 2010.

20. 丘祥兴, 孙福川. 医学伦理学［M］. 北京：人民卫生出版社, 2011.

21. 李德顺. 价值论［M］. 2 版. 北京：中国人民大学出版社, 2007.

22. 本杰明·布卢姆.《教育目标分类学；第一分册：认知领域》［M］. 1956.

23. 邱均平, 文庭孝等. 评价学：理论·方法·实践［M］. 北京：科学出版社, 2010.

24. 吴擢春. 卫生项目评价学［M］. 上海：复旦大学出版社, 2009.

25. 李德顺. 价值论［M］. 北京：中国人民大学出版社, 1987.

26. 袁贵仁. 价值学引论［M］. 北京：北京师范大学出版社, 1991.

27. 朱光潜. 谈美［M］. 合肥：安徽教育出版社, 1997.

28. 列宁. 列宁选集 ［M］. 北京：人民出版社，1972.

29. 冯契. 认识世界和认识自己 ［M］. 上海：华东师范大学出版社，1996.

30. 埃利泽，盖斯勒. 科学技术测度体系 ［M］. 北京：科学技术文献出版社，2003.

31. 张文显. 法理学 ［M］. 北京：高等教育出版社，2007.

32. 吴灿新. 道德建设是和谐文化建设的主体内容 ［J］. 伦理学研究，2007，5（3）：94-95.

33. 张萍. 以病人为中心构建和谐医患关系 ［J］. 中国医院管理，2007，27（4）：62.

34. 孙荫众，张永利. 医学动物实验到人体试验的伦理思考 ［J］. 医学与哲学，2010，31（6）：25.

35. 潘新丽. 中国传统医德思想研究. 天津：南开大学硕士学位论文，2010，5.

36. 王勇. 近代中国社会医德问题. 简析 ［J］. 中国医学伦理学 . 2008，21（5）：16-18.

37. 王菊绵. 论理性主义的产生与中西医学伦理观念的异同 ［J］. 中国医学伦理学，2010，23（5）：28-30.

38. 李丛，陈嘉. 中西传统医德观的对比分析 ［J］. 中国医学伦理学，2008，21（2）：73-74.

39. 章爱先，赵志昌，宣邦东. 中外医德思想的初步比较 ［J］. 卫生职业教育，2005，23（5）：30-31.

40. 杨金奎. 论医德修养的要求与方法. 全国第十一届医学伦理学学术研讨会论文.

41. 张小莉. 慎独——医德修养的重要途径 ［J］. 江苏卫生事业管理，2009，20（110）：82-83.

42. 赵焕林. 慎独是道德修养的最高境界 ［J］. 辽宁工学院学报，2005，7（6）.

43. 吴淑君. 浅谈新形势下的医德教育 ［J］. 中华现代医院管理杂志，2004，2（8）：13.

44. 王金山. 关于评价理论的探讨 ［J］. 石家庄经济学院学报，1998，（02）：142-143.

45. 何汶. 国际评估概述 ［J］. 评价与管理，2005，（01）：74.

46. 文庭孝，侯经川. 国内科学评价研究进展 ［J］. 图书情报工作，2005，（10）：55-56.

47. 孙伟平. 论价值评价的主体性与客观性 ［J］. 求索，2000，（06）：53-57.

48. 王诚军. 价值理论和评估理论溯源 ［J］. 中国资产评估，2001，（2）：18-20.

49. 李伏清. 刍议冯契的评价理论——兼议评价与认知的比较 ［J］. 湖湘论坛，2006，（05）：42.

50. 文庭孝. 科学评价的理论基础研究 ［J］. 科学学研究，2007，（06）：1032-1039.

51. 侯海东，李金海，王瑞杰. 科技成果的源泉：中国专利申请比较分析及对策研究 ［J］. 中国科技成果，2003，7：15-19.

52. 王明旭. 医德评价方法的研究 ［J］. 中国医学伦理学，2005，（01）：19.

53. 孙乃强. 伦理查房：彰显人文关怀 ［J］. 中国卫生产业，2005，（06）：65-67.

54. 黄璜，潘丹丹. 浅析当代法律与道德的冲突及融合，载《青春岁月》2011年第10期.

55. 车言江. 医患纠纷若干法律问题的研究. 山东大学2003年硕士研究生论文.

后　记

　　本教材在编写过程中得到了首都医科大学各附属医院、教学医院党委的大力支持。其中，参加编写的作者有：首都医科大学刘芳、王伟、王明滨、刘扬、江欢、李芳、李爽、金玲玲、赵丽莉、郭学谦、龚慕辛、魏京云、焦光源；宣武医院：王香平、解凤仙、花蕾、刘新红、谭菲菲、王建敏、宋林子、李作兵；附属北京友谊医院谢苗荣、张乐辉、张帝楠；附属北京同仁医院韩小茜、王克霞、李梅；附属北京天坛医院宋茂民、张越巍、吴缦丽、朱秀英、周健、薛连壁、李娜、汪岩、孙旭、任一、许蓉；附属北京儿童医院沈颖、任静；附属北京中医医院陈誩、张智武。

　　为使教材更有针对性、实用性，编写组五易其稿。全书最终由刘芳、王明滨、焦光源负责统稿并修改。

　　由于时间较紧，限于编者的水平，书中难免有不妥之处，希望读者不吝指正。

编　者

2013 年 7 月